妇产科与儿科学

主编　张爱香　王爱华　刘晓晓

 吉林科学技术出版社

图书在版编目（CIP）数据

妇产科与儿科学 / 张爱香，王爱华，刘晓晓主编
. -- 长春 ：吉林科学技术出版社，2021.9
ISBN 978-7-5578-8716-2

Ⅰ．①妇… Ⅱ．①张… ②王… ③刘… Ⅲ．①妇产科
学②儿科学 Ⅳ．①R71②R72

中国版本图书馆 CIP 数据核字(2021)第 177198 号号

妇产科与儿科学

主　　编　张爱香　王爱华　刘晓晓
出 版 人　宛　霞
责任编辑　张丽敏
制　　版　长春市阴阳鱼文化传媒有限责任公司
封面设计　长春市阴阳鱼文化传媒有限责任公司
幅面尺寸　185mm×260mm
字　　数　320 千字
印　　张　14
印　　数　1—1500 册
版　　次　2021 年 9 月第 1 版
印　　次　2022 年 5 月第 2 次印刷

出　　版　吉林科学技术出版社
发　　行　吉林科学技术出版社
地　　址　长春市净月区福祉大路 5788 号
邮　　编　130118
发行部电话/传真　0431-81629529 81629530 81629531
　　　　　　　　　81629532 81629533 81629534
储运部电话　0431-86059116
编辑部电话　0431-81629518
印　　刷　保定市铭泰达印刷有限公司

书　　号　ISBN 978-7-5578-8716-2
定　　价　60.00 元

编　委　会

主　编　张爱香（山东省博兴县人民医院）
　　　　王爱华（临清市人民医院）
　　　　刘晓晓（昌乐县人民医院）

前　言

　　全书不仅介绍了妇产科常见疾病，并且对儿科各种常见疾、多发病也做了详细的阐述，本书从基础入手，对每种疾病的发病机制、临床表现、诊断与鉴别诊断、治疗原则等方面进行了较为详细的阐述。本书在语言上深入浅出，易于理解；在内容上理论联系实际，简明扼要、重点突出。希望本书能成为儿科及妇产科医师在临床工作中的使用工具，力求达到启发读者临床思维，开阔医学视野，提高诊疗水平的目的。全书由多位儿科及妇产科专家在总结自身临床经验并参考国内外相关文献的基础上精心编纂而成，在此，特别感谢编者们做出的巨大努力。

　　本书在编写过程中，编者付出了巨大努力，但由于编写经验不足，加之编写时间仓促，疏漏或不足之处恐在所难免，希望诸位同道不吝批评指正，以期再版时予以改进、提高，使之逐步完善。

目　　录

第一章　生殖系统炎性疾病

第一节　外阴炎

一、非特异性外阴炎

(一)概述

外阴部的皮肤或黏膜发炎称为外阴炎,分急性和慢性两种。外阴及阴道炎症是妇科最常见疾病,各年龄组均可发病,外阴及阴道炎可单独存在,也可两者同时存在。

(二)临床表现

1.症状

外阴皮肤瘙痒、疼痛、烧灼感等。

2.体征

急性外阴充血、肿胀、糜烂、常有抓痕,严重者形成溃疡或湿疹。严重者腹股沟淋巴结肿大、压痛、体温可升高。慢性炎症可使皮肤增厚、粗糙、皲裂、甚至苔藓样变。

3.辅助检查

分泌物检查有无特殊感染。

(三)鉴别诊断

1.外阴湿疹

具有多形性、对称性、瘙痒和易反复发作等特点。

2.外阴银屑病

病程较长,有易复发倾向,以红斑、鳞屑为主,全身均可发病,以头皮、四肢伸侧较为常见,多在冬季加重。

3.外阴癌

最常发生在大阴唇,其次是小阴唇、阴道前庭及阴蒂等处。首先出现局部结节或肿块,并逐渐增大、坏死、破溃及感染,分泌物增多,伴有瘙痒疼痛感。肿物可呈乳头状或菜花样,并可迅速扩大、累及肛门、直肠和膀胱等。活体组织病理切片检查可确诊。

(四)诊断要点

依据患者病史、查体及辅助检查,诊断可明确。

(五)治疗

(1)注意个人卫生,勤换内裤,保持外阴清洁、干燥。

（2）积极寻找病因,若发现糖尿病应及时治疗;若有尿瘘、粪瘘应及时行修补术。

（3）药物治疗

①0.1％聚维酮碘或1：5000高锰酸钾溶液坐浴,每天2次,每次15～30分钟,或抗菌消炎作用的药物外用。

②中药:内服或熏洗。

（六）注意事项

注意个人卫生,穿纯棉内裤并经常更换,保持外阴清洁、干燥。

二、尿道旁腺炎

尿道旁腺开口位于尿道口后壁两侧,当尿道发生感染时,致病菌可潜伏于尿道旁腺而致尿道旁腺炎。致病菌主要为淋球菌、葡萄球菌、大肠埃希菌和链球菌等。

（一）诊断标准

1.临床表现

（1）病史:有尿道炎病史。

（2）症状:尿频、尿急、尿痛及排尿后尿道灼热感和疼痛。

（3）妇科检查:尿道口后壁两侧腺管开口处充血、水肿,用手指按压有脓性分泌物溢出。

2.辅助检查

（1）在腺管开口处取脓性分泌物做涂片及细菌培养,如涂片及培养有淋球菌或其他致病菌生长即可明确诊断。

（2）中段尿镜检尿液中有较多的白细胞,表示存在泌尿系感染。

（二）治疗原则

（1）抗生素治疗,如为淋病奈瑟菌感染按淋病奈瑟菌性尿道炎治疗,可用第三代头孢类药物。如对头孢类药物过敏可应用大观霉素2g,一次肌内注射。性伴同时治疗。其他细菌感染时可按细菌培养及药敏试验结果给药。

（2）治疗结束后需继续随访,在感染部位再取分泌物做涂片及细菌培养,以观察疗效。

三、前庭大腺炎、前庭大腺脓肿、前庭大腺囊肿

前庭大腺炎多发生于生育年龄妇女、婴幼儿。急性炎症期因腺管口肿胀或渗出物凝聚而阻塞,脓液不能外流积存而形成脓肿,称前庭大腺脓肿。慢性期脓液逐渐吸收而成为清晰透明黏液,称为前庭大腺囊肿。主要病原为淋球菌及其他细菌。

（一）急性前庭大腺炎及前庭大腺脓肿

1.诊断标准

（1）临床表现

①症状:一侧外阴局部疼痛、肿胀,当脓肿形成时疼痛加剧。

②妇科检查:大阴唇下1/3处有硬块,表面红肿,压痛明显。当脓肿形成,可有波动感,当脓肿增大,表皮可自行破溃。

(2)辅助检查:前庭大腺开口处或破溃处取脓液做涂片及细菌培养。

2.治疗原则

(1)急性前庭大腺炎

①卧床休息,保持局部清洁。

②局部用药。

③针对病原应用抗生素。

(2)前庭大腺脓肿:当脓肿局限,边界清晰,有波动感时应及时切开引流。脓液引流后放置引流条,24小时后取出,0.02%高锰酸钾溶液坐浴。

(二)前庭大腺囊肿

1.诊断标准

(1)病史:有前庭大腺急性炎症史或有淋病史。

(2)临床表现

①症状外阴部坠胀感,性交不适。

②妇科检查在一侧大阴唇后部下方有囊性包块,常向大阴唇外侧突出,无触痛,边界清楚。

(3)辅助检查:诊断困难时,可做局部穿刺,抽得的黏液送细菌培养和做药物敏感试验。

2.治疗原则

囊肿较小且无症状可随访。囊肿较大或反复急性发作宜行囊肿造口术,术后仍可保持腺体功能。

四、外阴溃疡

外阴溃疡可因外阴炎症(特异性外阴炎、单纯疱疹病毒感染、外阴结核、梅毒、软下疳等)、白塞病、外阴癌等引起。

(一)诊断标准

1.临床表现

(1)非特异性外阴炎搔抓后,局部疼痛,可伴低热、乏力等,溃疡周围有明显炎症。

(2)疱疹病毒感染,起病急,疱疹破后形成溃疡,可伴或不伴发热、腹股沟淋巴结肿大及全身不适。溃疡基底灰黄色,多伴疼痛,明显充血水肿,可自愈,但常复发。

(3)白塞病发展中的一个阶段可为急性外阴溃疡,与眼、口腔病变先后出现,可分为坏疽、下疳粟粒型。

(4)外阴结核及外阴癌可表现为慢性溃疡。

2.辅助检查

(1)分泌物做细菌培养、血清学检测。

(2)久治不愈者应做活组织检查,除外结核与癌。

(二)治疗原则

(1)保持外阴干燥、清洁,避免摩擦搔抓。

(2)0.02%高锰酸钾坐浴。

（3）非特异性外阴炎引起的溃疡局部用抗生素软膏。白塞病需注意改善全身情况，急性期可用皮质类固醇激素缓解症状。局部用复方新霉素软膏，1%～2%硝酸银软膏。其他原因引起的溃疡按不同的病因采取不同的治疗。

第二节　阴道炎

一、滴虫性阴道炎

滴虫性阴道炎是由阴道毛滴虫引起的常见阴道炎症，也是常见的性传播疾病。病原体阴道毛滴虫适宜生长的温度为25℃～40℃、pH值为5.2～6.6的潮湿环境。滴虫的生活史简单，只有滋养体而无包囊期，滋养体生命力较强，能在3℃～5℃生存21日，在46℃生存20～60分钟，在半干燥环境中约生存10小时；在普通肥皂水中也能生存45～120分钟。在pH值为5.0以下或7.5以上的环境中则不生长。滴虫性阴道炎患者的阴道pH值一般在5.0～6.6，多数＞6.0。月经前后阴道pH值发生变化，经后接近中性，故隐藏在腺体及阴道皱襞中的滴虫于月经前后常得以繁殖，引起炎症的发作。它能消耗或吞噬阴道上皮细胞内的糖原，阻碍乳酸生成。滴虫不仅寄生于阴道，还常侵入尿道或尿道旁腺，甚至膀胱、肾盂。传染途径主要有：①经性交直接传播。②经公共浴池、浴盆、浴巾、游泳池、坐式便器、衣物等间接传播。③医源性传播，通过污染的器械及敷料传播。

（一）诊断

滴虫性阴道炎潜伏期为4～28日。主要症状是稀薄的泡沫状白带增多及外阴瘙痒，若有其他细菌混合感染则分泌物呈脓性，可有臭味。瘙痒部位主要为阴道口及外阴，间或有灼热、疼痛、性交痛等。阴道毛滴虫能吞噬精子，并能阻碍乳酸生成，影响精子在阴道内存活，可致不孕。若尿道口有感染，可有尿频、尿痛，有时可见血尿。阴道内有滴虫存在而无炎症反应的患者称为带虫者。检查时见阴道黏膜充血，严重者有散在出血点，形成"草莓样"宫颈，后穹窿有多量白带，呈灰黄色、黄白色稀薄液体或黄绿色脓性分泌物，常呈泡沫状。带虫者阴道黏膜常无异常改变。典型病例容易诊断，若在阴道分泌物中找到滴虫即可确诊。检查滴虫最简便的方法是悬滴法。在有症状的患者中，其阳性率可达80%～90%。具体方法是：加温生理盐水1小滴于玻片上，于阴道后穹窿处取少许分泌物混于生理盐水中，立即在低倍光镜下寻找滴虫。若有滴虫，可见其呈波状运动而移动位置，亦可见到周围白细胞被推移。对可疑患者，若多次悬滴法未能发现滴虫时，可送培养，准确性达98%左右。取分泌物前24～48小时避免性交、阴道灌洗或局部用药，取分泌物前不做双合诊，窥器不涂润滑剂。分泌物取出后应及时送检并注意保暖，否则滴虫活动力减弱，造成辨认困难。

（二）治疗

1.全身用药

甲硝唑每次400毫克，每日2次，7日为1个疗程；对初患者单次口服甲硝唑2克或替硝唑

2 克,可收到同样效果。口服吸收好,疗效高,不良反应小,应用方便,治愈率为 $90\%\sim95\%$。性伴侣应同时治疗。服药后偶见胃肠道反应,如食欲减退、恶心、呕吐。此外,偶见头痛、皮疹、白细胞减少等,一旦发现应停药。甲硝唑能通过乳汁排泄,若在哺乳期用药,用药期间及用药后 24 小时之内不哺乳为妥。替硝唑用药期间及停药 72 小时内禁止饮酒,哺乳期用药不宜哺乳。

2.局部用药

可以单独局部给药,也可全身及局部联合用药,以联合用药效果佳。甲硝唑 2 克,每晚塞阴道 1 次,10 次为 1 个疗程。局部用药前,可先用 1% 乳酸液或 $0.1\%\sim0.5\%$ 醋酸液冲洗阴道,改善阴道内环境,以提高疗效。

3.治愈标准

滴虫性阴道炎常于月经后复发,故治疗后检查滴虫阴性时,仍应每次月经后复查白带,若经 3 次检查均阴性,方可称为治愈。

4.随访及治疗失败的处理

由于滴虫性阴道炎患者再感染率很高,可考虑对患有滴虫性阴道炎的性活跃女性在最初感染 3 个月后重新进行筛查。对甲硝唑 2 克单次口服,治疗失败且排除再次感染者,增加甲硝唑疗程及剂量仍有效。若为初次治疗失败,可重复应用甲硝唑每次 400 毫克,每日 2 次,连服 7；或替硝唑 2 克,单次口服。若治疗仍失败,可给予甲硝唑 2 克,每日 1 次,连服 5 日,或替硝唑 2 克,每日 1 次,连服 5 日。

5.治疗中注意事项

治疗后检查滴虫阴性时,仍应于下次月经后继续治疗 1 个疗程,方法同前,以巩固疗效。此外,为避免重复感染,内裤及洗涤用的毛巾,应煮沸 5～10 分钟以消灭病原体；已婚者还应检查男方是否有生殖器滴虫病,前列腺液有无滴虫,若为阳性,需同时治疗。

6.妊娠并发滴虫性阴道炎的治疗

妊娠期滴虫性阴道炎可导致胎膜早破、早产及低出生体重儿,治疗有症状的妊娠期滴虫性阴道炎可以减轻症状,减少传播,防止新生儿呼吸道和生殖道感染。方案为甲硝唑 2 克顿服,或甲硝唑每次 400 毫克,每日 2 次,连服 7 日。但甲硝唑治疗能否改善滴虫性阴道炎的产科并发症尚无定论,因此应用甲硝唑时,最好取得患者及家属的知情同意。

二、念珠菌性阴道炎

外阴阴道假丝酵母菌病亦称念珠菌阴道炎,是一种常见的阴道炎,它是由假丝酵母菌引起的常见外阴阴道炎症。$80\%\sim90\%$ 的病原体为白假丝酵母菌,$10\%\sim20\%$ 为光滑假丝酵母菌、近平滑假丝酵母菌、热带假丝酵母菌等。白念珠菌(假丝酵母菌)是真菌。念珠菌对热的抵抗力不强,加热至 60℃ 1 小时即可死亡；但对干燥、日光、紫外线及化学制剂的抵抗力较强。

白念珠菌为条件致病菌,约 10% 非孕妇女及 30% 孕妇阴道中有此菌寄生,并不引起症状。有念珠菌感染的阴道 pH 值在 4.0～4.7,通常 pH<4.5。当阴道内糖原增加、酸度增高、局部细胞免疫力下降时,很适合念珠菌的繁殖而引起炎症,所以多见于孕妇、糖尿病患者及接受大量

雌激素治疗者。此外,长期应用抗生素,改变了阴道内微生物之间的相互制约关系;糖皮质激素或免疫缺陷综合征,可使机体的抵抗力降低;穿紧身化纤内裤、肥胖可使会阴局部的温度及湿度增加,也易使念珠菌得以繁殖而引起感染。

传染方式:念珠菌除寄生阴道外,还可寄生于人的口腔、肠道,这3个部位的念珠菌可互相自身传染,当局部环境条件适合时易发病。此外,少部分患者可通过性交直接传染或与接触感染的衣物间接传染。

(一)诊断

念珠菌阴道炎主要表现为外阴瘙痒、灼痛、性交痛及尿痛,部分患者阴道分泌物增多。尿痛特点是排尿时尿液刺激水肿的外阴及前庭导致疼痛。分泌物由脱落上皮细胞和菌丝体、酵母菌和假丝酵母菌组成,其特征为白色稠厚呈凝乳或豆腐渣样。妇科检查可见外阴红斑、水肿,常伴有抓痕,严重者可出现皮肤皲裂、表皮脱落。阴道黏膜红肿、小阴唇内侧及阴道黏膜附有白色块状物,擦除后露出红肿黏膜面,急性期还可能见到糜烂及浅表溃疡。对于有临床症状或体征的孕妇,若在阴道分泌物中找到假丝酵母菌的芽生孢子或假丝菌即可确诊。可用0.9%氯化钠溶液湿片法或10%氢氧化钾溶液湿片法或革兰染色检查分泌物中的芽生孢子和假丝菌。由于10%氢氧化钾溶液可以溶解其他细胞成分,假丝酵母菌检出率高于0.9%氯化钠溶液。若有症状而多次湿片法检查为阴性,或为顽固病例为确诊是否为非白假丝酵母菌感染,可采用培养法;若pH>4.5,可能存在混合感染,尤其是细菌性阴道病的混合感染。

(二)鉴别诊断

细菌性阴道病:有腥臭味白色白带,阴道黏膜无充血、无红肿,分泌物检查无滴虫,可见线索细胞,氨试验阳性。

(三)治疗

一般消除诱因和根据患者情况选择局部或全身应用抗菌药物。

1.消除诱因

若有糖尿病应给予积极治疗,及时停用广谱抗生素、雌激素及糖皮质激素。勤换内裤,用过的内裤、盆及毛巾均应用开水烫洗。

2.单纯性外阴阴道念珠菌病(VVC)的治疗

可局部用药,也可全身用药,主要以局部短疗程抗菌药物为主。全身用药与局部用药的疗效相似,治愈率为80%~90%;唑类药物的疗效高于制霉菌素。

(1)局部用药:可选用下列药物放于阴道内。咪康唑栓剂,每晚1粒(200毫克),连用7日;或每晚1粒(400毫克),连用3日,或1粒(1200毫克),单次用药。克霉唑栓剂,每晚1粒(150毫克),塞入阴道深部,连用7日,或每日早晚各1粒(150毫克),连用3日,或1粒(500毫克),单次用药。制霉菌素栓剂,每晚1粒(10万单位),连用10~14日。

(2)全身用药:对不能耐受局部用药者、未婚妇女及不愿采用局部用药者,可选用口服药物。常用药物如氟康唑150毫克,顿服。

3.复杂性VVC的治疗

(1)严重VVC的治疗:无论局部用药还是口服药物均应适当延长治疗时间。症状严重者,局部应用低浓度糖皮质激素软膏或唑类栓剂。

（2）复发性 VVC 的治疗：一年内有症状并经真菌学证实的 VVC 发作 4 次或以上，称为复发性 VVC，发生率为 5%。多数患者复发机制不明。抗真菌治疗分为初始治疗及巩固治疗，根据培养和药敏感实验选择药物。在初始治疗达到真菌学治愈后，给予巩固治疗至半年。初始治疗若为局部治疗，延长治疗时间为 1～2 周；若口服氟康唑 150 毫克，则第四、七日各加服 1 次，巩固治疗方案。目前，国内外尚无成熟方案，可口服氟康唑 150 毫克，每周 1 次，连续 6 个月；也可根据复发规律，在每月复发前给予局部用药巩固治疗。在治疗前应做真菌培养确诊，治疗期间定期复查监测疗效及药物不良反应，一旦发现不良反应，应立即停药。

（3）妊娠并发 VVC 的治疗：局部治疗为主，以 7 日疗法效果为佳，禁用口服唑类药物。

4.性伴侣治疗

无需对性伴侣行常规治疗。

5.随访

若症状持续存在或诊断后 2 个月内复发者，需再次复诊。对复发性外阴阴道念珠菌病（RVVC）在治疗结束后分别于 7～14 日、1 个月、3 个月、6 个月各随访一次，3 个月及 6 个月时建议同时行真菌培养。

三、细菌性阴道病

细菌性阴道病（BV）是阴道内正常菌群失调所致的以带有鱼腥臭味的稀薄阴道分泌物增多为主要表现的混合感染。

（一）病因

正常阴道菌群以乳杆菌占优势。若产生 H_2O_2 的乳杆菌减少，阴道 pH 升高，阴道微生态失衡，其他微生物大量繁殖，主要有加德纳菌、还有其他厌氧菌，如动弯杆菌、普雷沃菌、紫单胞菌、类杆菌、消化链球菌等，以及人型支原体感染，导致细菌性阴道病。促使阴道菌群发生变化的原因仍不清楚，可能与频繁性交、反复阴道灌洗等因素有关。

（二）临床表现

带有鱼腥臭味的稀薄阴道分泌物增多是其临床特点，可伴有轻度外阴瘙痒或烧灼感，性交后症状加重。分泌物呈鱼腥臭味，是厌氧菌产生的胺类物质（尸胺、腐胺、三甲胺）所致。10%～40%患者无临床症状。检查阴道黏膜无明显充血等炎症表现。分泌物呈灰白色、均匀一致、稀薄状，常黏附于阴道壁，但容易从阴道壁拭去。

（三）诊断

主要采用 Amsel 临床诊断标准，下列 4 项中具备 3 项，即可诊断为细菌性阴道病，多数认为线索细胞阳性为必备条件。

（1）线索细胞阳性：取少许阴道分泌物放在玻片上，加 1 滴 0.9%氯化钠溶液混合，于高倍显微镜下寻找线索细胞。镜下线索细胞数量占鳞状上皮细胞比例大于 20%，可以诊断细菌性阴道病。线索细胞即为表面黏附了大量细小颗粒的阴道脱落鳞状上皮细胞，这些细小颗粒为加德纳菌及其他厌氧菌，使得高倍显微镜下所见的鳞状上皮细胞表面毛糙、模糊、边界不清，边缘呈锯齿状。

（2）匀质、稀薄、灰白色阴道分泌物，常黏附于阴道壁。

（3）阴道分泌物 pH＞4.5。

（4）胺试验阳性：取阴道分泌物少许放在玻片上，加入 10％氢氧化钾溶液 1～2 滴，产生烂鱼肉样腥臭气味，系因胺遇碱释放氨所致。

除上述临床诊断标准外，还可应用 Nugent 革兰染色评分，根据阴道分泌物的各种细菌相对浓度进行诊断。目前有研究显示厌氧菌预成酶的检测有助于细菌性阴道病的辅助诊断，大部分患者唾液酸苷酶阳性。细菌性阴道病由阴道微生物菌群失调造成，因此细菌培养在诊断中意义不大。本病应与其他常见的阴道炎相鉴别。

（四）治疗

治疗选用抗厌氧菌药物，主要有甲硝唑、替硝唑、克林霉素。甲硝唑可抑制厌氧菌生长而不影响乳杆菌生长，是较理想的治疗药物。

1.全身用药

首选为甲硝唑 400mg，口服，每日 2 次，共 7 日；其次为替硝唑 2g，口服，每日 1 次，连服 3 日；或替硝唑 1g，口服，每日 1 次，连服 5 日；或克林霉素 300mg，口服，每日 2 次，连服 7 日。不推荐使用甲硝唑 2g 顿服。

2.局部用药

甲硝唑制剂 200mg，每晚 1 次，连用 7 日；或 2％克林霉素软膏阴道涂抹，每次 5g，每晚 1 次，连用 7 日。哺乳期以选择局部用药为宜。

3.注意事项

①BV 可能导致子宫内膜炎、盆腔炎性疾病及子宫切除后阴道残端感染，准备进行宫腔手术操作或子宫切除的患者即使无症状也需要接受治疗；②BV 与绒毛膜羊膜炎、胎膜早破、早产、产后子宫内膜炎等不良妊娠结局有关，有症状的妊娠期患者均应接受治疗；③细菌性阴道病复发者可选择与初次治疗不同的抗厌氧菌药物，也可试用阴道乳杆菌制剂恢复及重建阴道的微生态平衡。

四、萎缩性阴道炎

萎缩性阴道炎为雌激素水平降低、局部抵抗力下降引起的、以需氧菌感染为主的阴道炎症。常见于自然绝经或人工绝经后的妇女，也可见于产后闭经、接受药物假绝经治疗者。

（一）病因

绝经后妇女因卵巢功能衰退或缺失，雌激素水平降低，阴道壁萎缩，黏膜变薄，上皮细胞内糖原减少，阴道内 pH 升高（多为 5.0～7.0），嗜酸的乳杆菌不再为优势菌，局部抵抗力降低，以需氧菌为主的其他致病菌过度繁殖，从而引起炎症。

（二）临床表现

主要症状为外阴灼热不适、瘙痒，阴道分泌物稀薄，呈淡黄色；感染严重者阴道分泌物呈脓血性。可伴有性交痛。检查时见阴道皱襞消失、萎缩、菲薄。阴道黏膜充血，有散在小出血点或点状出血斑，有时见浅表溃疡。

（三）诊断

根据绝经、卵巢手术史、盆腔放射治疗史及临床表现,排除其他疾病,可以诊断。阴道分泌物镜检见大量白细胞而未见滴虫、假丝酵母菌等致病菌。萎缩性阴道炎患者因受雌激素水平低落的影响,阴道上皮脱落细胞量少且多为基底层细胞。对有血性阴道分泌物者,应与生殖道恶性肿瘤进行鉴别。对出现阴道壁肉芽组织及溃疡情况者,需行局部活组织检查,与阴道癌相鉴别。

（四）治疗

治疗原则为补充雌激素,增加阴道抵抗力;使用抗生素抑制细菌生长。

1.补充雌激素

补充雌激素主要是针对病因的治疗,以增加阴道抵抗力。雌激素制剂可局部给药,也可全身给药。局部涂抹雌三醇软膏,每日 1~2 次,连用 14 日。口服替勃龙 2.5mg,每日 1 次,也可选用其他雌孕激素制剂连续联合用药。

2.抑制细菌生长

阴道局部应用抗生素如诺氟沙星制剂 100mg,放于阴道深部,每日 1 次,7~10 日为 1 个疗程。对阴道局部干涩明显者,可应用润滑剂。

五、婴幼儿外阴阴道炎

婴幼儿外阴阴道炎是因婴幼儿外阴皮肤黏膜薄、雌激素水平低及阴道内异物等所致的外阴阴道继发感染。常见于 5 岁以下婴幼儿,多与外阴炎并存。

（一）病因

由于婴幼儿的解剖、生理特点,其外阴阴道容易发生炎症。①婴幼儿外阴尚未完全发育好,不能遮盖尿道口及阴道前庭,细菌容易侵入;②婴幼儿阴道环境与成人不同,新生儿出生后2~3 周,母体来源的雌激素水平下降,自身雌激素水平低,阴道上皮薄,糖原少,pH 升至 6.0~8.0,乳杆菌没有成为优势菌,阴道抵抗力差,易受其他细菌感染;③婴幼儿卫生习惯不良,外阴不洁、尿液及粪便污染、外阴损伤或蛲虫感染,均可引起炎症;④阴道内误放异物,造成继发感染。常见病原体有大肠埃希菌及葡萄球菌、链球菌等,淋病奈瑟菌、阴道毛滴虫、白假丝酵母菌也为常见病原体。病原体常通过患病成人的手、衣物、毛巾、浴盆等间接传播。

（二）临床表现

主要症状为阴道分泌物增多,呈脓性。临床上多由监护人发现婴幼儿内裤有脓性分泌物而就诊。大量分泌物刺激引起外阴痛痒,患儿哭闹、烦躁不安或用手搔抓外阴。部分患儿伴有下泌尿道感染,出现尿急、尿频、尿痛。检查可见外阴、阴蒂、尿道口、阴道口黏膜充血、水肿,有时可见脓性分泌物自阴道口流出。病情严重者,外阴表面可见溃疡,小阴唇可发生粘连。粘连的小阴唇有时遮盖阴道口及尿道口,粘连的上、下方可各有一裂隙,尿自裂隙排出。

（三）诊断

婴幼儿语言表达能力差,采集病史常需详细询问患者监护人。结合症状及查体所见,通常可做出初步诊断。可用细棉拭子或吸管取阴道分泌物作病原学检查,以明确病原体;必要时做细菌及真菌培养。必要时还应做肛诊排除阴道异物及肿瘤。对有小阴唇粘连者,应注意与外生殖器畸形鉴别。

(四)治疗

①保持外阴清洁、干燥,减少摩擦。②针对病原体选择相应口服抗生素治疗,或用吸管将抗生素溶液滴入阴道。③对症处理。有蛲虫者,给予驱虫治疗;若阴道内有异物,应及时取出;小阴唇粘连者外涂雌激素软膏后,多可松解,严重者应分离粘连,并涂以抗生素软膏。

第三节　宫颈炎

子宫颈炎包括子宫颈阴道部炎症及子宫颈管黏膜炎症,其中以急性子宫颈管黏膜炎多见。若急性子宫颈炎未经及时诊治或病原体持续存在,可导致慢性子宫颈炎症。

一、急性宫颈炎

(一)病因及病原体

子宫颈炎症包括子宫颈阴道部及子宫颈管黏膜炎症,其中以子宫颈管黏膜炎常见。

子宫颈炎的病原体包括:①性传播疾病病原体:主要见于性传播疾病的高危人群,以淋病奈瑟菌及沙眼衣原体为主,它们均感染子宫颈管柱状上皮,沿黏膜面扩散引起浅层感染,病变以子宫颈管明显,而淋病奈瑟菌还常侵袭尿道移行上皮、尿道旁腺及前庭大腺;②内源性病原体:与细菌性阴道病、生殖道支原体感染有关。值得注意的是,部分子宫颈炎患者的病原体并不明确。

(二)临床表现

大部分患者无症状。有症状者主要表现为阴道分泌物增多,呈黏液脓性,阴道分泌物刺激可引起外阴瘙痒及灼热感。部分患者可出现经间期出血、性交后出血等症状。合并尿路感染时,可出现尿急、尿频、尿痛。

(三)体征

妇科检查可见子宫颈充血、水肿、黏膜外翻,子宫颈管口可见黏液脓性分泌物附着甚至从子宫颈管流出。炎症可导致子宫颈管黏膜质脆,容易诱发出血。淋病奈瑟菌感染常可累及尿道旁腺、前庭大腺,体检时可发现尿道口、阴道口黏膜充血、水肿以及大量脓性分泌物。

(四)诊断

结合特征性体征以及显微镜检查阴道分泌物白细胞增多,可做出急性子宫颈炎症的初步诊断。子宫颈炎症诊断后,需进一步做衣原体及淋病奈瑟菌的检测。

1.特征性体征

(1)子宫颈管或子宫颈管棉拭子标本上,肉眼见到脓性或黏液脓性分泌物。

(2)用棉拭子擦拭子宫颈管时,容易诱发子宫颈管内出血。

2.白细胞检测

可检测子宫颈管分泌物或阴道分泌物中的白细胞,后者需排除引起白细胞增高的阴道炎症。

(1)子宫颈管脓性分泌物涂片做革兰染色,中性粒细胞>30/高倍视野。

(2)阴道分泌物湿片检查白细胞>10/高倍视野。

3.病原体检测

进行病原体检测时需要排除细菌性阴道病、滴虫阴道炎和生殖道疱疹(尤其是单纯疱疹病毒-2,HSV-2)。子宫颈炎的病原体以沙眼衣原体和淋病奈瑟菌最常见,故需要针对这两种病原体进行检测。

检测淋病奈瑟菌常用的方法:①淋病奈瑟菌培养:为诊断淋病的金标准方法;②分泌物涂片革兰染色:查找中性粒细胞内有无革兰阴性双球菌,由于子宫颈分泌物的敏感性、特异性差,不推荐用于女性淋病的诊断方法;③核酸检测:包括核酸杂交及核酸扩增,核酸扩增方法诊断淋病奈瑟菌感染的敏感性及特异性高。

检测沙眼衣原体常用的方法:①衣原体培养:方法复杂,故临床少用;②酶联免疫吸附试验:检测沙眼衣原体抗原,为临床常用的方法;③核酸检测:包括核酸杂交及核酸扩增,后者检测衣原体感染的敏感性和特异性均较好,但应做好质量控制,避免污染。

值得注意的是,大多数子宫颈炎患者分离不出任何病原体,尤其是性传播疾病的低危人群(如年龄>30岁的妇女)。由于子宫颈炎也可以是上生殖道感染的一个征象,因此,对子宫颈炎患者应注意有无上生殖道感染。

(五)治疗

治疗方法包括经验性治疗或针对病原体治疗。主要用抗生素进行治疗。

1.经验性抗生素治疗

适用于有性传播疾病高危因素的患者,如年龄<25岁、多性伴侣或新性伴侣,且为无保护性性交。可在未获得病原体检测结果前,采用针对衣原体的抗生素进行治疗,方案为阿奇霉素1g单次顿服;或多西环素100mg,每日2次,连服7日。如果患者所在人群中淋病患病率高,需同时使用抗淋病奈瑟菌感染药物。

2.针对病原体的抗生素治疗

(1)淋病奈瑟菌感染导致的单纯性急性子宫颈炎:主张大剂量、单次给药,常用药物有头孢菌素,如头孢曲松钠250mg,单次肌内注射;或头孢克肟400mg,单次口服;或头孢唑肟500mg,肌内注射;或头孢西丁2g,肌内注射,加用丙磺舒1g,口服;或头孢噻肟钠500mg,肌内注射;也可选择氨基糖苷类抗生素中的大观霉素4g,单次肌内注射。

(2)沙眼衣原体感染所致子宫颈炎:可用药物有多西环素100mg,每日2次,连服7日;红霉素类,主要为阿奇霉素1g单次顿服,或红霉素500mg,每日4次,连服7日;喹诺酮类,主要有氧氟沙星300mg,每日2次,连服7日;左氧氟沙星500mg,每日1次,连服7日。由于淋病奈瑟菌感染常伴有衣原体感染,因此,若为淋菌性子宫颈炎,治疗时应同时应用抗衣原体药物。

(3)合并细菌性阴道病的子宫颈炎:需要同时治疗细菌性阴道病,否则子宫颈炎将持续存在。

3.性伴侣的治疗

需要对子宫颈炎患者的性伴侣进行检查。如患者诊断可疑衣原体淋病奈瑟菌或毛滴虫感染并得到相应治疗,其性伴侣也应接受相应检查和治疗,治疗方法同患者。为避免重新感染,患者及其性伴在治疗期间应禁止性生活。

4.随访

子宫颈炎患者在治疗后6个月内衣原体或淋病奈瑟菌重复感染较多见,故建议随访和重新评估。如果症状持续存在,患者则需要重新接受治疗,无论性伴是否治疗,建议所有感染衣原体或淋病奈瑟菌的患者在治疗后3~6个月内接受重新筛查。

二、慢性宫颈炎

慢性宫颈炎指子宫颈间质内有大量淋巴细胞、浆细胞等慢性炎细胞浸润,可伴有子宫颈腺上皮及间质的增生和鳞状上皮化生。慢性宫颈炎可由急性宫颈炎转变而来,常因急性宫颈炎治疗不彻底,病原体隐藏子宫颈黏膜内形成慢性炎症,多见于分娩、流产或手术损伤宫颈后,病原体侵入而引起感染。也有的患者无急性宫颈炎症状,直接发生慢性宫颈炎。病原体与急性宫颈炎相似。

(一)诊断

1.阴道分泌物异常

持续的分泌物过多,可呈淡黄色脓性、乳白色黏液状,可有血性白带,或性交后出血。

2.外阴痒

长期炎症刺激。

3.腰骶部疼痛

炎症蔓延至宫旁至盆腔。

4.子宫颈异常

炎症性糜烂、允血、肥人、肿胀、腺体囊肿及息肉。

5.妇科检查

直观可见子宫颈内口黏膜红肿,有颗粒状、结节样或乳头样增生,表面质硬、触血;可见鳞状上皮化生堵塞腺口所形成的子宫颈腺体囊肿,以及长期的慢性炎症刺激,形成深入基质的多个腺体囊肿及增生导致的子宫颈肥大;部分因炎症致局部黏膜增生过长,形成肉芽肿组织,表面出现溃疡。

6.子宫颈涂片检查

可见细胞炎症改变。

7.阴道镜下活检

可见子宫颈上皮下炎症细胞浸润,并有淋巴细胞形成。

(二)鉴别诊断

1.子宫颈柱状上皮外移

年轻女性受生育期雌激素影响,子宫颈管柱状上皮外移至宫颈阴道部,外观呈草莓色均匀颗粒状,分泌物增多,性状正常,无色,无味,无临床症状。

2.子宫颈上皮内瘤变

子宫颈鳞状上皮不典型增生常在醋酸实验中呈现醋白上皮变化,细胞学检查及人乳头状瘤病毒(HPV)检测的宫颈癌筛查异常。

3.早期宫颈癌

指Ⅰa期子宫颈浸润癌,具有较为典型的子宫颈高度病变的征象,各种筛查方法都可能异常。

(三)治疗

慢性宫颈炎有不同的治疗方式,治疗原则为去除病因、改善症状、排除子宫颈上皮内瘤变和宫颈癌,采用局部治疗、预防病情发展。

1.药物治疗

特异性感染宫颈炎可用有效的药物,全身治疗或局部用药;特殊部位的炎症如子宫颈管黏膜炎,用药治疗需要医护人员操作;对可能为慢性炎症遗留下来的子宫颈腺体囊肿、子宫颈肥大等无需用药。

2.手术治疗

包括破坏性治疗和切除性治疗,不能保留组织标本的手术,如激光治疗、冷冻治疗、红外线凝结疗法及微波疗法等为破坏性治疗。物理治疗原理是以各种物理方法将宫颈糜烂面单层柱状上皮破坏,使其坏死脱落后,为新生的复层鳞状上皮覆盖,为期3～4周,病变较深者需6～8周,宫颈转为光滑。各种治疗方法大同小异。在治疗之前,应常规做宫颈刮片行细胞学检查。治疗时间应选在月经干净后3～7日内进行,有急性生殖器炎症者列为禁忌。各种物理疗法术后均有阴道分泌物增多,甚至有大量水样排液,在术后1～2周脱痂时可有少许出血。在创面尚未完全愈合期间(4～8周)禁盆浴、性交和阴道冲洗。治疗后须定期复查,观察创面愈合情况直到痊愈。复查时应注意有无颈管狭窄。但是,需注意术前必须排除子宫颈上皮内瘤变和宫颈癌。可以保留组织标本的手术,如子宫颈激光锥切术和子宫颈冷刀锥切术等。在手术的同时既是治疗又是诊断,为近年来被临床医师广泛接受的治疗方案。

3.其他治疗

子宫颈息肉摘除、子宫颈腺体巨大囊肿治疗、腐蚀性药物去除赘生物等。

第二章　子宫内膜异位症与子宫腺肌病

第一节　子宫内膜异位症

一、概述

子宫内膜异位症(内异症)是指子宫内膜组织(腺体和间质)在子宫腔被覆内膜及子宫以外的部位出现、生长、浸润,反复出血,继而引发疼痛、不孕及结节或包块等。

内异症具有性激素依赖的特点,多见于生育年龄妇女,76%发生于25~45岁。在慢性盆腔痛及痛经患者中发病率为20%~90%,不孕症患者中25%~35%与内异症有关。

Sampson经血逆流种植是内异症发病的主导理论,而在位内膜的特质对疾病起决定作用,即"在位内膜决定论"。

二、临床分类

(1)腹膜型子宫内膜异位症。

(2)卵巢型子宫内膜异位症。

(3)深部浸润型子宫内膜异位症,指病灶浸润深度≥5mm的病灶。

三、临床表现

1.盆腔疼痛

包括继发痛经进行加重、慢性盆腔痛、深部性交痛、肛门坠痛等。

2.不孕

3.盆腔结节及包块

4.侵犯特殊器官

(1)肠道:腹痛、腹泻、便频、便秘、便血、排便痛或肠痉挛,重者伴肠梗阻。

(2)膀胱:尿频、尿急、尿痛甚至血尿。

(3)输尿管:腰痛、血尿、输尿管扩张、肾积水、无功能肾及肾性高血压等。

(4)剖宫产手术瘢痕或会阴:可于瘢痕深部扪及包块,与月经期密切相关的疼痛,随时间延长,包块增大。

(5)肺和胸膜:经期咳血和气胸,少见。

四、诊断要点

1.症状＋体征

可初步诊断。除双合诊外,还应进行三合诊检查。典型盆腔内异症妇科检查时发现子宫后位,活动度差或固定,特征性体征为子宫后壁、Douglas窝或骶韧带触痛结节。卵巢内膜异位囊肿患者可在一侧或双侧附件区扪及囊实性包块,活动度差,有压痛,直径一般不超过10cm。累及直肠阴道隔的病灶可在后穹窿扪及小结节。腹壁或会阴切口的内异症病灶可在切口处扪及痛性结节。

2.影像学检查

(1)超声:用于卵巢内膜异位囊肿的诊断,敏感度和特异度可达96％以上。典型超声图像为圆形或椭圆形无回声区,囊壁厚,囊内为密集光点。

(2)CT及MRI:对浸润直肠或阴道直肠隔的深部病变的诊断和评估有一定意义。

3.腹腔镜检查

最佳方法。对于合并不孕症或慢性盆腔痛的可疑内异症患者尤为重要。

4.病理检查

用于确诊,病灶中见子宫内膜腺体和间质,伴有炎症反应及纤维化。

5.血清CA125

可用于重度内异症或深部结节型内异症诊断,但缺乏特异性。盆腔炎性疾病、恶性卵巢上皮性肿瘤、盆腔结核等都可增高。

6.其他

可疑膀胱内异症或肠道内异症,术前应行膀胱镜或肠镜检查并行活检,以除外器官本身的病变特别是恶性肿瘤。

五、治疗

治疗内异症的根本目的是"缩减和去除病灶,减轻和控制疼痛,治疗和促进生育,预防和减少复发"。治疗方法应根据患者年龄、症状、病变部位和范围,以及对生育要求等加以选择,强调疗效个体化。

1.期待治疗

症状轻或无症状的轻微病变选用期待治疗,对患者定期随访,并对症处理病变引起的轻微经期腹痛,可给予前列腺素合成酶抑制剂(吲哚美辛、萘普生、布洛芬等)。希望生育者应尽早行不孕的各项检查,如子宫输卵管造影或腹腔镜下探查及输卵管通液检查,促使其尽早受孕。一旦妊娠,异位内膜病灶坏死萎缩,分娩后症状缓解并有望治愈。

2.药物治疗

适用于有慢性盆腔痛,经期痛经症状明显,有生育要求及无卵巢囊肿形成患者。但对较大的卵巢内膜异位囊肿,特别是卵巢包块性质不明者,不宜用药物治疗。

(1)口服避孕药:长期连续服用避孕药造成类似妊娠的人工闭经,称假孕疗法。其目的是降低垂体促性腺激素水平,并直接作用于子宫内膜和异位内膜,导致内膜萎缩和经量减少。目前,临床上常用低剂量高效孕激素和炔雌醇复合制剂,用法为每日 1 片,连续用 6～9 个月,此法适用于轻度内异症患者。

(2)孕激素:单用人工合成高效孕激素,通过抑制垂体促性腺激素分泌,造成无周期性的低雌激素状态,并与内源性雌激素共同作用,造成高孕激素性闭经和内膜蜕膜化,形成假孕。所用剂量为避孕剂量的 3～4 倍,连续应用 6 个月,如甲羟孕酮每日 30 毫克,不良反应有恶心、轻度抑郁、钠水潴留、体重增加及阴道不规则点滴出血等。患者在停药数月后月经恢复。

(3)孕激素受体水平拮抗剂:米非司酮有较强的抗孕激素作用,每日口服 25～100 毫克,造成闭经使病灶萎缩。不良反应轻,无雌激素样影响,亦无骨质丢失危险,长期疗效有待证实。

(4)达那唑:为合成的 17-炔孕酮衍生物。抑制促卵泡成熟素(FSH)、促黄体生成素(LH)峰值;抑制卵巢甾体激素生成并增加雌激素、孕激素代谢;直接与子宫内膜雌、孕激素代谢受体结合抑制内膜细胞增生,最终导致子宫内膜萎缩,出现闭经。因 FSH、LH 呈低水平,又称假绝经疗法。适用于轻度及中度内异症痛经明显的患者。

(5)孕三烯酮:为 19-去甲睾酮甾体类药物,有抗孕激素、中度抗雌激素和抗性腺效应,能增加游离睾酮含量,减少性激素结合球蛋白水平,抑制 FSH、LH 峰值并减少 LH 均值,使体内雌激素水平下降,异位内膜萎缩、吸收,也是一种假绝经疗法。该药在血浆中半衰期长达 28 小时,每周仅需用药 2 次,每次 2.5 毫克,于月经第一日开始服药,6 个月为 1 个疗程,治疗后 50%～100% 的患者发生闭经,症状缓解率达 95% 以上。孕三烯酮与达那唑相比,疗效相近,但不良反应较低,对肝功能影响较小且可逆,很少因丙氨酸氨基转移酶过高而中途停药,且用药量少、方便。

(6)促性腺激素释放激素(GnRH)激动剂:为人工合成的十肽类化合物,其作用与体内 GnRH 相同,能促进垂体 LH 和 FSH 释放,抑制垂体分泌促性腺激素,导致卵巢激素水平明显下降,出现暂时性闭经,此疗法又称药物性卵巢切除。我国目前常用的 GnRH 激动剂类药物有:亮丙瑞林 3.75 毫克,戈舍瑞林 3.6 毫克,月经第一日皮下注射后,每隔 28 日注射一次,共 3～6 次。一般用药后第二个月开始闭经,可使痛经缓解,停药后在短期内排卵可恢复。不良反应主要有潮热、阴道干燥、性欲减退和骨质丢失等绝经症状,停药后多可消失。

3.手术治疗

适用于药物治疗后症状不缓解、局部病变加剧或生育功能未恢复者;较大的卵巢内膜异位囊肿且迫切希望生育者。腹腔镜手术是本病的首选治疗方法,目前认为,以腹腔镜确诊、手术和药物为内异症的金标准治疗。手术方式有如下几种。

(1)保留生育功能手术:切净或破坏所有可见的异位内膜病灶,但保留子宫、一侧或双侧卵巢,至少保留部分卵巢组织。适用于药物治疗无效、年轻和有生育要求者。术后复发率约 40%。建议术后尽快妊娠或药物治疗延缓复发。

(2)保留卵巢功能手术:切除盆腔内病灶及子宫,保留至少一侧或部分卵巢。适用于Ⅲ、Ⅳ期患者,症状明显且无生育要求的 45 岁以下患者。术后复发率约 5%。

(3)根治性手术:将子宫、双附件及盆腔内所有异位内膜病灶予以切除和清除,适用于 45 岁以上重症患者。术后不用雌激素补充治疗者,几乎不复发。双侧卵巢切除后,即使盆腔内残留部分异位内膜病灶,也能逐渐自行萎缩退化直至消失。

4.手术与药物联合治疗

手术治疗前给予3~6个月的药物治疗使异位病灶缩小、软化,有利于缩小手术范围和手术操作。对手术不彻底或术后疼痛不缓解者,术后给予6个月的药物治疗推迟复发。

5.不孕的治疗

药物治疗对改善生育状况帮助不大。腹腔镜手术能提高术后妊娠率,治疗效果取决于病变程度。希望妊娠者术后不宜应用药物巩固治疗,应行促排卵治疗,争取尽早治疗。手术后2年内未妊娠者再妊娠机会甚微。

第二节　子宫腺肌病

子宫腺肌病也为妇科的常见疾病之一,多发生于30~50岁经产妇。据报道妇科手术切除的标本中6%~40%有子宫腺肌病。子宫腺肌病的特点为子宫内膜异位于子宫肌层生长,常常与盆腔子宫内膜异位症同时存在。约半数患者同时合并子宫肌瘤,约15%的患者合并子宫内膜异位症。

一、病因

子宫腺肌病的发病理论很多,但其确切的发病机制尚不完全清楚,但通过对子宫腺肌病标本的连续切片检查发现,子宫肌层中的内膜病灶与子宫腔面的子宫内膜有些直接相连,故认为多次妊娠和分娩所致子宫壁的创伤可能为导致此病的主要原因,其次刮宫时过度的搔扒及多次人工流产造成肌壁的损伤,以及子宫手术(如肌瘤剔除手术、子宫畸形整形手术及剖宫产等)将子宫内膜种植于子宫肌层,造成子宫腺肌病。除此以外,也认为卵巢功能失调,雌激素过度刺激,可使子宫内膜向肌层生长,也可通过淋巴道、血道将子宫内膜移至肌层。

二、病理

子宫多呈均匀性增大,很少超过12周妊娠子宫大小,子宫内膜侵入肌层后以两种方式生长,一种为弥漫型生长,内膜侵入整个子宫肌壁内,以后壁为多见,剖开子宫壁可见子宫肌层明显增厚且硬,在肌层中可见到粗厚的肌纤维和微囊腔,腔中部分可见陈旧性血液;另一种为局限型生长,异位内膜侵及某部分肌壁,形成团块及结节,与周围正常组织无分界,称为子宫腺肌瘤。镜下:在子宫深部肌层内有散在的、形态大小不等的呈岛状分布的子宫内膜腺体及间质。

三、诊断

(一)临床表现

1.症状

(1)痛经:出现继发性的、逐渐加剧的痛经为子宫腺肌病的主要症状,约30%可无痛经症状。

(2)月经量增多:约 2/3 的患者有月经过多及经期延长。这是由于子宫体积增大,子宫腔内膜面积增加及子宫肌壁间异位子宫内膜影响子宫肌纤维的收缩所致。

2.体征

妇科检查时子宫呈均匀性增大或局限性结节,质硬而有压痛,经期压痛更为显著。

(二)特殊检查

1.B 超检查

声像图特点为子宫增大,子宫肌壁回声不均,有多个散在的无回声反射,局限性的子宫腺肌症或子宫腺肌瘤,表现为子宫壁肿块与正常子宫肌层界限不清,病灶多位于子宫后壁。

2.CT、MRI 及子宫输卵管造影

可作为诊断的参考。

(三)诊断要点

(1)症状:经量增多,经期延长,呈继发性、进行性加剧的痛经。

(2)体征:子宫均匀性增大或局限性结节隆起,质硬,有压痛。

(3)根据 B 超、CT、MRI 及子宫输卵管造影检查,协助诊断。

(四)鉴别诊断

1.盆腔子宫内膜异位症

患者有痛经,同时在盆腔可扪及包块,子宫正常大小,后倾固定。

2.子宫肌瘤

一般不伴痛经,子宫增大,结节不平。

3.功能性子宫出血

不伴痛经,月经不规则,量多或经期过长,但妇科检查子宫无异常。

四、治 疗

1.药物治疗

目前尚无根治本病的有效药物。年轻有生育要求、近绝经期、不接受手术或者保守手术治疗后症状复发者,可考虑药物治疗。

(1)对症药物治疗:多采用非甾体消炎药(吲哚美辛、萘普生、布洛芬等),缓解慢性盆腔疼痛及痛经,适用于无严重症状的患者。对症治疗不能阻止病情进展。

(2)雄激素类衍生物

①孕三烯酮:19-去甲睾酮甾体类药物,可拮抗孕激素与雌激素,能增加游离睾酮含量,减少性激素结合球蛋白水平,抑制 FSH、LH 峰值并减少 LH 均值,使体内雌激素水平下降,异位内膜萎缩、吸收,也是一种假绝经疗法。用法:每次 2.5mg,2 次/周,6 个月为一疗程。其不良反应较低,对肝功能影响较小且可逆,且用药量少、方便。

②达那唑:为合成的乙炔睾酮衍生物,抑制 FSH、LH 峰;抑制卵巢甾体激素生成并增加雌孕激素代谢;直接与子宫内膜雌孕激素受体结合抑制内膜细胞增生,最终导致内膜萎缩,出现

闭经,又称假绝经疗法。达那唑还可以影响子宫腺肌病患者机体的免疫功能,治疗期间痛经可消失,停药后会复发。不良反应主要有体重增加、乳房缩小、痤疮、皮脂增加、多毛、声音改变、头痛、潮热及肌痛性痉挛等,但发生率低,症状不严重。用法:每次200mg,2~3次/日,持续6个月。

(3)促性腺激素释放激素激动剂(GnRH-a):为人工合成的十肽类化合物,能促进垂体细胞分泌黄体生成激素和促卵泡激素,长期应用对垂体产生降调作用,可使LH和FSH分泌急剧减少。有研究表明子宫腺肌病导致不孕与化学和免疫等因素有关,而GnRH-a有调节免疫活性的作用,使腹水内细胞因子浓度减少,使白细胞介素-1(IL-1)和肿瘤坏死因子(TNF-α)显著减少,抑制了腹膜炎性细胞因子和局部炎性反应,且使子宫大小形态恢复正常,从而改善了妊娠率。但CnRH-a作用是可逆性的,故对子宫腺肌病合并不孕的治疗在停药后短期内不能自行受孕者,应选择辅助生殖技术。GnRH-a用于治疗子宫腺肌病有增多趋势,连续使用Gn-RH-a后子宫缩小,患者闭经、痛经消失。不孕症患者停药后妊娠机会可能增加。长期应用CnRH-a可引起低雌激素症状,如潮热、多汗、阴道干燥,尤其可使骨密度降低,故连续用6个月后,应进行骨密度测量。配合"反向添加疗法",可以较安全地延长GnRH-a的使用时间至1年甚至更长时间。

(4)米非司酮:为孕激素受体调节剂,有较强的抗孕激素作用,无雌激素样影响,无骨质流失危险,还有抑制血管生成作用。不良反应有轻度潮热、阴道干涩等症状。用法:于月经第1~3天开始口服(10mg/d)3个月,患者可出现停经、痛经消失,子宫体积明显缩小。

(5)左炔诺孕酮宫内节育系统(曼月乐)治疗:其作用是基于子宫内膜水平的局部高剂量的孕酮,可引起蜕膜样变、上皮萎缩及产生直接的血管改变,使月经量减少,甚至闭经。其不良反应较传统的宫内节育器少,主要为突破性出血,常发生于放置后的最初6个月。曼月乐植入12个月可显著减小患者子宫体积,痛经、月经量过多等临床症状得到明显缓解,观察表明曼月乐对月经过多和轻中度痛经效果较好,对重度痛经效果不够理想。长期应用可能产生的不良反应包括头痛、乳房胀痛、脂溢性皮炎、痤疮和体重增加等。

2.手术治疗

目前认为手术治疗适应证包括以下几种情况:①痛经等症状严重药物治疗不能缓解者;②子宫体积较大,大于孕10周者;③出现了压迫症状或者贫血等;④合并盆腔其他部位子宫内膜异位症者。

子宫腺肌病手术治疗包括根治手术和保守手术。根治手术即为子宫切除术,保守手术包括血管介入治疗、子宫腺肌瘤切除术、子宫内膜及肌层切除术、腹腔镜下子宫肌层电凝术、腹腔镜子宫神经去除术和骶前神经阻断术等。

(1)子宫切除术:如果患者无生育要求,且病变广泛、保守治疗无效、合并子宫肌瘤或者存在子宫内膜癌的高危因素,如家族史、糖尿病或多囊卵巢综合征,建议行子宫切除。子宫切除可通过阴道、腹腔镜或者开腹手术完成。

(2)保守手术

①血管介入性治疗:血管性介入治疗子宫腺肌病的机制是通过栓塞子宫的供血动脉,使子宫内的病灶坏死吸收萎缩,从而达到治疗目的。通过介入治疗可一定程度上改善月经过多及

痛经症状,其远期效果尚有待观察。

②子宫腺肌瘤或子宫病灶切除术:适用于年轻、要求保留生育功能的子宫腺肌病患者。手术要求尽量切除病变组织,可以明显改善症状,增加妊娠概率。子宫腺肌病病变多为弥散性,界限不清,几乎不可能彻底切除病灶。单纯子宫腺肌病病灶切除术术后疼痛缓解率低、复发率高。对于子宫体积大,手术操作有困难或者贫血的患者,术前应用 GnRH-a 可减少子宫血供,缩小子宫体积,纠正贫血,有利于手术的操作。

③子宫病灶电凝术:子宫肌层内病灶电凝术可以引起肌层内病灶坏死,从而达到治疗目的。对于 40 岁以上的腺肌病患者,肌层内病变广泛不能有效切除病灶,而患者无生育要求但希望保留子宫,可以考虑这种术式。

④子宫内膜切除术:指在宫腔镜下行子宫内膜切除术治疗子宫腺肌病,术后患者月经量明显减少,甚至闭经、痛经好转或消失。该术式对轻症患者的月经量及痛经有明显改善,但对中重度患者无效。

⑤腹腔镜子宫神经切断术(LUNA)和骶前神经阻滞术(PSN):子宫的感觉神经与交感、副交感神经伴行,阻断这些神经的通路,可能阻断痛觉的神经冲动信号向中枢的传导,从而减轻症状。目前认为,腹腔镜子宫神经去除术和骶前神经阻断术是治疗疼痛的有效手段之一。

第三章 盆底功能障碍及生殖系统损伤性疾病

第一节 盆腔器官脱垂

一、阴道前壁膨出

阴道前壁膨出多因膀胱膨出和尿道膨出所致,常见为前者。膀胱膨出指各种原因引起阴道支持组织失去正常的支托作用,导致膀胱及其相邻的阴道前壁失去支持力量,而离开原来的解剖位置,严重者可脱出于阴道口外,形成膀胱膨出(阴道前壁膨出)。膀胱膨出多发生于经产妇、长期体力劳动者、慢性咳嗽以及老年妇女。阴道前壁膨出常伴有不同程度的子宫脱垂。

(一)病因

阴道前壁主要是由耻骨尾骨肌、膀胱宫颈筋膜和会阴隔膜的支托作用而保持正常位置。有关资料显示分娩损伤是导致膀胱膨出最常见的病因,分娩时上述支托组织及软产道极度伸展、扩张,肌纤维拉长甚至撕裂,特别是第二产程延长和助产手术分娩所导致的损伤。若产后过早参加体力劳动,特别是重体力劳动,导致支托组织不能恢复正常,使得膀胱底部失去支持力,和膀胱紧连的阴道前壁向下膨出,在阴道口或阴道口外可见,称膀胱膨出。若支持尿道的膀胱宫颈筋膜受损严重,尿道紧连的阴道前壁下 1/3 以尿道口为支点向下膨出,称尿道膨出。阴道前壁膨出故多发生于经产妇,未产妇罕见。除此之外,还有体质因素和严重体力劳损,如肥胖、长期超负荷体力劳动和慢性支气管炎导致慢性咳嗽等,这些因素可以长期增加腹内压力,可加速和加重脱垂的进展。另外,绝经后盆腔组织器官的退行性变,对膀胱膨出的形成也有一定的作用;或是盆底组织先天发育不良,亦可造成支托作用的减弱。

(二)临床表现

此病多发于经产妇,未产妇罕见。

(1)轻者无明显症状,或仅有轻度压迫感、质块感、下坠感以及腰骶部不适。重者自觉下坠、腰酸明显,并有块状物自阴道脱出,实为膨出的阴道前壁。长久站立、剧烈活动或增加腹压时块状物增大,早期经平卧休息后肿物可缩小或回纳,病程长时肿物不能完全回纳。

(2)多数患者有不同程度的尿失禁,多在咳嗽、屏气、大笑、体力劳动等增加腹压时可不自主地有尿液溢出,称为压力性尿失禁(SUI),也称张力性、应力性尿失禁。少部分患者可出现排尿困难而引发尿潴留,甚至并发尿路感染,而出现尿频、尿急、尿痛等尿路感染症状。

(3)阴道前壁膨出长期摩擦,可引起磨损,有感染症状。

（4）如伴子宫脱垂或直肠膨出可有相关症状。

（三）诊断

年龄 40 岁以上，尤其是更年期或老年期妇女，主诉排尿不畅或尿失禁者，应怀疑膀胱膨出。对主诉子宫脱垂的患者，均应仔细识别有无膀胱膨出。因不仅子宫脱垂者常伴有膀胱膨出，而且有时患者会把突出于阴道口外的膨出膀胱误认为是脱垂子宫。怀疑膀胱膨出者，在诊断之前应详细询问患者生育史，有无多产、密产、难产、产程长以及产后过早重体力劳动等病史，关键是通过体格检查及辅助检查手段，如造影、超声波、导尿等积极寻找膀胱、尿道解剖位置改变的相关证据，为诊断提供帮助。

临床传统把阴道前壁膨出分 3 度：

Ⅰ度：阴道前壁形成球状物，向下突出，达处女膜缘，但仍在阴道内。

Ⅱ度：阴道前壁展平或消失，部分阴道前壁突出于阴道口外。

Ⅲ度：阴道前壁全部突出于阴道口外。

注意：膨出分度检查应在最大脱垂状态下进行。判断标准：①屏气时脱垂物变紧张；②牵引脱垂物不能导致脱垂程度进一步加重；③检查时应与患者病程中的最大脱垂程度相似；④站立位屏气是确保脱垂处于最大状态的方法。

（四）鉴别诊断

1.阴道前壁囊肿

由于膀胱膨出为突向阴道外目的块状物，常常与阴道前壁囊肿相鉴别，后者肿块壁薄，位置常固定不变，无压力性尿失禁现象.导尿后肿块也不随之缩小，造影检查时尿道膀胱角无明显改变等有助于两者的鉴别。

2.子宫脱垂

轻者多无临床症状，重者可出现不同程度的腰骶部疼痛及下坠感，在久立、负重、走路、久蹲后症状加剧。患者自觉有肿块自阴道脱出，且脱出程度逐渐加重，甚至完全脱出于阴道口外，休息时也不能自动回缩，非经手还纳不能复位。妇科检查脱出物下端中央可见到宫颈外口，探针能经此孔进入宫腔，而膀胱膨出在脱出物上方可触及位置正常的子宫。

3.处女膜闭锁

婴幼儿时无明显症状，到青春期可出现周期性下腹疼痛而无月经来朝。妇科检查可发现处女膜闭锁、膨隆，呈紫蓝色，肛诊在直肠前方可触及囊性肿物，张力较高。

4.压力性尿失禁

与膀胱膨出有类似症状，两者可同时存在，但尿道膀胱造影时，压力性尿失禁表现为尿道后角消失，尿道斜角大于正常，而单纯膀胱膨出尿道后角及尿道斜角均正常。

（五）治疗

无症状的轻度患者不需治疗。重度有症状的患者应行阴道前壁修补术，加用医用合成网片或生物补片来达到加强修补、减少复发的作用。

（六）预防

除先天性盆底组织发育不良外，本病的预防更重于治疗。应针对病因，做好"妇女"五期保健（青春期、月经期、孕期、产褥期及哺乳期）。提高助产技术，加强产后体操锻炼，避免产后重体力劳动。积极预防和治疗使腹压增加的疾病。重度子宫脱垂者在行阴式全子宫切除时应同时盆底重建,以免术后发生阴道前壁膨出和膀胱膨出。

二、阴道后壁膨出

女性生殖器官由于退化、创伤等因素,导致其盆底支持薄弱,使女性生殖器官与其相邻的脏器发生移位。临床上表现为子宫脱垂、阴道前后壁膨出等疾病。阴道后壁膨出也称直肠膨出。阴道后壁膨出可以单独存在,也常并发阴道前壁膨出。

(一)诊断

1.临床表现

阴道后壁黏膜在阴道口刚能看到者,多无不适。阴道后壁明显凸出于阴道口外者,有外阴摩擦异物感。部分患者有下坠、腰痛。膨出严重者出现排便困难,需下压阴道后壁方能排便。检查可见阴道后壁黏膜呈球状物膨出,阴道松弛,多半陈旧性会阴裂伤。肛门手指检查向前方可触及向阴道凸出的直肠,呈盲袋;如无盲袋的感觉,可能仅为阴道后壁黏膜膨出。阴道后壁有两个球状凸出时,位于阴道终端的球形膨出为直肠膨出,而位于后穹窿部的球形突出是肠膨出,指诊可触及疝囊内的小肠。

2.诊断

妇科检查发现膨出的阴道后壁,不难诊断和分度。肛门指检时要注意肛门括约肌功能,还应注意盆底肌肉组织的检查,主要了解肛提肌的肌力和生殖裂隙宽度。

3.分度

临床上传统分为3度,以屏气下膨出最大程度来判定。①Ⅰ度,阴道后壁达处女膜缘,但仍在阴道内。②Ⅱ度,阴道后壁部分脱出阴道口。③Ⅲ度,阴道后壁全部脱出阴道口外。

Baden-Walker的盆底器官膨出的阴道半程系统分级法:①Ⅰ度,阴道后壁的突出部位下降到了距处女膜的半程处。②Ⅱ度,阴道后壁突出部位达处女膜。③Ⅲ度,阴道后壁突出部位达处女膜以外。

(二)治疗

仅有阴道后壁膨出而无症状者,无需治疗。有症状的阴道后壁膨出伴会阴陈旧性裂伤者,应行阴道后壁及会阴修补术。修补阴道后壁,应将肛提肌裂隙及直肠筋膜缝合于直肠前,以缩紧肛提肌裂隙。加用医用合成网片或生物补片可加强局部修复,对重度膨出修复有减少复发的作用。

(三)预防

应针对病因,做好妇女“五期”保健,即经期、孕期、产期、产褥期、更年期卫生保健。推行计划生育,提高助产技术,加强产后体操锻炼,避免产后重体力劳动。积极预防和治疗使腹压增高的疾病。重度子宫脱垂者在行阴式子宫切除时,应同时盆底重建,以免术后发生穹窿膨出和肠膨出。

三、子宫脱垂

子宫脱垂,指由于分娩损伤,长期腹压增加,如慢性咳嗽、经常便秘、超负荷运动以及盆底组织发育不良或退行性改变等原因,造成子宫从正常位置沿阴道下降,宫颈外口达坐骨棘水平以下,甚至全部脱出于阴道口外。子宫脱垂常伴发阴道前壁膨出(膀胱膨出)和阴道后壁膨出(直肠膨出)。

(一)病因

(1)妊娠、分娩,特别是产钳或胎吸下困难的阴道分娩,盆腔筋膜、韧带和肌肉可能因过度牵拉而被削弱其支撑力量。若产后过早参加体力劳动,特别是重体力劳动,将影响盆底组织的恢复,导致未复旧的子宫有不同程度下移。

(2)慢性咳嗽、腹水、频繁地举重或者便秘而造成腹腔内压力增加,可导致子宫脱垂。肥胖,尤其是腹型肥胖,也可致腹压增加导致子宫脱垂。随着年龄的增长,特别是绝经后出现的支持结构的萎缩,在盆底松弛的发生或发展中也具有重要作用。

(3)医源性原因包括没有充分纠正手术时所造成的盆腔支持结构的缺损。

(二)临床表现

1.症状

多有密产、难产、阴道助产、慢性咳嗽、长期便秘和超负荷劳动等病史。轻者多无临床症状,重者可出现不同程度的腰骶部疼痛及下坠感,在久立、负重、走路、久蹲后症状加剧。自觉有肿块自阴道脱出,且脱出程度逐渐加重,甚至完全脱出于阴道口外,休息时也不能自动回缩,非经手还纳不能复位。当肿物嵌顿于阴道口外无法还纳时,脱出物组织可出现淤血、水肿,由于长期暴露于阴道口外,可因摩擦而发生子宫颈或阴道壁糜烂,溃疡,甚至继发感染,可有大量脓性分泌物。常伴压力性尿失禁,排尿困难,常有尿潴留,需手还纳脱出的肿物时,才能排尿通畅。由于经常性排尿困难并有尿潴留,故尿路感染症状常见。便秘现象常见,大便困难,有时需用手向内、向后推扶阴道后壁方能排便。

2.体征

阴道口松弛,常见陈旧性会阴裂伤;嘱患者用力向下屏气,咳嗽增加腹压时,可见子宫颈阴道段连同其后部由阴道壁包裹着的一实性肿块(宫颈及子宫体)位置沿阴道向下移动,严重时通过手指触摸能感觉到子宫全部脱出于阴道口外,并可见不自主性溢尿,再用食、中两指压迫尿道两侧,重复试验时,无尿液溢出。肿块表面,尤其是宫颈可有水肿、糜烂、溃疡,继发感染时表面有多量脓性分泌物,触之易出血;重度脱垂时常伴有膀胱、直肠膨出并有相应体征。

(三)诊断

子宫脱垂好发于中老年妇女,发病率以50~60岁最高。对于有多产、密产、助产、长期腹压增加等病史的中老年妇女,结合临床症状和检查不难诊断,妇科检查时应注意子宫脱垂的程度,并进行分度,同时观察是否伴有膀胱、直肠膨出,是否伴有肠疝。彩色超声波检查时,探头置于下腹,检查时嘱患者用力屏气,可见宫体波自盆腔内正常位置缓慢向下移动,直至宫体波完全消失,此系子宫自盆腔内完全脱垂于阴道口外所致。

子宫脱垂分度,检查是以患者最大脱垂状态时子宫下降的程度,将子宫脱垂分为3度。

Ⅰ度轻型:宫颈外口距处女膜缘小于4cm,但未达处女膜缘。

重型:宫颈外口达处女膜缘,阴道口可见到宫颈。

Ⅱ度轻型:宫颈已脱出于阴道口外,但宫体仍在阴道内。

重型:宫颈及部分宫体脱出于阴道口外。

Ⅲ度:宫颈及宫体全部脱出于阴道口外。

目前国际上多采用 POP-Q 评价系统。

(四)鉴别诊断

1.阴道前后壁膨出

患者常将阴道前后壁脱垂误认为子宫脱垂,通过检查不难鉴别,鉴别点见膀胱膨出和直肠膨出节。

2.阴道壁囊肿

子宫位置正常,囊壁薄,囊性,边界清楚,位置固定,用力屏气也不移动位置,肿块也无明显增大,导尿后肿块不会缩小。

3.宫颈肌瘤

宫颈肌瘤为生长于宫颈部位的平滑肌瘤,多数为一唇肌瘤,检查可发现颈管粗大,颈管在穹窿部的位置明显不对称,宫颈外口偏向一侧,另一唇则被压迫变薄,正常大小的子宫被顶入腹腔。

4.子宫黏膜下肌瘤

为鲜红色球状肿块,质地硬,表面找不到宫颈口,但在其周围或一侧可扪及被扩张变薄的宫颈边缘,沿此边缘可触及脱出物之蒂向宫腔延伸。

5.慢性子宫内翻

内翻于阴道内的子宫黏膜呈深红色,触之易出血,脱出物表面看不到宫颈开口。但在左右两侧各可见到一小凹陷,此为双输卵管开口位置。肛查及超声检查盆腔内无子宫。

6.前庭大腺囊肿

前庭大腺开口堵塞,分泌物潴留而形成前庭大腺囊肿。囊肿常位于一侧大阴唇后下方,向大阴唇外侧突出,囊肿较大时,阴道口常被挤向另一侧,妇科检查子宫位置正常。患者常感分泌物增多,有时觉外阴部疼痛。

(五)治疗

治疗以安全、简单和有效为原则。

1.非手术治疗

(1)盆底肌肉锻炼和物理方法:可增加盆底肌肉群的张力。盆底肌肉(肛提肌)锻炼适用于国内分期轻度或者 POP-Q 分期Ⅰ度和Ⅱ度的子宫脱垂者。嘱咐患者行收缩肛门运动,用力收缩盆底肌肉 3 秒钟以上后放松,每次 10~15 分钟,每日 2~3 次。

(2)放置子宫托:子宫托是一种支持子宫和阴道壁并使其维持在阴道内而不脱出的工具。以下情况尤其适用于子宫托治疗:患者全身状况不适宜做手术;妊娠期和产后。若膨出面溃疡,手术前应促进溃疡面的愈合。

子宫托也可能造成阴道刺激和溃疡。子宫托应间断性取出、清洗并重新放置,否则会出现包括瘘的形成、嵌顿、出血和感染等严重后果。

2.手术治疗

对脱垂超出处女膜有症状的患者可考虑手术治疗。根据患者不同年龄、生育要求及全身健康状况,治疗应个体化。手术的主要目的是缓解症状,恢复正常的解剖位置和脏器功能,有满意的性功能并能够维持效果。可以选择以下常用的手术方法,合并压力性尿失禁患者应同时行膀胱颈悬吊手术或悬带吊术。

(1)曼氏手术(Manchester 手术):包括阴道前后壁修补、主韧带缩短及宫颈部分切除术。适用于年龄较轻、宫颈延长的子宫脱垂患者。

(2)经阴道子宫全切除及阴道前后壁修补术:适用于年龄较大、无须考虑生育功能的患者,但重度子宫脱垂患者的术后复发概率较高。

(3)阴道封闭术:分阴道半封闭术(又称 LeFort 手术)和阴道全封闭术。该手术将阴道前后壁分别剥离长方形黏膜面,然后将阴道前后壁剥离创面相对缝合以部分或完全封闭阴道。术后失去性交功能,故仅适用于年老体弱不能耐受较大手术者。

(4)盆底重建手术:阴道穹窿或宫骶韧带悬吊,通过吊带、网片和缝线固定于骶骨前或骶棘韧带上,可经阴道、腹腔镜或开腹完成。

(六)预防

除先天性盆底组织发育不良外,本病的预防重于治疗。应针对病因,做好"妇女"五期保健(青春期、月经期、孕期、产褥期及哺乳期)。推行计划生育,提高助产技术,加强产后体操锻炼,避免产后重体力劳动。积极预防和治疗使腹压增加的疾病。

第二节　压力性尿失禁

压力性尿失禁(SUI)指腹压突然增加导致的尿液不自主流出,但不是由逼尿肌收缩压或膀胱壁对尿液的张力压所引起。其特点是正常状态下无遗尿,而腹压突然增高时尿液自动流出。也称真性压力性尿失禁、张力性尿失禁、应力性尿失禁。2006 年中国流行病学调查显示,压力性尿失禁在成年女性的发生率为 18.9%,是一个重要的卫生和社会问题。

一、病因

压力性尿失禁分为两型。90% 以上为解剖型压力性尿失禁,为盆底组织松弛引起。盆底组织松弛的原因主要有妊娠与阴道分娩损伤、绝经后雌激素水平降低等。最为广泛接受的压力传导理论认为压力性尿失禁的病因在于盆底支持结构缺损而使膀胱颈/近端尿道脱出于盆底外。因此,咳嗽时腹腔内压力不能被平均地传递到膀胱和近端的尿道,导致增加的膀胱内压力大于尿道内压力而出现漏尿。不足 10% 的患者为尿道内括约肌障碍型,为先天发育异常所致。

二、临床表现

几乎所有的下尿路症状及许多阴道症状都可见于压力性尿失禁。腹压增加下不自主溢尿是最典型的症状,而尿急、尿频,急迫性尿失禁和排尿后膀胱区胀满感亦是常见的症状。80%

的压力性尿失禁患者伴有阴道膨出。

三、分度

有主观分度和客观分度。客观分度主要基于尿垫试验,临床常用简单的主观分度:

Ⅰ级尿失禁:只有发生在剧烈压力下,如咳嗽、打喷嚏或慢跑。

Ⅱ级尿失禁:发生在中度压力下,如快速运动或上下楼梯。

Ⅲ级尿失禁:发生在轻度压力下,如站立时,但患者在仰卧位时可控制尿液。

四、诊断

无单一的压力性尿失禁的诊断性试验。以患者的症状为主要依据,压力性尿失禁除常规体格检查、妇科检查及相关的神经系统检查外,还需相关压力试验、指压试验、棉签试验和尿动力学检查等辅助检查,排除急迫性尿失禁、充盈性尿失禁及感染等情况。

压力试验:患者膀胱充盈时,取截石位检查。嘱患者咳嗽的同时,医师观察尿道口。如果每次咳嗽时均伴随着尿液的不自主溢出,则可提示 SUI。延迟溢尿,或有大量的尿液溢出提示非抑制性的膀胱收缩。如果截石位状态下没有尿液溢出,应让患者站立位时重复压力试验。

指压试验:检查者把中、示指放入阴道前壁的尿道两侧,指尖位于膀胱与尿道交接处,向前上抬高膀胱颈,再行诱发压力试验,如压力性尿失禁现象消失,则为阳性。

棉签试验:患者仰卧位,将涂有利多卡因凝胶的棉签置入尿道,使棉签头处于尿道膀胱交界处,分别测量患者在静息时及 Valsalva 动作(紧闭声门)时棉签棒与地面之间形成的角度。在静息及做 Valsalva 动作时该角度差小于 15°为良好结果,说明有良好的解剖学支持;如角度差大于 30°,说明解剖学支持薄弱;15°~30°时,结果不能确定。

尿动力学检查:包括膀胱内压测定和尿流率测定,膀胱内压测定主要观察逼尿肌的反射以及患者控制或抑制这种反射的能力,膀胱内压力的测定可以区别患者是因为非抑制性逼尿肌收缩还是 SUI 而引起的尿失禁。尿流率测定可以了解膀胱排尿速度和排空能力。

尿道膀胱镜检查和超声检查可辅助诊断。

五、鉴别诊断

急迫性尿失禁在症状和体征上最易与压力性尿失禁混淆,可通过尿动力学检查来鉴别明确诊断。

六、治疗

1.非手术治疗

对尿失禁患者的首先进行非手术治疗,尤其是轻、中度压力性尿失禁患者。非手术治疗也可用于手术前后的辅助治疗。

(1)生活方式干预:又称行为治疗,肥胖是女性压力性尿失禁的明确相关因素。减轻体重有助于预防压力性尿失禁的发生。患有压力性尿失禁的肥胖女性,减轻体重5%～10%,尿失禁次数将减少50%以上、戒烟、减少饮用含咖啡因的饮料。避免和减少增加腹压的活动。

(2)治疗便秘等慢性腹压增高疾病。

(3)盆底肌训练:作为对压力性尿失禁患者的一线治疗,盆底肌训练应达到相当的训练量,才可能有效。可采用生物反馈方法,疗效优于单纯医师口头指导患者的盆底肌训。

(4)盆底电刺激治疗:通过电流反复刺激盆底肌肉,增加盆底肌的收缩力;反馈抑制交感神经反射,降低膀胱活动度。但文献报道疗效差异较大。

(5)药物治疗:药物治疗可减少患者漏尿次数、提高生活质量评分。

①选择性 α_1-肾上腺受体激动剂:常用药物有盐酸米多君等。通过激活尿道平滑肌 α_1-肾上腺受体以及躯体运动神经元,增加尿道阻力,有效率约30%。用法:2.5～5mg/次,每天2～3次。禁忌证:急迫性尿失禁、夜尿次数过多、高血压、青光眼。不良反应:头皮麻木、头痛、立毛、肢端发冷、高血压、心悸较少见,严重者可发生脑中风。因不良反应较大不建议长期使用。

②丙米嗪通过抑制肾上腺素能神经末梢的去甲肾上腺素和5-羟色胺再吸收,增加尿道平滑肌的收缩力,并可以从脊髓水平影响尿道横纹肌的收缩能力;抑制膀胱平滑肌收缩,缓解急迫性尿失禁。用法:50～150mg/d。禁忌证:心衰患者,老年人慎用。不良反应:口干、视力模糊、便秘、尿潴留和体位性低血压等胆碱能受体阻断症状;组胺 H_1 受体阻断引起的镇静、嗜睡和定向力减退等;对心衰患者可引起心律失常。对于以上4种治疗方法失败或不能进行手术的患者可以使用丙米嗪。

③阴道局部雌激素补充治疗:对绝经后妇女,阴道局部雌激素治疗可以缓解部分绝经后压力性尿失禁症状及下尿路症状。

2.手术治疗

手术治疗的主要适应证包括:①非手术治疗效果不佳或不能坚持,不能耐受的患者;②中重度压力性尿失禁,严重影响生活质量的患者;③盆腔脏器脱垂伴有压力性尿失禁需行盆底手术者,可同时行抗压力性尿失禁手术。

(1)阴道无张力尿道中段悬吊带术:主要分为耻骨后路径和闭孔路径两种方式完成。耻骨后路径阴道无张力尿道中段悬吊带术有自下而上、自上而下路径完成吊带放置。该手术方法已成为一线的治疗压力性尿失禁术式。抗压力性尿失禁和治疗脱垂的手术可同时进行,但在吊带拉紧前应完成脱垂修补。但对于合并重度脱垂的患者,未提示存在隐匿性尿失禁的患者,目前不建议进行预防性抗尿失禁手术。

(2)耻骨后膀胱颈悬吊术:经耻骨后将膀胱颈及近端尿道两侧的阴道壁缝合悬吊于Cooper韧带,以上提膀胱颈及近端尿道,从而减少膀胱颈的活动度。术后治愈率约为80%左右,仍被认为是有效的方法之一。有开腹及腹腔镜两种途径完成,腹腔镜进耻骨后间隙的路径有腹膜内和腹膜外路径两种,腹腔镜与开腹治愈率基本相似。NICE建议开腹耻骨后膀胱颈悬吊可作为治疗压力性尿失禁的方法之一,而腹腔镜下耻骨后膀胱颈悬吊治疗压力性尿失禁应由有经验的内镜医师在综合医院施行。

适应证:尿道高活动性压力性尿失禁。

常见并发症有发热、泌尿系感染、膀胱损伤、术后排尿障碍,输尿管损伤,逼尿肌不稳定。

七、注意事项

存在以下情况时应慎重选择手术及手术方式：

(1)如患者存在以急迫性尿失禁症状为主的混合性尿失禁,应先采用药物治疗,如症状明显改善,患者满意,则可不手术治疗;抗急迫药物治疗效果不佳,提示患者为以压力性尿失禁为主的混合性尿失禁,可进行手术治疗。

(2)对于合并尿道阴道瘘、尿道侵蚀、术中尿道损伤和(或)尿道憩室的压力性尿失禁患者,均不能使用合成吊带。建议这类患者可使用自体筋膜或生物吊带。

(3)压力性尿失禁合并逼尿肌功能减退、尿潴留、膀胱容量小的患者慎重选择抗尿失禁手术。

(4)不推荐阴道前壁修补、阴道旁修补及针刺悬吊术作为压力性尿失禁的术式。

第三节 生殖道瘘

一、尿瘘

尿瘘根据发生部位的不同,可分为膀胱阴道瘘、尿道阴道瘘、膀胱尿道阴道瘘、膀胱宫颈阴道瘘、临床上以膀胱阴道瘘最常见。

(一)病因

1.产伤

引起尿瘘最主要的原因。多因难产处理不当引起,如头盆不称、产程延长时,阴道前壁、尿道、膀胱等组织较长时间挤压在胎头和母体耻骨联合之间,因缺血坏死而形成瘘管。

2.妇科手术损伤

一般系手术时误伤输尿管或输尿管末端游离过度所致的输尿管阴道瘘。

3.晚期生殖道或膀胱癌肿侵蚀

膀胱或尿道可形成瘘;阴道子宫托长期放置、结核、外伤、放射治疗等损伤尿道、膀胱亦可形成瘘。

(二)诊断

1.临床表现

(1)症状

①漏尿:主要症状为患者不能自主排尿,尿液不断由阴道流出。分娩时所致尿瘘多在产后3~7天开始漏尿。术时直接损伤者术后即有漏尿。其表现因瘘孔的大小而略有不同,有的尿液日夜外溢,有的侧卧或平卧时漏尿,有的除能自主排尿外,同时有尿液不自主地自阴道流出。

②外阴皮炎:由于长期尿液浸渍,外阴部甚至大腿内侧可有丘疹和表浅溃疡和湿疹,外阴瘙痒或灼热痛。如有细菌上行性感染,可并发膀胱炎及肾盂炎。

③尿路感染：伴有膀胱结石者多有尿路感染，出现尿频、尿急、尿痛症状。

④闭经：不少患者长期闭经或月经稀发，其原因尚不清楚，可能与精神创伤有关。

⑤性交困难及不孕：阴道狭窄可致性交障碍，并可因闭经和精神抑郁导致不孕症。

（2）体征：用窥阴器检查或经阴道指诊可查到阴道前壁上的瘘孔即可确诊。瘘孔小，无法找到亦可用探针或金属导尿管插入尿道，与阴道内手指配合探查瘘孔。亦可让患者胸膝卧位检查。

2.特殊检查

（1）亚甲蓝试验：经导尿管向膀胱内注入稀释亚甲蓝 100～200mL 后，观察阴道内蓝色液体流出的部位，如见到经阴道壁小孔溢出者为膀胱阴道瘘；自宫颈口流出者为膀胱宫颈瘘；若阴道内流出液清亮则属输尿管阴道瘘。

（2）靛胭脂试验：静脉推注靛胭脂 5mL，阴道内置干纱布观察，5～7 分钟可见蓝色液体由瘘孔流出。本试验用于亚甲蓝试验阴性患者，以进一步确诊瘘孔部位。

（3）膀胱镜检查：帮助了解瘘孔数目、位置、大小以及与输尿管口和尿道口的关系。

（4）排泄性尿路造影：又称静脉肾盂输尿管造影，即经静脉注入泛影葡胺后摄片，以了解双肾功能及输尿管有无异常。

（5）肾显像：能了解双侧肾功能和上尿路通畅情况。若初步诊断为输尿管阴道瘘，肾显像显示一侧肾功能减退和上尿路排泄迟缓，表明输尿管瘘位于该侧。

3.鉴别诊断

（1）输尿管开口异位：为先天性泌尿道畸形，输尿管开口多位于尿道、阴道、子宫、子宫颈、前庭处。可单侧或双侧，以单侧较常见。多伴有重肾或双输尿管。临床特点为在持续漏尿的同时有正常的分次排尿。静脉注射靛胭脂可确定异位输尿管口。

（2）张力性尿失禁：能正常排小便，仅在腹压加大时方有尿漏出。病史上常有诱发尿失禁的因素，如分娩、阴道或尿道手术、外伤等。检查尿道、膀胱及输尿管均无瘘孔存在。

（3）女性尿道下裂：极罕见。其临床表现有的出生后即尿失禁；有的婚后或分娩后出现尿失禁；有的伴阴道发育不全、窄小、性交困难。本病易发生尿道感染，行导尿检查可明确诊断。

（三）治疗

一般均需手术治疗。但对结核、癌肿所致者，应针对病因治疗；产后和妇科手术 1 周后发生的尿瘘，经尿道放较粗的保留导尿管，开放引流 4～6 周，小的瘘孔有可能愈合，较大者可减少其孔径。合并使用抗生素预防感染。

1.手术时间选择

①直接器械损伤新鲜清洁瘘孔可在发现后立即手术修补。②缺血坏死或伴感染的瘘孔应等 3～6 个月待炎症消失、局部血供恢复后再行手术。③瘘孔修补失败后亦至少等 3 个月后再行手术。④膀胱内有结石伴炎者，应在控制炎症后行取石和修补术。

2.手术途径选择

有经阴道、经腹和经阴腹联合手术之分。原则上应根据瘘孔类型和部位选择不同途径，绝大多数膀胱和尿道瘘经阴道手术为宜，输尿管瘘均采取经腹途径。

3.术前准备

目的在于为手术创造条件，以促进伤口的愈合。①术前 3～5 天用 1：5000 高锰酸钾溶液坐浴。有外阴湿疹者在坐浴后局部涂搽氧化锌油膏,待痊愈后再行手术。②老年妇女或闭经患者,应每晚口服己烯雌酚1mg,连服20天,以促进阴道上皮增生,有利于伤口愈合。③有尿路感染者应先控制感染,再行手术。

4.手术注意事项

手术必须选择适当体位,暴露术野满意,操作耐心细致,游离清楚充分,分层缝合,缝合时无张力。必要时用周围组织物填塞加固缝合。

5.术后护理

修补手术是否成功,除手术本身外,术后护理也是重要环节之一。术后保留导尿管或耻骨联合上膀胱造瘘,应保证膀胱引流持续通畅,发生阻塞时及时处理,一般7～14天不等。术后每天进液量不少于3000mL,大量尿液可起到冲洗膀胱的作用,有利于防止尿路感染。每天应将会阴部擦洗干净,术后继续用抗生素预防感染。

(四)预防

绝大多数尿瘘可以预防,预防产伤所致的尿瘘更重要。认真进行产前检查,细致观察产程,正确处理异常分娩,防止第二产程延长和滞产。经阴道手术助产时,术前必先导尿,小心使用手术器械,术后常规检查生殖泌尿道有无损伤。对产程延长、膀胱及阴道受压过久、疑有损伤可能者,产后应留置导尿管持续开放10～14日,保持膀胱空虚,有利于改善局部血运和防止尿瘘形成。妇科手术损伤所致尿瘘多为子宫全切除术时损伤输尿管。对盆腔内器官广泛粘连者,应先充分暴露输尿管,明确解剖关系后再行子宫切除术。若术时发现有输尿管或膀胱损伤,应立即修补。

二、粪瘘

(一)概述

粪瘘是指生殖器官与肠道之间形成的异常通道。在妇产科临床中最常见的是直肠阴道瘘。位于齿状线以下与阴道交通的瘘孔称为肛门阴道瘘;直肠和阴道间的瘘孔称为直肠阴道瘘;直肠之上的称为结肠阴道瘘;小肠和阴道的交通称为小肠阴道瘘。粪瘘和尿瘘的病因大致相同。

(二)临床表现

1.症状体征

(1)患者的临床表现与瘘孔的大小、位置有关。

(2)瘘孔较大且接近阴道口者,成形或半成形大便皆可经阴道排出,并有不能控制的排气症状,大便稀时上述症状更为严重。

(3)瘘孔小且粪便也较干燥,则可无粪便自阴道排出,只是在稀便时方经阴道溢粪,但排气则不能控制。

(4)若粪瘘与尿瘘同时并存,则漏尿中常夹杂粪便或同时排气。阴道及外阴因常受粪便及带有粪便的分泌物刺激而发生慢性外阴皮炎。

2.辅助检查

(1)探针探测:瘘孔小者,仅在阴道后壁可见一颜色鲜红的小肉芽组织。从此处探针探测,在直肠内直接触到探针即可确诊。

(2)亚甲蓝试验:将亚甲蓝稀释液注入直肠,观察阴道内有无蓝染,可以帮助确诊较小瘘孔。

(3)钡剂灌肠:小肠阴道瘘需经过钡剂灌肠检查确诊。

(4)纤维结肠镜检查:可疑结肠阴道瘘可行纤维结肠镜检查。

(三)诊断要点

1.临床病史

不能控制的阴道排气或排便,腹泻时加重。

2.妇科检查

瘘孔大者阴道窥阴器暴露阴道后可窥见瘘孔;瘘孔小者,仅在阴道后壁可见一颜色鲜红的小肉芽组织。

(四)治疗

1.治疗原则

手术修补为主要治疗方法。

(1)新鲜创伤(如手术中损伤或外伤)应立即进行修补。

(2)陈旧性粪瘘,如为部位较高的直肠阴道瘘,分离瘘孔的周边组织,使阴道壁与直肠黏膜分离,先缝直肠壁(不透黏膜),后缝合阴道壁。如直肠阴道壁近于肛门,则首先从正中剪开肛门与瘘孔之间的阴道直肠隔,使成会阴三度裂伤,再行修补。

(3)如系粪瘘与尿瘘两者并存,宜同时修补。如粪瘘较大,或瘢痕组织较多,估计手术困难者可先作腹壁结肠造瘘及尿瘘修补,待尿瘘愈合后,间隔4周,再进行粪瘘修补,成功后再使造瘘之结肠复位。

(4)直肠阴道瘘的瘘孔巨大,瘢痕组织过多,瘘孔经多次修补失败,经商讨修补确无成功希望者,可考虑做永久性人工肛门手术。

(5)确诊之小肠或结肠阴道瘘宜经腹修补或行肠切除吻合术。

2.术前准备及术后处理

粪瘘的术前准备及术后处理,对粪瘘修补的愈合关系较大。

(1)术前3~5天开始进无渣半流质,严格肠道准备,同时口服抗生素控制肠道菌群。术前一日服番泻叶15g(冲饮),或术前晚清洁洗肛,并冲洗阴道。

(2)术后5天内口服阿片全碱,并禁食以控制4~5天不排便。保持会阴清洁。

(五)注意事项

(1)正确处理异常分娩,防止第二产程延长和滞产,防止会阴Ⅲ度裂伤。

(2)会阴缝合后常规进行肛查,发现直肠黏膜有缝线及时拆除。

(3)经阴道手术助产时,应先导尿,严格按规定使用器械,术后检查泌尿生殖道有无损伤。正确助产,避免发生重度会阴裂伤;会阴切开缝合时应注意缝线勿穿透直肠黏膜。

(4)妇科手术时对盆腔粘连严重,恶性肿瘤广泛浸润估计手术困难时术前放置输尿管导管;术中发现损伤立即修补。

(5)子宫托需日放夜取。

(6)在缝合盆底腹膜时,注意勿暴露粗糙面,以免肠粘连、感染、坏死,形成阴道瘘。

第四章　异常妊娠

第一节　妊娠剧吐

妊娠剧吐是在妊娠早期发生的一种现象,表现为频繁的恶心、呕吐,多于停经 6 周左右开始出现,轻者可于孕 3 个月后自行缓解,严重者不能进食,甚至出现体液失衡、酸中毒、电解质紊乱、肝肾衰竭而危及孕妇生命。其发生率一般在 0.5%～2%。

一、诊断

1.病史

停经后出现恶心、呕吐等反应,严重时不能进食。

2.临床表现

极度疲乏,皮肤干燥,尿量减少,脉搏加快,体温轻度升高,血压下降。严重者出现视网膜出血、精神迟钝或意识不清。

3.尿常规

尿量少,尿比重增加,尿酮体阳性,有时可出现蛋白尿及管型尿。

4.血液检查

血液浓缩时表现为血常规红细胞计数、血红蛋白含量、血细胞比容的升高。动脉血气分析血液 pH 值、二氧化碳结合力等,可有代谢性酸中毒表现。血清离子测定,注意有无电解质失衡,如低钾、低钠、低氯等。还应测定肝肾功能、凝血功能、甲状腺功能等。

5.心电图检查

受低血钾影响可出现心律失常、T 波改变、U 波出现等情况。

6.其他

必要时行眼底检查及神经系统检查。

二、鉴别诊断

1.葡萄胎

有停经及呕吐的共同点。血人绒毛膜促性腺激素(HCG)明显高于相应孕周,超声检查提示子宫大于相应孕周,无妊娠囊或胎心搏动,宫腔内可见"落雪状"或"蜂窝状"回声。

2.急性病毒性肝炎

妊娠早期病毒性肝炎可使妊娠反应加重。部分患者有皮肤巩膜黄染,肝大,肝区叩击痛,肝酶异常升高,血清病原学肝炎病毒指标呈阳性。

3.急性胃肠炎

患者常有饮食不洁史,除恶心、呕吐外伴有腹痛、腹泻、发热、白细胞异常升高,抗生素治疗后多有好转。

4.急性胰腺炎

常为突发性上腹剧痛,伴有恶心、呕吐、肩背部放射痛,吐后腹痛不减轻,血尿淀粉酶升高,超声、CT 示胰腺增大,胰周渗液等可鉴别。

三、治疗

持续性呕吐合并酮症的孕妇需要住院治疗,包括静脉补液、补充多种维生素尤其是 B 族维生素、纠正脱水及电解质紊乱、合理使用止吐药物、防治并发症。

1.一般处理及心理支持治疗

应尽量避免接触容易诱发呕吐的气味、食品等。避免早晨空腹,鼓励少量多餐。

2.纠正脱水及电解质紊乱

①每日静脉补液量 3000mL 左右,补充维生素 B_6、维生素 B_1、维生素 C,连续输液至少 3 日,维持每日尿量 ≥1000mL。孕妇常不能进食,可按照葡萄糖 50g、胰岛素 10U、10% 氯化钾 1.0g 配成极化液输注补充能量。应注意先补充维生素 B_1 后再输注极化液,以防止发生 Wernicke 脑病。②补钾 3~4g/d,严重低钾血症时可补钾至 6~8g/d。原则上每 500mL 尿量补钾 1g 较为安全,同时监测血清钾水平和心电图。

3.止吐治疗

①维生素 B_6 或维生素 B_6-多西拉敏复合制剂;②甲氧氯普胺:妊娠早期应用甲氧氯普胺并未增加胎儿畸形、自然流产的发生风险,新生儿出生体重与正常对照组相比无显著差异;③昂丹司琼(恩丹西酮):仍缺乏足够证据证实昂丹司琼对胎儿的安全性,虽然其绝对风险低,但使用时仍需权衡利弊;④异丙嗪:异丙嗪的止吐疗效与甲氧氯普胺基本相似;⑤糖皮质激素:甲泼尼龙可缓解妊娠剧吐的症状,但鉴于妊娠早期应用与胎儿唇裂相关,应避免在孕 10 周前作为一线用药,且仅作为顽固性妊娠剧吐患者的最后止吐方案。

四、预后

大多数妊娠剧吐患者,经过积极规范的治疗,病情会很快得以改善,并随着妊娠进展而自然消退,母儿预后总体良好。

第二节 自然流产

妊娠不足 28 周、体重不足 1000g 而终止妊娠者称为流产。妊娠 12 周末前终止者称早期流产,妊娠 13 周至不足 28 周终止者称为晚期流产。

因自然因素导致的流产称为自然流产。自然流产率占全部妊娠的 10%～15%，其中 80% 以上为早期流产。按流产发展的不同阶段又可分为四种临床类型，分别为先兆流产、难免流产、不全流产和完全流产。此外，尚有 3 种特殊情况包括：稽留流产，即指宫内胚胎或胎儿死亡后未及时排出者；习惯性流产，指连续自然流产 3 次或 3 次以上者；流产合并感染。

一、诊断与鉴别诊断

（一）临床依据

1.先兆流产

停经后阴道少量流血，伴或不伴下腹痛或腰骶部胀痛，体格检查阴道及宫颈口可见少量血液，宫颈口未开，无妊娠物排出，子宫大小与停经时间相符。辅助检查示血、尿 HCG 升高，B 超显示宫内见妊娠囊。

2.难免流产

在先兆流产基础上阴道流血增多，腹痛加剧，或阴道流液胎膜破裂。体格检查见阴道内多量血液，有时宫颈口已扩张，见部分妊娠物堵塞宫口，子宫大小与停经时间相符或子宫小于停经时间。辅助检查血 HCG、孕激素不升或降低，B 超显示宫内可见妊娠囊，但无胚胎及心管搏动。

3.不全流产

不全流产发生部分妊娠物排出宫腔或胚胎（胎儿）排出宫腔后嵌顿于宫颈口。影响子宫收缩而大量出血。因此，阴道大量流血，伴腹痛，甚至休克。体格检查阴道可见大量血液及宫颈管持续血液流出，宫颈口有妊娠物堵塞，子宫小于停经时间。

4.完全流产

有流产症状，妊娠物已排出。阴道流血减少并逐渐停止，体格检查阴道及宫颈口可见少量血液，宫颈口闭合，子宫大小接近正常。辅助检查示血、尿 HCG 明显降低，B 超显示宫内无妊娠物。

5.稽留流产

先有早孕症状后减轻，有或无先兆流产的症状。体格检查见子宫小于停经时间。辅助检查示血 HCG、孕激素降低，B 超显示宫内可见妊娠囊，但无胚胎及心管搏动。

6.习惯性流产

指连续自然流产 3 次或 3 次以上者。临床经过同一般流产。

7.流产合并感染

病史常发生于不全流产或不洁流产时，有下腹痛、阴道恶臭分泌物，可有发热。体格检查阴道、宫颈口可有脓性分泌物，宫颈摇摆痛，子宫压痛。严重时引发盆腔腹膜炎、败血症及感染性休克。辅助检查：血常规显示白细胞增高，C 反应蛋白高等感染指标上升。

（二）检查项目及意义

（1）B 超测定妊娠囊的大小、形态、胎心搏动，可辅助诊断流产类型及鉴别诊断。

（2）血 HCG 水平连续测定血 β-HCG 水平的动态变化，有助于妊娠的诊断和预后判断。

(3)血常规、血凝等。

(4)其他相关性检查

①孕激素的连续监测也有助于判断妊娠预后。

②针对流产合并感染应行红细胞沉降率、CRP、宫腔分泌物培养等相关检查。

③稽留流产患者应行凝血功能检测。

④习惯性流产患者应行夫妇双方染色体核型、TORCH、甲状腺功能检测等相关检查。

(三)诊断思路及原则

1.病史

停经史；早孕反应及出现时间；阴道流血量和时间；腹痛部位及性状；有无组织物排出；阴道分泌物有无异味；有无发热、晕厥等表现；既往病史(内分泌疾病史、流产史、生殖器官疾病或手术史)等。

2.体格检查

生命体征；有无贫血和急性感染征象；妇科检查。

3.辅助检查

(1)B超：测定妊娠囊的大小、形态、胎心搏动，可辅助诊断流产类型及鉴别诊断。

(2)血HCG水平：连续测定血β-HCG水平的动态变化，有助于妊娠的诊断和预后判断。

(3)血常规、血凝等。

(4)其他相关性检查：①孕激素的连续监测也有助于判断妊娠预后；②针对流产合并感染应行红细胞沉降率、CRP、宫腔分泌物培养等相关检查；③稽留流产患者应行凝血功能检测；④习惯性流产患者应行夫妇双方染色体核型、TORCH、甲状腺功能检测等相关检查。

二、治疗

根据自然流产不同类型进行处理。

1.先兆流产

保胎的前提是宫内妊娠，活胎。注意多休息，不建议绝对卧床，禁止性生活。无反复流产史，无黄体功能不全证据者，不主张常规使用孕激素治疗。黄体功能不足者可给予黄体酮治疗；甲状腺功能减退者可给予小剂量甲状腺素片。如阴道流血停止，B型超声检查证实胚胎存活，可继续妊娠。若症状加重，B型超声检查发现胚胎发育不良，表明流产不可避免，应终止妊娠。

2.难免流产

一旦确诊，应尽快清除胚胎组织。早期流产，应予清宫术；晚期流产，子宫较大，出血较多，予缩宫素10U静滴，必要时刮宫，术后予抗生素预防感染。

3.不全流产

一旦确诊，无合并感染者应立即清宫。出血多并伴休克者，应在抗休克的同时行清宫术。

4.完全流产

无特殊情况可不处理。

5.稽留流产

处理前应先行凝血功能检查。若凝血功能正常,刮宫前可行口服雌激素,以提高子宫肌对缩宫素的敏感性。亦可口服米非司酮加米索前列醇,促使胎儿及胎盘排除,再行清宫。如凝血功能障碍,应尽早纠正凝血功能后,再行刮宫或引产。

6.复发性流产

在孕前应进行卵巢功能及生殖道检查、夫妇双方染色体检查、血型鉴定及丈夫的精液检查。了解有无肿瘤、宫腔粘连,并做子宫输卵管造影及宫腔镜检查,以确定子宫有无畸形与病变,有无宫颈功能不全等。染色体异常夫妇应于孕前行遗传咨询,确认是否可以妊娠。宫颈功能不全者应孕 14~18 周行宫颈内口环扎术,术后定期随诊。黄体功能不全者及甲状腺功能减退者分别补充黄体酮和甲状腺素。

7.流产合并感染

控制感染同时尽快清除宫腔内残留物。有感染症状而出血不多者,先控制感染,再行刮宫。合并感染又有大量阴道流血者应在输血和应用抗生素的同时,用卵圆钳将宫腔内残留组织夹出,暂时起到止血作用,忌用刮匙全面搔刮,待感染控制后再全面刮宫。感染严重或腹、盆腔脓肿形成时应手术引流,必要时切除子宫。

三、注意事项

(1)自然流产多为早期流产,其中 50%~60% 与胚胎染色体异常有关。

(2)阴道流血和腹痛为主要临床表现,B 型超声和血 hCG 是主要辅助检查。

(3)复发性流产应排除生殖道畸形、宫颈功能不全,必要时行夫妻双方染色体检查。

(4)按疾病发展阶段分为不同临床类型,依据类型选择相应的治疗措施。

(5)对流产及清宫排出的组织物应常规送病理检查。

第三节　早产

妊娠满 28 周而不满 37 足周(196~258 日)间分娩者称早产,占分娩总数的 5%~15%。早产儿各器官发育不成熟,易发生脑瘫、视听障碍、呼吸窘迫综合征、湿肺、坏死性小肠炎、动脉导管未闭等,抢救费用大,约有 15% 于新生儿期死亡。除去致死性畸形,75% 以上围生儿死亡与早产有关。

一、诊断

1.早产的病因及高危因素

(1)孕妇方面:①生殖系统炎症或发育畸形。B 族链球菌感染及沙眼衣原体、支原体感染引起的下生殖道感染、绒毛膜羊膜炎等。子宫畸形包括单角子宫、双角子宫及纵隔子宫等。此外,宫颈内口松弛与子宫肌瘤也易发生早产。②孕妇并发急性或慢性疾病,如急性肾盂肾炎、急性阑尾炎、妊娠期肝内胆汁淤积症、慢性肾炎、妊娠期高血压疾病、内外科并发症等引起的医源性早产。③以往有流产、早产史或本次妊娠期有阴道出血史的孕妇容易发生早产。

(2)胎儿、胎盘因素:胎儿畸形、多胎妊娠、羊水过多、胎膜早破、宫内感染、胎盘功能不全、母儿血型不合、前置胎盘及胎盘早剥等。

2.早产的临床表现

主要是子宫收缩,最初为不规则宫缩,并常伴有少许阴道出血或血性分泌物,以后可发展为规则宫缩,与足月临产相似。若子宫收缩较规则(20分钟≥4次,或60分钟≥8次),伴有宫颈管消退≥80%及进行性宫口扩张1cm以上时,可诊断为早产临产。

3.早产的预测

(1)宫颈内口形态的变化:在阴道超声下,正常妊娠宫颈长度≥3cm,宫颈内口形状为"T"形。宫颈内口形状的变化若逐渐变成"Y、V、U"形,或宫颈管长度<3cm,则提示早产发生可能性大。

(2)胎儿纤维连接蛋白(fFN):fFN是一种细胞外基质蛋白,由羊膜、蜕膜和绒毛膜合成分泌,正常妊娠20周前阴道后穹窿分泌物中可呈阳性改变,但妊娠22~35周应为阴性,孕36周后可以为阳性。因此妊娠22~35周,出现先兆早产症状者,可行fFN检测,若为阳性,提示胎膜与蜕膜分离,有早产风险。该检测阴性预测值为98%,预测价值较大,可以认为有症状但监测阴性的孕妇在2日内发生早产的危险性小于1%。注意在fFN检测前不能行阴道检查及阴道B型超声检测,24小时内禁止性交。

二、鉴别诊断

1.生理性子宫收缩

生理性子宫收缩,一般为不规则、无痛感,且不伴宫颈管消退等改变。

2.胎盘早剥

患者主诉有腹痛腹胀,查体可扪及宫缩,但子宫持续高涨状态,甚至呈现板样硬,有时阴道出血量偏多,胎心音异常,B型超声下发现胎盘增厚或胎盘后血肿。

3.妊娠合并外科急腹症

妊娠合并阑尾炎、胆囊炎、肾绞痛等也表现为下腹痛,但通常伴有血常规血象升高,抗感染治疗后可好转,若不及时诊断治疗,急腹症也可称为早产的诱因。

三、治疗

治疗原则:抑制宫缩,为促胎儿肺成熟赢得时间,胎儿脑保护治疗,有指征的应用抗生素预防感染。

1.宫缩抑制剂

一般应用48小时,超过48小时维持用药不能明显降低早产率,但明显增加药物不良反应,故无宫缩及时停药。两种或以上宫缩抑制剂联合使用可能增加不良反应的发生,应尽量避免联合使用。

(1)钙通道阻断剂:硝苯吡啶:起始剂量为 20mg 口服,然后 10～20mg,每日 3～4 次,根据宫缩情况调整,可持续 48 小时。服药中注意观察血压,防止血压过低。

(2)前列腺素抑制剂:吲哚美辛:主要用于妊娠 32 周前早产。起始剂量为 50～100mg 经阴道或直肠给药,也可口服,然后 25mg 每 6 小时 1 次,可维持 48 小时。不良反应:在母体方面主要恶心、胃酸反流、胃炎等;在胎儿方面,妊娠 32 周后使用或使用时间超过 48 小时,可引起胎儿动脉导管提前关闭,也可因减少胎儿肾血流量而使羊水量减少,因此,使用期间需要监测羊水量及胎儿动脉导管宽度。当发现胎儿动脉导管狭窄时立即停药。

禁忌证:孕妇血小板功能不良、出血性疾病、肝功能不良、胃溃疡、有对阿司匹林过敏的哮喘病史。

(3)β₂ 肾上腺素能受体兴奋剂:利托君:起始剂量 50～100μg/min 静滴,每 10 分钟可增加剂量 50μg/min,至宫缩停止,最大剂量不超过 350μg/min,共 48 小时。使用过程中应密切关注心率和主诉,如心率超过 120 次/分,或诉心前区疼痛应停止使用。

不良反应:在母体方面主要有恶心、头痛、鼻塞、低血钾、心动过速、胸痛、气短、高糖、肺水肿、偶有心肌缺血等;胎儿及新生儿方面主要有心动过速、低血糖、低血钾、低血压、高胆红素,偶有脑室周围出血等。用药禁忌证有心脏病、心律不齐、糖尿病控制不满意、甲状腺功能亢进者。

(4)缩宫素受体拮抗剂:主要是阿托西班,起始剂量为 6.75mg 静滴 1 分钟,继之 18mg/h 维持 3 小时,接着 6mg/h 维持 45 小时。不良反应轻微,无明确禁忌,但价格较昂贵。

2.硫酸镁应用

妊娠 32 周前早产者常规应用硫酸镁,作为胎儿中枢神经系统保护剂治疗。

孕 32 周前早产者,负荷剂量 5.0g 静滴,30 分钟滴完,然后以 1～2g/h 维持。建议应用硫酸镁 3～5 天。硫酸镁应用前及使用过程中应监测呼吸、膝反射、尿量,24 小时总量不超过 30g。禁忌证:孕妇患肌无力、肾衰竭等。

3.糖皮质激素

用于促胎肺成熟。妊娠 28～34⁺⁶ 周的先兆早产应当给予 1 个疗程的糖皮质激素。地塞米松 6mg 每 12 小时 1 次,共 4 次,肌内注射。若早产临产,来不及完成完整疗程者,也应给药。

4.抗生素

胎膜早破者,予抗生素预防感染,胎膜完整者,不推荐应用抗生素,除非分娩在即而下生殖道 B 族溶血性链球菌检测阳性。

5.产时处理与分娩方式

(1)终止早产的指征

①宫缩进行性增强,经过治疗无法控制者。

②有宫内感染者。

③衡量母胎利弊,继续妊娠对母胎的危害大于胎肺成熟对胎儿的好处。

④孕周已过 34 周,如无母胎并发症,应停用抗早产药,顺其自然,不必干预,只需密切监测胎儿情况即可。

(2)分娩方式：大部分早产儿可经阴道分娩。

①产程中加强胎心监护有利于识别胎儿窘迫,尽早处理。

②分娩镇痛以硬脊膜外阻滞麻醉镇痛相对安全。

③不提倡常规会阴侧切,也不支持没有指征的产钳应用。

④对臀位特别是足先露者应根据当地早产儿治疗护理条件权衡剖宫产利弊,因地制宜选择分娩方式。

⑤早产儿出生后适当延长 30～120 秒后断脐,可减少新生儿输血的需要,大约可减少 50% 的新生儿脑室内出血。

6.早产的预防

(1)一般预防

①孕前宣教：a.避免低龄(<17 岁)或高龄(>35 岁)妊娠；b.提倡合理的妊娠间隔(>6 个月)；c.避免多胎妊娠；d.避免体质量过低妊娠；e.戒烟、酒；f.控制好原发病如高血压、糖尿病、甲状腺功能亢进、红斑狼疮等；g.停止服用可能致畸的药物。

②孕期注意事项：a.第一次产检时应详细了解早产高危因素,以便尽可能针对性预防；b.合理增加妊娠期体质量；c.避免吸烟、饮酒。

(2)特殊类型孕酮的应用：特殊类型孕酮有 3 种：微粒化孕酮胶囊、阴道孕酮凝胶、17α-羟己酸孕酮酯,其有效性仍缺乏大样本循证医学证据。

(3)宫颈环扎术

①宫颈功能不全：既往有宫颈功能不全妊娠丢失病史,行宫颈环扎术对预防早产有效。宫颈环扎首选经阴道宫颈环扎术,除非有经阴道宫颈环扎禁忌或经阴道宫颈环扎失败。

②对有前次早产或晚期流产史,此次为单胎妊娠,妊娠 24 周前 CL<25mm,无宫颈环扎术禁忌证,推荐使用宫颈环扎术。但对子宫发育异常、宫颈锥切术后,宫颈环扎术无预防早产作用；而对双胎妊娠,宫颈环扎术可能增加早产和胎膜早破风险,不推荐使用宫颈环扎术。

四、注意事项

(1)对有高危因素的孕妇进行早产预测,有助于评估风险并及时处理,进行阴道超声检查了解宫颈长度及形态。

(2)治疗原则为若胎膜完整和母胎情况允许,尽量保胎至妊娠 34 周,方法主要为促胎肺成熟和抑制宫缩。

(3)早产儿,尤其是<32 孕周的早产儿,需要良好的新生儿救治条件,故对有条件者可转到有早产儿救治能力的医院分娩。

(4)医患沟通中强调治疗早产过程中,因存在个体差异,对药物反应不同,在治疗过程中,仍有早产临产,早产不可避免可能,强调早产对新生儿的危害性。

第四节 过期妊娠

凡平时月经周期规则,妊娠达到或超过 42 周(≥294 日)尚未分娩者,称为过期妊娠。其发生率占妊娠总数的 3%~15%。过期妊娠的围产儿病率和死亡率增高,并随妊娠期延长而增加。初产妇过期妊娠胎儿较经产妇者危险性增加,对胎儿和母亲的危害:①胎儿窘迫、胎粪吸入综合征、新生儿窒息;②胎盘功能减退,羊水量减少;③巨大儿及难产。

一、病因

(1)头盆不称时,由于胎先露部对宫颈内口及子宫下段的刺激不强,容易发生过期妊娠。

(2)无脑儿畸胎下丘脑垂体肾上腺轴不能激活,孕周可长达 45 周。

(3)内源性前列腺素和雌二醇分泌不足而孕酮水平增高,抑制前列腺素和缩宫素,使子宫不收缩,延迟分娩发动。

二、病理生理

1.胎盘

过期妊娠的胎盘有两种类型。一种是胎盘功能正常,胎盘外观和镜检均与妊娠足月胎盘相似,仅重量略有增加;另一种是胎盘功能减退,使物质交换与转运能力下降。有资料分析表明,过期妊娠胎盘中的 25%~30%绒毛和血管正常,15%~20%仅有血管形成不足,但无缺血影响,另有 40%出现血流灌注不足而导致缺血,供氧不足,使胎儿在临产后不能适应子宫收缩附加的缺氧而易发生意外。

2.羊水

妊娠 38 周以后,随着妊娠推延,羊水量逐渐减少。过期妊娠时,羊水量明显减少,约 30%可减少至 300mL 以下;羊水粪染率明显增高,是足月妊娠的 2~3 倍,若同时伴有羊水过少,羊水粪染率达 71%。

3.胎儿

过期妊娠胎儿生长模式与胎盘功能有关,可分为以下 3 种。

(1)正常生长及巨大儿:过期妊娠的胎盘功能正常,胎儿继续生长,体重增加成为巨大胎儿,颅骨钙化明显,不易变形,导致经阴道分娩困难,使剖宫产率及新生儿病率相应增加。

(2)成熟障碍:由于胎盘血流不足和缺氧及养分的供应不足,胎儿不易再继续生长发育,表现为过熟综合征。典型表现为:胎脂消失,皮下脂肪减少,皮肤干燥松弛多皱褶,头发浓密,指(趾)甲长,身体瘦长,容貌似"小老人"。因羊水过少及羊水粪染,胎儿皮肤黄染,脐带和胎膜呈黄绿色。

三、诊断

准确核实孕周,确定胎盘功能是否正常是关键。

1.核实孕周

(1)根据 B 超检查确定孕周。早孕期主要以 B 超测量孕囊大小及胎儿的顶臀径长度来推算孕周;妊娠 12～20 周以内以胎儿双顶径、股骨长度推算预产期。

(2)根据妊娠初期血、尿 HCG 增高的时间推算孕周。

(3)病史及临床表现:①以末次月经第一日计算:平时月经规则、周期为 28～30 日的孕妇停经≥42 周尚未分娩,可诊断为过期妊娠;②根据排卵日计算;③根据性交日期推算预产期;④根据辅助生殖技术(如人工授精、体外受精-胚胎移植技术)的日期推算预产期;⑤根据早孕反应出现时间、胎动开始时间推算预产期。

2.判断胎盘功能

(1)胎动计数:由于每个胎儿的活动量各异,不同孕妇自我感觉的胎动数差异很大。一般认为 12 小时内胎动累计数不得少于 10 次,故 12 小时内少于 10 次或逐日下降超过 50%,而又不能恢复,应视为胎盘功能不良,胎儿有缺氧存在。

(2)电子胎儿监护:过期妊娠无应激试验(NST)每周 2 次,NST 有反应型提示胎儿无缺氧,NST 无反应型需做宫缩应激试验(OCT),OCT 多次反复出现胎心晚期减速者,提示胎盘功能减退。

(3)超声监测:观察胎动、胎儿肌张力、胎儿呼吸样运动及羊水量等;最大羊水池垂直径线<3cm,提示胎盘功能不全可能;彩色超声多普勒检查尚可通过测定胎儿脐血流来判断胎盘功能与胎儿安危。

(4)羊膜镜检查:观察羊水颜色,了解胎儿是否因缺氧而有胎粪排出;若已破膜可直接观察到羊水流出及其性状。

四、治疗

1.评估孕妇是否可阴道试产

(1)绝对禁忌证:孕妇严重合并症及并发症,不能耐受阴道分娩或不能阴道分娩者,如:①子宫手术史,主要是指古典式剖宫产,未知子宫切口的剖宫产术,穿透子宫内膜的肌瘤剔除术,子宫破裂史等;②前置胎盘和前置血管;③明显头盆不称;④胎位异常,横位,初产臀位估计不能经阴道分娩者;⑤宫颈浸润癌;⑥某些生殖道感染性疾病,如疱疹感染活动期等;⑦未经治疗的获得性免疫缺陷病毒(HIV)感染者;⑧对引产药物过敏者。

(2)相对禁忌证:①子宫下段剖宫产史;②臀位;③羊水过多;④双胎或多胎妊娠;⑤经产妇分娩次数≥5 次者。

若无阴道试产禁忌,则评估宫颈是否成熟,若宫颈不成熟,则予促宫颈成熟。

2.促宫颈成熟

宫颈 Bishop 评分<6 分,引产前先促宫颈成熟。

(1)可控释地诺前列酮栓:是可控制释放的前列腺素 E_2(PGE$_2$)栓剂,置于阴道后穹窿深处,出现以下情况时应及时取出:

①出现规律宫缩(每 3 分钟 1 次的宫缩)并同时伴随有宫颈成熟度的改善,宫颈 Bishop 评

分≥6分。

②自然破膜或行人工破膜术。

③子宫收缩过频(每10分钟5次及以上的宫缩)。

④置药24小时。

⑤有胎儿出现不良状况的证据,如胎动减少或消失、胎动过频、电子胎心监护结果分级为Ⅱ类或Ⅲ类。

⑥出现不能用其他原因解释的母体不良反应,如恶心、呕吐、腹泻、发热、低血压、心动过速或者阴道流血增多。

取出至少30分钟后方可静脉点滴缩宫素。

(2)米索前列醇:是人工合成的前列腺素 E_1(PGE_1)制剂。

①每次阴道放药剂量为 $25\mu g$,放药时不要将药物压成碎片。如6小时后仍无宫缩,在重复使用米索前列醇前应行阴道检查,重新评价宫颈成熟度,了解原放置的药物是否溶化、吸收,如未溶化和吸收则不宜再放。每日总量不超过 $50\mu g$,以免药物吸收过多。

②如需加用缩宫素,应该在最后1次放置米索前列醇后4小时以上,并行阴道检查证实米索前列醇已经吸收才可以加用。

③使用米索前列醇者应在产房观察,监测宫缩和胎心率,一旦出现宫缩过频,应立即进行阴道检查,并取出残留药物。

(3)机械性促宫颈成熟:包括低位水囊、Foley导管、海藻棒等,需要在阴道无感染及胎膜完整时才可使用。缺点:有潜在的感染、胎膜早破、子宫颈损伤的风险。

3.引产术

(1)缩宫素静脉滴注:因缩宫素个体敏感度差异极大,静脉滴注缩宫素应从小剂量开始循序增量,起始剂量为2.5U缩宫素溶于乳酸钠林格注射液500mL中即0.5%缩宫素浓度,从每分钟8滴开始,根据宫缩、胎心情况调整滴速,一般每隔20分钟调整1次,即从每分钟8滴调整至16滴,再增至24滴;为安全起见也可从每分钟8滴开始,每次增加4滴,直至出现有效宫缩。

有效宫缩的判定标准为10分钟内出现3次宫缩,每次宫缩持续30~60秒,伴有宫颈的缩短和宫口扩张。最大滴速不得超过每分钟40滴,如达到最大滴速,仍不出现有效宫缩时可增加缩宫素浓度,但缩宫素的应用量不变。增加浓度的方法是以乳酸钠林格注射液500mL中加5U缩宫素变成1%缩宫素浓度,先将滴速减半,再根据宫缩情况进行调整,增加浓度后,最大增至每分钟40滴,原则上不再增加滴数和缩宫素浓度。

注意事项:

①要有专人观察宫缩强度、频率、持续时间及胎心率变化并及时记录,调好宫缩后行胎心监护。破膜后要观察羊水量及有无胎粪污染及其程度。

②警惕过敏反应。

③禁止肌内、皮下、穴位注射及鼻黏膜用药。

④输液量不宜过大,以防止发生水中毒。

⑤宫缩过强应及时停用缩宫素,必要时使用宫缩抑制剂。

⑥引产失败：缩宫素引产成功率与宫颈成熟度、孕周、胎先露高低有关,如连续使用2~3天,仍无明显进展,应改用其他引产方法。

(2)人工破膜术:适用于头先露并已衔接的孕妇。单独使用人工破膜术引产时,引产到宫缩发动的时间间隔难以预料。人工破膜术联合缩宫素的方法缩短了从引产到分娩的时间。人工破膜术相关的潜在风险包括:脐带脱垂或受压、母儿感染、前置血管破裂和胎儿损伤。

4.产程处理

产程中最好连续胎心监护,注意羊水情况,及早发现胎儿窘迫。过期妊娠常伴有羊水污染,分娩时做好气管插管准备。

5.剖宫产术

过期妊娠时,胎盘功能减退,胎儿储备力下降,可适当放宽剖宫产指征。

五、注意事项

(1)核准孕周和判断胎盘功能是处理的关键。

(2)根据胎儿情况选择分娩方式。引产前应做宫颈 Bishop 评分,若<6分先促宫颈成熟。

(3)对妊娠41周以后的孕妇可常规引产。

(4)孕期定期产检,减少过期妊娠发生。

(5)促宫颈成熟和引产方法注意应用指征及潜在风险,防止不良事件发生。

第五节　妊娠期高血压疾病

妊娠期高血压疾病包括妊娠高血压、子痫前期、子痫、慢性高血压并发子痫前期及慢性高血压合并妊娠。本病是孕产妇常见的并发症。过去我国称妊娠高血压综合征(妊高征)是妊娠期特有的疾病。其主要特点是生育年龄妇女在妊娠期20周以后出现高血压、蛋白尿等症状,在分娩后随之消失。该病是孕产妇和围生儿病率及死亡率的主要原因,严重影响母婴健康。与出血、感染、心脏病一起构成了致命的四大妊娠合并症,成为孕产妇死亡的主要原因之一。据估计,全世界每年因子痫而死亡的妇女大约有5万(Duley,1992)。这种死亡在发达国家并不多见,可能与普通的良好的产前检查和治疗有关。在我国,特别是边远地区,妊高征的发病率与死亡率较高。1984年及1988年我国先后对妊高征流行病学进行了调查,前瞻性调查370万人,实际调查孕产妇67813人次,妊高征平均发生率为9.4%,其中子痫的发生率占孕产妇的0.2%,占妊高征的1.9%。国外报道先兆子痫、子痫发病率7%~12%。美国在1979年至1986和英国在1992年两个国家样本研究表明,子痫发生率大约在1/2000,比过去20年大幅度减少。

一、病因学

妊娠期高血压疾病的发病原因非常复杂,虽然各方学者100多年的研究,迄今尚未阐明。

近年来,集中于滋养细胞浅着床,胎盘缺血缺氧及具有生物活性的内皮细胞功能障碍的研究,即损伤、功能障碍,导致血管舒缩物质失衡,增加血管对舒缩物质的敏感性,但导致血管内皮损伤的机制有待进一步研究。最近,有研究认为胎盘免疫复合物的超负荷所致的血管免疫炎症是先兆子痫发病的主要原因之一。以下介绍目前认为与发病可能有关的几种因素与病因学说。

(一)子宫胎盘缺血学说

胎盘滋养细胞侵入蜕膜的功能减退是引起子痫前期的关键因素,也是导致胎盘缺血/缺氧的主要原因之一。近年来的研究多集中于母体接触的滋养细胞,在妊娠12周滋养细胞穿破蜕膜与子宫肌层连接部;妊娠18周可进入子宫肌层动脉。由于滋养层细胞入侵,螺旋动脉远端的结构与功能发生改变,重新塑形的螺旋动脉失去血管平滑肌及弹性结构,变成充分扩张、曲折迂回的管型,管壁内许多弥散的细胞滋养细胞代替了血管内皮细胞。覆盖在螺旋动脉中的滋养层细胞对血管紧张素的敏感性降低,使螺旋动脉扩张,子宫胎盘血流量增加。先兆子痫滋养层细胞在血管内移行受抑制,仅在螺旋动脉蜕膜顶部可见少量滋养层细胞,子宫肌层的螺旋动脉维持其平滑肌层及弹性结构。分娩时做胎盘病理,找不到通常所见的浸润的滋养层细胞。

重度先兆子痫时见:①胎盘滋养叶细胞于孕中晚期仍存在大量抗原性较强的未成熟滋养层细胞,滋养叶抗原超负载。②滋养层细胞HLA-G抗原表达明显减弱,可使母体保护免疫反应减弱,从而可导致孕早期滋养细胞受到免疫损伤,以致浸润能力受限,导致子宫螺旋小动脉发育受阻于黏膜段,即所谓胎盘浅着床,造成胎盘缺血,并且螺旋小动脉管壁出现急性粥样硬化病变。③先兆子痫时胎盘灌注减少导致产妇血管内皮细胞广泛功能障碍,滋养细胞浸润不足,从而导致子宫螺旋动脉不完全重构,进一步引起胎盘缺血缺氧。子宫胎盘缺血被认为是妊娠期高血压疾病的首要原因。胎盘灌注不良和缺氧时合成和释放大量因子,其中有抗血管生成因子(sFLt-1)和 endoglin(sEng),缺血性胎盘可能提高这些因子的结合力,使孕妇肾脏血管内皮细胞和其他器官引起广泛的激活和(或)功能障碍,最终导致高血压。

(二)胎盘免疫理论学说

子痫前期免疫适应不良可能导致滋养细胞浸润螺旋动脉受到干扰;入侵不足和滋养细胞抑制血管扩张,降低产妇绒毛间血液供应空间,从而减少灌注或造成缺氧。近年研究认为子痫发病的胎盘免疫学有关因素有以下几方面:①精浆-囊泡源性转化生长因子,它可以抑制Ⅰ型免疫反应的产生,被认为与胎盘胎儿发育不良有关。由于母胎免疫适应不良,可使胎盘浅表,随后增加滋养细胞脱落,可能触发一个系统的炎症反应。抗原刺激导致大量辅助Th-1细胞活化、内皮细胞活化和炎症缺血再灌注或母亲不适当的对存在的滋养层过度炎症反应。②多态性的HLA-G在滋养叶细胞介导的细胞毒方面也起着重要的作用。③自然杀伤细胞产生细胞因子,它们是与血管生成和结构有关的因子,包括血管内皮生长因子、胎盘生长因子和血管生成素Ⅱ与胎盘缺血有关。可见精浆-囊泡原性免疫因素、HLA-G活性、自然杀伤细胞的活性等与胎盘血管的重铸有着重要的关系,免疫机制控制着滋养层细胞的浸润,在子痫前期发病中起着重要的作用。

胎盘免疫复合物超负荷所致的炎症反应是先兆子痫发病的重要原因,先兆子痫的流行病学显示胎盘是免疫的源头,随着正常妊娠的进展,滋养细胞凋亡显著增加,释放合胞体滋养层碎片,其中包括合胞体滋养层微小碎片,游离胎儿 DNA,细胞角质蛋白片段,这些细胞碎片导致循环免疫复合物形成,发起一连串的炎症反应。正常妊娠体内可以平衡免疫复合物的产生与清除。如果滋养细胞碎片过多,超过了产妇清除能力,体内发生氧化应激过程导致炎症进程。产妇体内氧化应激不断刺激胎盘细胞进一步凋亡、坏死。理论上,胎盘细胞某些过程,如滋养细胞脱落、排出、免疫复合物产生、炎症反应、氧化应激等均加重胎盘细胞凋亡。免疫复合物易沉积在血管壁,吸附在白细胞 Fe 受体,导致白细胞激活和组织损伤,许多数据表明先兆子痫发生血管炎症反应。在先兆子痫患者的肝脏、肾脏、子宫脱膜、皮肤组织的活检中证明有免疫复合物存在和补体沉积。动脉血管活检显示内皮细胞纤维素样坏死,急性动脉粥样硬化,这类似于器官免疫排斥改变。因此,认为先兆子痫病理生理基础是循环免疫复合物超负荷的形成,介导血管损伤和炎症过程。

(三)血管生成因子

现在认为子痫前期发病中胎盘血管改变是一个重要因素,最近研究可溶性酪氨酸激酶-1(sFIt-1),可结合循环血管内皮生长因子(VEGF)和胎盘生长因子(PIGF),阻止他们对血管内皮细胞的作用,从而导致对内皮细胞功能障碍。最近的一项研究中,在孕妇容易发展子痫前期情况下,表现出更高水平的酪氨酸激酶-1,相反,胎盘生长因子和血管内皮生长因子减少。血管内皮生长因子(VEGF)被公认为有效的血管生成和增殖的影响因子;它被确认为细胞平衡一个重要因素,特别是在平衡氧化应激上。可溶性的内源性 sFIt-1 主要来源于胎盘,可能破坏血管内皮生长因子的信号。大量的临床证据说明子痫前期产妇循环因素与血管生成(VEGF 和 PIGF)和抗血管生成(sFIt-1)不平衡是密切相关的。子痫前期患者血浆和羊水 sFlt-1 的浓度升高,以及胎盘 sFIt-1 mRNA 的表达增强。此外,子痫前期妇女血循环中高水平 sFIt-1 与 PIGF 和 VEGF 水平下降相关。最近研究报道认为 sFIt-1 升高可能有预测子痫前期价值,因为在出现临床症状高血压和蛋白尿之前血浓度似乎已增加。另外有人建议用 sFIt-1 与 PIGF 比率可能是预测子痫前期最准确的方法之一。

另一种抗血管生长因子,Endoglin(sEng)是子痫前期发病中的一个因素,sEng 是转化生长因子(TGF-β)受体复合物一个组成部分。是一个与缺氧诱导蛋白、细胞增殖和一氧化氮(NO)信号相关的因子。sEng 也被证明与抗血管生成有关,它能损害 TGF-β 结合细胞表面受体。

(四)血管内皮细胞损伤

近年来研究认为,血管内皮细胞除具有屏障作用外,更是机体最大的内分泌组织,通过自分泌释放血管活性物质如 NO、内皮素、前列环素等调节血管舒缩,协调凝血和抗凝血之间的平衡,参与组织间与血液间的物质交换、吞噬细菌,起到血液净化器的作用。妊娠期高血压疾病时胎盘滋养层细胞迁移至蜕膜及子宫肌层螺旋小动脉的功能减退,使螺旋小动脉对血管紧张素敏感性增加,导致了胎盘单位灌注不足。这使一些因子分泌入母血,从而活化血管内皮细胞,内皮细胞功能广泛改变。在妊娠期高血压疾病中血管内皮细胞形态受损,导致:①造成血管内皮细胞连接破坏,致使血管内的蛋白和液体外渗;②激活凝血系统造成 DIC,并释放血管活性因子;③增加血管收缩因子如内皮素(ET-1)的生成与释放,并减少血管扩张因子,如 NO、前列环素的生成与释放,导致 NO、PGI_2 合成及成分减少,而 ET 合成或分泌量增加,小动脉平滑肌的兴奋性和对血管收缩物质(如血管紧张素)的敏感度增加,造成全身的小动脉痉挛,导致妊娠期高血压疾病病理发生。

（五）氧化应激学说

在氧化应激升高状态，不平衡的抗氧化因子导致血管内皮功能障碍、或是通过对血管直接作用或通过减少血管舒张剂生物活性。在子痫前期，氧化应激可能是由于产妇原先存在的条件，如肥胖、糖尿病和高脂血症。胎盘中超氧化物歧化酶（SOD）水平减少和超氧化物转化酶活性降低，总抗氧化保护能力降低。有研究认为过氧化脂质是毒性物质，损害内皮细胞，增加末梢血管收缩和增加血栓合成，以及减少前列腺环素的合成。现认为过氧化脂质不是起因，而是氧化压力导致的胎盘缺血和细胞激活作用的结果，局部过氧化脂质的积蓄导致了自由基产物的增加，它改变了前列环素/血栓素的合成，过氧化脂质、血栓素和（或）细胞激酶的增加激发了血管和器官的功能破坏。脂质蛋白代谢的改变主要是极低密度脂蛋白（VLDL）和氧化低密度脂蛋白的增加，还有富三酰甘油磷脂蛋白可能导致内皮细胞损害。过氧化脂质和它的相关性自由基已成为子痫前期患者胎盘功能损害的发病因素。目前的研究证实：母血中增高的过氧脂质主要来源于胎盘，它可以损害滋养层细胞的线粒体蛋白，使滋养细胞功能衰退，这是子痫前期病理生理学的一个因素。

（六）凝血与纤溶系统变化

血液凝血机制和纤溶酶的改变被认为在子痫前期病理中起着一个重要的作用。正常妊娠时处于全身性血液高凝和胎盘局部血凝亢进状态，机体为适应这一变化，充分发挥了血管内皮细胞的抗凝功能，进行代偿。子痫前期时，血管内皮细胞代偿功能不全，所分泌的前列环素（PGI_2）、血栓调节蛋白（TM）、组织纤溶酶原激活物（tPA）、纤维结合蛋白（Fn）、抗凝血酶（AT-Ⅲ）比例失调，使凝血纤溶活性、凝血功能与抗凝血功能失调，难以对抗血液高凝，至血凝亢进，呈慢性 DIC 改变。近年来发现子痫前期尤其是重度子痫前期患者常有出血倾向，机体存在凝血因子不同程度的减少及纤维蛋白降解产物明显升高，血浆中低水平的纤溶酶原激动抑制因子Ⅱ与重度子痫前期及 FGR 有关。肾、胎盘免疫荧光技术亦证实肾和胎盘局部 DIC 改变，但 DIC 和妊娠期高血压疾病的因果关系尚待阐明。

另一个重要因素是血小板、血小板的活性因子（PAF），血小板颗粒膜蛋白（GMP-140）的变化、活性增加与妊娠期高血压疾病发生及病情有关。有研究提出，用流式细胞仪测定血小板活化可预测子痫前期的发生，测定 CD63 表达增加是发生子痫前期的危险因素，但这种方法仍处于研究状态。血小板内皮细胞黏附分子-Ⅰ表达增强是鉴别妊娠期高血压疾病与正常妊娠最好的标志物。

（七）DDAH/ADMA/L-arg-NO 系统

近年来，有学者开始关注到一氧化氮合酶抑制物及其水解酶在子痫前期发病中的作用。有研究结果提示：一氧化氮合酶抑制物 L-精氨酸的同系物——非对称性二甲基精氨酸（ADMA）是 NOS 的内源性抑制剂，可与 L-精氨酸竞争性地抑制 NOS，减少 NO 合成。同时研究提示 ADMA 不是通过肾脏滤过清除，而是主要由 NO 合酶抑制的水解酶分解代谢，此种酶称为二甲基精氨酸二甲胺水解酶（DDAH）。DDAH 广泛存在于人的血管内皮细胞和其他组织细胞。DDAH 有两种异构体：1 型和 2 型。$DDAH_1$ 型主要存在于表达 nNOS 的组织中，$DDAH_2$ 型则在表达 eNOS 的组织中占优势，在胎儿组织中高度表达。$DDAH_2$ 表达或活性的改变可能是内皮细胞局部或机体全身性 ADMA 浓度变化的重要机制。现研究已证实改变 DDAH 活性可影响 ADMA 的水平。

国外最新研究认为 NO 合成减少受到 DDAH/ADMA/NOS 途径的调节。ADMA 抑制 NOS 的生物活性,而 ADMA 主要由 DDAH 代谢降解,子痫前期患者 DDAH 的表达减少,使血浆 ADMA 的分解代谢减少;血浆 ADMA 水平升高,导致 eNOS 的活性降低,使 NO 的生物合成减少,体内血管舒缩因子的平衡失调,血管收缩因子占优势,机体的小血管发生收缩,外周血管阻力增加,而产生子痫前期的病理改变。

有研究显示子痫前期血小板 L-arg-NO 通路损伤,引起血小板聚集和黏附增强,呈一种血栓状态,血栓状态不仅仅是子痫前期的特征,而且可能是其发病原因。有学者研究见抑制 NO 合成时,孕鼠血浆内皮素、血栓素、TXA_2 血管紧张素 II 水平升高,而前列环素、PGI_2 则降低,提示 NOS 的抑制剂 ADMA 通过抑制 NOS 的合成,影响孕鼠的血管调节因子,造成内皮细胞损伤,可能是妊娠期高血压疾病的病因。

另一方面 $DDAH_2$ 的低表达也可能导致血管内皮生长因子-mRNA 表达下调,引起胎盘血管构建的改变,使血管内膜的完整性受到损害,并影响内皮细胞的生长分化,致使胎盘新生血管的生成减少,胎盘血流灌注不足,而进一步加重血管内膜的损伤,使血管舒缩因子失衡,引起小动脉痉挛,发生子痫前期的病理生理改变。ADMA 不仅可以抑制 NOS 活性,而且还可以在内皮细胞膜的转运过程中与 L-精氨酸竞争,降低 L-精氨酸的转运率,NOS 作用的底物 L-精氨酸减少,使 NO 的合成减少,导致血压升高,基于对 ADMA 在高血压及子痫前期等血管内皮损伤性疾病发病中重要作用的认识,启发了人们应用 L-精氨酸及 NO 释放剂治疗原发性高血压和子痫前期,并获得了较好的疗效。

二、病理生理

妊娠期高血压疾病的病理生理改变广泛而复杂,由于不正常的滋养细胞浸润和螺旋动脉重铸失败,使胎盘损害。各种损伤因子通过血管内皮细胞受体,引起内皮细胞损伤;使全身血管痉挛、凝血系统的激活,止血机制异常、前列环素与血栓素比值改变等。这些异常改变导致视网膜、肝、肾、脑血液等多器官系统的病理性损害。

(一)子宫胎盘病理改变

正常妊娠时,滋养层细胞浸润蜕膜及子宫肌层内 1/3 部分的螺旋动脉,螺旋动脉的生理及形态改变,使子宫胎盘动脉血管床变成低阻、低压、高流量系统。而妊娠期高血压疾病时,螺旋动脉生理改变仅限于子宫蜕膜层,肌层的血管没有扩张,子宫螺旋动脉直径仅为正常妊娠的 40%。并出现胎盘血管急性粥样病变。电镜下观察发现,妊娠期高血压患者子宫胎盘血管有广泛的血管内皮细胞超微结构损伤。临床上常见有胎儿发育迟缓、胎盘早剥、胎死宫内。

(二)肾脏改变

妊娠高血压疾病时,由于肾小动脉痉挛,使肾血流量减少 20%,GFR 减少 30%。低的过滤分数,肾小球滤过率和肾的灌注量下降,尿酸清除率下降在子痫前期是一个重要的标志。肾小球血管内皮增殖是妊娠期高血压疾病特征性肾损害,肾小球毛细血管内皮细胞肿胀,体积增大、血流阻滞。肾小球可能有梗死,内皮下有纤维样物质沉积,使肾小球前小动脉极度狭窄,肾功能改变。在妊娠期高血压疾病早期血尿酸即增高,随着妊娠期高血压疾病的发展,尿素氮和肌酐均增高。严重者少尿(日量≤400mL),无尿(日量≤100mL)及急性肾衰竭。

(三)中枢神经系统改变

脑部损害在子痫前期很多见,临床表现包括头痛、视力模糊和皮质盲,所有改变是瞬时的,是受血压和树突状的传递控制。出血是由于血管痉挛和缺血,血管被纤维蛋白渗透,导致水肿、血管破裂。脑血流灌注有自身调节,在较大血压波动范围内仍能保持正常血流,当脑动脉血管痉挛,血压超过自身调节上限值或痉挛导致脑组织水肿、血管内皮细胞间的紧密连接就会断裂,血浆以及红细胞渗透到血管外间隙,引起脑内点状出血,甚至大面积渗出血,脑功能受损。脑功能受损表现为:脑水肿、抽搐、昏迷,甚至脑出血、脑疝。有资料说 MABP≥140mmHg 时脑血管自身调节功能丧失而易致脑出血。

最近,用 MRI 检查发现在重度子痫前期和子痫的脑出血有 2 种类型,大多数是遍及脑部的分散性出血和枕叶皮层,与收缩压和舒张压严重升高有关。在许多脑出血继发死亡的病例,与不少脑血管破裂的原因与脑深部微小动脉穿透有关,称夏科-布沙尔瘤,特别是在基底结、丘脑和深白质多见,并发现这种脑血管微小动脉瘤的破裂直接与血压升高有关。

(四)心血管系统改变

一些临床研究报道,妊娠高血压疾病患者有左室重量增加与舒张功能不全的迹象,在子痫前期心输出量和血浆容量是下降的。胎盘灌注减少导致产妇血管内皮细胞广泛功能障碍,胎盘灌注不良和缺氧时合成和释放大量的因子如 sFlt-1 和 sEng。这些因子在产妇肾脏和其他器官引起广泛的氧化激活或血管内皮细胞功能障碍,最终导致高血压。血管系统的抵抗力增加是由于 PGI_2/TXA_2 的增加,内皮依赖性舒张受损。冠状动脉痉挛,可引起心肌缺血、间质水肿及点状出血与坏死,偶见毛细血管内栓塞,心肌损害严重可引起妊娠期高血压疾病性心脏病、心功能不全甚至心力衰竭、肺水肿。急性心衰肺水肿患者的临床上可见肺淤血、肺毛细血管压增高、肺间质水肿、肺泡内水肿。心衰的临床表现有:脉率速、呼吸困难、胸闷、肺部啰音,甚至端坐呼吸。对全身水肿严重的患者,虽无端坐呼吸,应警惕右心衰竭。扩容治疗使用不当可产生医源性左心衰竭、肺水肿。

(五)肝脏改变

病情严重时肝内小动脉痉挛与舒张,肝血管内层突然充血,肝静脉窦的内压力骤然升高,门静脉周围组织内可能发生出血。若肝血管痉挛收缩过久,肝血管内纤维蛋白的沉积和缺血,引起的肝周围和区域的坏死,则可导致肝实质细胞不同程度损害。妊娠期高血压疾病致肝细胞缺血、缺氧、细胞肿胀,可单项转氨酶增高,轻度黄疸,胆红素可超过 51.3mmol/L。严重者甚至出现肝区毛细血管出血,可致肝被膜下血肿。

(六)微血管病性溶血

妊娠期高血压疾病时由于微循环淤血,可并发微血管病性溶血,其发生的原因是:①红细胞变形力差;②血管内皮受损,血小板被激活,血小板计数下降;③细胞膜饱和脂肪酸多于不饱和脂肪酸,比值失衡,细胞易裂解;肝细胞内 SGOT 释放至血循环。1982 年 Weinstein 报道了重度子痫前期并发微血管病性溶血,并根据其临床三个主要症状:①溶血性贫血;②转氨酶高;

③血小板减少,命名为 HELLP 综合征。临床表现有上腹痛、肠胃症状、黄疸等。严重者发展为 DIC,有 DIC 的临床及实验指标。这些病理改变发生在肾脏可出现由于肾血管内广泛性纤维蛋白微血栓形成所致的产后溶血性尿毒症性综合征。

(七)眼部改变

由于血管痉挛可发生视网膜剥离或皮质盲。视力模糊至双目失明,视网膜水肿至视网膜剥离失明,或大脑后动脉严重的血管痉挛性收缩致视觉皮层中枢受损失明。

(八)血流动力学改变

正常妊娠是心输出量(CO)随心率及搏出量增加而增加,系统血管阻力(SVR)则下降,而肺血管阻力(PVR)、中心静脉压(CVP)、肺毛细血管楔压(PCWP)以及平均动脉压都没有明显改变,左心室功能保持正常水平,但未治疗的子痫前期患者,CO、PCWP 下降,SVR 可以正常或增高显示低排高阻的改变。

三、分类及临床表现

2013 年 ACOG 妊娠期高血压指南将妊娠期高血压疾病分为子痫前期-子痫、慢性高血压、慢性高血压并发子痫前期和妊娠期高血压。ACOG 指南中指出不应把蛋白尿视为诊断的关键标准,而血小板计数下降、肝肾功能不全、心肺功能损伤、严重头痛及视力障碍,与蛋白尿同等重要。妊娠 20 周后新发高血压伴上述情况中的任何一种,即便患者无蛋白尿,都可以确诊为子痫前期。妊娠期高血压的分类及临床表现如下表(表 4-5-1)。

表 4-5-1　妊娠期高血压的分类及临床表现

分类	临床表现
妊娠期高血压	妊娠期出现高血压,收缩压≥140mmHg 和,或舒张压≥90mmHg,并于产后 12 周内恢复正常;尿蛋白(一);产后方可确诊。
子痫前期-子痫	子痫前期:
	1.高血压
	妊娠 20 周后首次出现收缩压≥140mmHg 或舒张压≥90mmHg(间隔 4 小时以上,两次测量);收缩压≥160mmHg 或舒张压≥110mmHg 时,立即降压治疗。
	2.蛋白尿
	尿蛋白≥300mg/24h 或尿蛋白,肌酐比值≥0.3mg/dL(26.52μmol/L)、尿蛋白定性≥(1+)(仅限于无定量检测方法的情况下)
	3.无蛋白尿,但高血压伴以下任意一种表现:
	(1)血小板<100×10^9/L
	(2)肾功能不全血浆肌酐浓度≥1.1mg/dL(97.24μmol/L),或无其他肾功能损伤指标时肌酐浓度升高 2 倍
	(3)肝功能受损转氨酶升高 2 倍
	(4)肺水肿

分类	临床表现
	（5）中枢神经系统异常
	（6）视力障碍
	子痫：
	子痫前期孕产妇抽搐，且不能用其他原因解释
慢性高血压并发子痫前期	高血压孕妇于妊娠 20 周以前无蛋白尿，若孕 20 周后出现蛋白尿≥300mg/24h；或妊娠 20 周前突然出现尿蛋白增加、血压进一步升高或血小板减少<100×10⁹/L
妊娠合并慢性高血压	妊娠前或妊娠 20 周前检查发现血压升高，但妊娠期无明显加重；或妊娠 20 周后首次诊断高血压并持续到产后 12 周以后

我国 2012 版妊娠期高血压疾病诊治指南将妊娠期高血压疾病分为五类，包括妊娠期高血压、子痫前期（轻度、重度）、子痫、慢性高血压并发子痫前期及妊娠合并慢性高血压；2013 版 ACOG 妊娠期高血压指南建议根据是否合并严重指标将子痫前期进行分类，"轻度子痫前期"改称为无严重表现的子痫前期，强调虽不合并严重指标，仍不能忽视其以后由于病情发展导致的高发病率与死亡率。评估子痫前期严重程度的指标如下表（表 4-5-2）。

表 4-5-2　评估子痫前期严重程度的指标（满足表中任意一项）

1. 血压：收缩压≥160mmHg 或舒张压≥110mmHg，或血压更高（需 2 次测量，至少相隔 4 小时，患者已卧床休息）。

2. 血小板减少：血小板计数<100×10⁹/L。

3. 肝功能异常：血清转氨酶升高 2 倍或以上，药物不能缓解的持续性右上腹痛；或胃区严重疼痛并不能用其他原因解释。

4. 肾功能进行性受损：不伴其他肾脏疾病时血清肌酐升高 2 倍或>1.1mg/dL。

5. 肺水肿。

6. 中枢神经系统异常表现或视力障碍

四、诊断

根据病史、临床表现、体征及辅助检查可做出诊断。

1. 病史

注意询问妊娠前有无高血压、肾病、糖尿病、抗磷脂综合征等病史，了解此次妊娠后高血压、蛋白尿等征象出现的时间和严重程度，有无妊娠期高血压疾病家族史。

2. 高血压的诊断

同一手臂至少 2 次测量的收缩压≥140mmHg 和（或）舒张压≥90mmHg 定义为高血压。血压较基础血压升高 30/15mmHg，但低于 140/90mmHg 时，不作为诊断依据，但须严密观察。对首次发现血压升高者，应间隔 4 小时或以上复测血压，如 2 次测量均为收缩压≥140mmHg 和（或）舒张压≥90mmHg 诊断为高血压。对于严重高血压患者［收缩压≥160mmHg 和（或）舒张压≥110mmHg］，测量血压前患者至少安静休息 5 分钟。取坐位或卧位,注意肢体放松,袖带大小合适。通常测右上肢血压,袖带应与心脏处同一水平。

3.尿蛋白检测和蛋白尿的诊断

有高危因素的患者每次产检均应检测尿蛋白。尿蛋白检查应选用中段尿。对可疑子痫前期患者应进行 24 小时尿蛋白定量检查。尿蛋白≥0.3g/24h 或随机尿蛋白≥3.0g/L 或尿蛋白定性≥(+)定义为蛋白尿。

4.辅助检查

妊娠期高血压疾病患者应定期进行以下常规检查:血常规、尿常规、肝功能、血糖、血脂、肾功能、心电图、超声。

子痫前期-子痫视病情发展和诊治需要应酌情增加以下有关的检查项目:眼底检查;凝血功能;血电解质;超声等影像学检查肝、胆、胰、脾、肾等脏器;动脉血气分析;心脏彩超及心功能测定;超声检查胎儿发育、脐动脉血流指数及子宫动脉等血流变化;必要时头颅 CT 或 MRI检查。

五、鉴别诊断

子痫前期应与慢性肾炎合并妊娠相鉴别,子痫应与癫痫、脑炎、脑肿瘤、脑血管畸形破裂出血、糖尿病高渗性昏迷、低血糖昏迷等相鉴别。

六、治疗

妊娠高血压综合征治疗的目的和原则是争取母体可以完全恢复健康,胎儿生后能够存活,以对母儿影响最小的方式终止妊娠。

(一)妊娠期高血压

可住院也可在家治疗。

1.休息

保证充足的睡眠,取左侧卧位,休息不短于 10 小时。左侧卧位可减轻子宫对腹主动脉、下腔静脉的压迫,使回心血量增加,改善子宫胎盘的血供。有研究发现左侧卧位 24 小时可使舒张压降低 10mmHg。

2.镇静

对于精神紧张、焦虑或睡眠欠佳者可给予镇静剂。如地西泮 2.5～5mg 每日 3 次,或 5mg睡前口服。

3.密切监护母儿状态

应询问孕妇有无头痛、视力改变、上腹不适等症状。嘱患者每日测体重及血压,每 2 日复查尿蛋白。定期监测血液、胎儿发育状况和胎盘功能。血压继续增高,按轻度先兆子痫治疗。

4.间断吸氧

可增加血氧含量,改善全身主要器官和胎盘的氧供。

5.饮食

应包括充足的蛋白质、热量,不限盐和液体,但对于全身水肿者应适当限制盐的摄入。补充多种维生素及矿物质。

(二)先兆子痫

应住院治疗,防止子痫及并发症发生。治疗原则为休息、镇静、解痉、降压、合理扩容和必要时利尿、密切监测母胎状态、适时终止妊娠。

1.休息

同妊娠期高血压。

2.镇静

适当镇静可消除患者的焦虑和精神紧张,达到降低血压、缓解症状及预防子痫发作的作用。

(1)地西泮:具有较强的镇静、抗惊厥、肌肉松弛作用,对胎儿及新生儿的影响较小。用法:2.5~5mg 口服,每日 3 次,或 10mg 肌内注射或静脉缓慢推入(>2 分钟)。必要时间隔 15 分钟后重复给药;亦可直肠给药,20mg 加入 0.9%氯化钠保留灌肠。1 小时内用药超过 30mg 可能发生呼吸抑制,24 小时总量不超过 100mg。

(2)冬眠药物:冬眠药物可广泛抑制神经系统,有助于解痉降压,控制子痫抽搐。用法:①哌替啶 50mg,异丙嗪 25mg 肌内注射,间隔 12 小时可重复使用,若估计 6 小时内分娩者禁用;②哌替啶 100mg,氯丙嗪 50mg,异丙嗪 50mg 加入 10%葡萄糖注射液 500mL 静脉滴注;紧急情况下,可将 1/3 量加入 25%葡萄糖注射液 20mL 缓慢静脉推注(>5 分钟)。余 2/3 量加入 10%葡萄糖注射液 250mL 静脉滴注。由于氯丙嗪可使血压急剧下降,导致肾及子宫胎盘血供减少,导致胎儿缺氧,且对母儿肝脏有一定的损害作用,现仅应用于硫酸镁治疗效果不佳者。

(3)其他镇静药物:苯巴比妥钠、异戊巴比妥钠、吗啡等具有较好的抗惊厥、抗抽搐作用,可用于子痫发作时控制抽搐及产后预防或控制子痫发作。由于该药可致胎儿呼吸抑制,分娩 6 小时前宜慎重。

3.解痉

首选药物为硫酸镁。

(1)作用机制:①镁离子抑制运动神经末梢释放乙酰胆碱,阻断神经肌肉接头间的信息传导,使骨骼肌松弛;②镁离子刺激血管内皮细胞合成前列环素,抑制内皮缩血管肽合成,降低机体对血管紧张素Ⅱ的反应,从而缓解血管痉挛状态;③镁离子通过阻断谷氨酸通道阻止钙离子内流,解除血管痉挛、减少血管内皮损伤;④镁离子可提高孕妇和胎儿血红蛋白的结合力,改善氧代谢。

(2)用药指征:①控制子痫抽搐及防止再抽搐;②预防重度先兆子痫发展成为子痫;③先兆子痫临产前用药预防抽搐。

(3)用药方案:静脉给药结合肌内注射。①首次负荷剂量 20%硫酸镁 20mL 加入 10%葡萄糖注射液 20mL 中,缓慢静脉推注,5~10 分钟推完;继之 25%硫酸镁 60mL 加入 5%葡萄糖注射液 500mL 静脉滴注,滴速为 1~2g/h;②根据血压情况,决定是否加用肌内注射,用法为 25%硫酸镁 20mL 加 2%利多卡因 2mL 臀肌深部注射,每日 1~2 次。每日总量为 25~30g,用药过程中监测血清镁离子浓度。

(4)毒性反应:正常孕妇血清镁离子浓度为 0.75～1mmol/L,治疗有效浓度为 3～3.5mmol/L,若血清镁离子浓度超过 5mmol/L 即可发生镁中毒。首先表现为膝反射减弱或消失,继之出现全身肌张力减退、呼吸困难、复视、语言不清,严重者可出现呼吸肌麻痹,甚至呼吸停止、心脏停搏,危及生命。

(5)注意事项:①膝反射必须存在;②呼吸每分钟不少于 16 次;③尿量每小时不少于 25mL,24 小时尿量不少于 600mL,尿少提示肾衰竭,易发生硫酸镁积蓄中毒;④需备解毒药钙剂,一旦发生镁中毒应立即静脉注射 10%葡萄糖酸钙 10mL,1g 葡萄糖酸钙静脉推注可以逆转轻至中度呼吸抑制。肾衰竭时应减量或停用硫酸镁;有条件时监测血镁浓度;产后 24～48 小时停药。

4.降压药物

降压的目的是为了延长孕周或改变围生期结局,主要是防止脑血管意外。因此,治疗妊娠高血压综合征以解痉为主,辅以镇静,必要时降压。对于血压≥160/110mmHg,或舒张压≥110mmHg 或平均动脉压≥140mmHg,以及原发性高血压、妊娠前高血压已用降压药者,须应用降压药物。降压药物选择的原则:对胎儿无不良反应,不影响心排血量、肾血浆流量及子宫胎盘灌注量,不致血压急剧下降或下降过低。理想降压至收缩压 140～155mmHg,舒张压 90～105mmHg。如舒张压降至 90mmHg 以下,应停药,以免影响子宫胎盘灌注而对胎儿造成危害,因此,必须合理应用。

(1)肼屈嗪:周围血管扩张剂,能扩张周围小动脉,使外周阻力降低,从而降低血压,并能增加心排血量、肾血浆流量及子宫胎盘血流量。降压作用快,舒张压下降较显著。用法:每 15～20 分钟给药 5～10mg,直至出现满意反应(舒张压控制在 90～100mmHg);或 10～20mg,每日 2～3 次口服;或 40mg 加入 5%葡萄糖注射液 500mL 内静脉滴注。在妊娠高血压综合征性心脏病心力衰竭者,不宜应用此药。妊娠早期慎用。不良反应为头痛、心率加快、潮热等。

(2)哌唑嗪:为 α 受体拮抗药,能扩张容量血管,降低心脏前负荷,又能扩张阻力血管,降低后负荷。用法:0.5～2.0mg,日服 3 次。

酚妥拉明(苄胺唑啉):为 α 受体拮抗药,能作用于神经细胞突触处,阻断交感神经的去甲肾上腺素对血管的紧张作用,使小动脉扩张,降低血压,减轻心脏后负荷。用法:酚妥拉明 10mg 加入 5%葡萄糖注射液 100mL 静脉滴注,以 0.1mg/min 速度滴注。每日可用 10～30mg。

拉贝洛尔(柳胺苄心定):为 α、β 肾上腺素受体拮抗药,降低血压但不影响肾及胎盘血流量,并可对抗血小板凝集,促进胎儿肺成熟。该药显效快,不引起血压过低或反射性心动过速。用法:100mg 口服,2 次/日,最大量 240mg/d,或盐酸拉贝洛尔 20mg 静脉注射,10 分钟后剂量加倍,最大单次剂量 80mg,直到血压被控制。每日最大总量 220mg。不良反应为头皮刺痛及呕吐。

硝苯地平:钙通道阻滞药,可解除外周血管痉挛,使全身血管扩张,血压下降,由于其降压作用迅速,目前不主张舌下含化。用法:10mg 口服,每日 3 次,24 小时总量不超过 60mg。其不良反应为心悸、头痛,与硫酸镁有协同作用。

尼莫地平:亦为钙通道阻滞药,其优点在于可选择性地扩张脑血管。用法:20mg 口服,每日 2～3 次;或 20～40mg 加入 5%葡萄糖注射液 250mL 静脉滴注,每日 1 次,每日总量不超过

360mg。该药不良反应为头痛、恶心、心悸及颜面潮红。

甲基多巴:可兴奋血管运动中枢的 α 受体,抑制外周交感神经而降低血压,妊娠期使用效果较好。用法:250mg 口服,每日 3 次。其不良反应为嗜睡、便秘、口干、心动过缓。

硝普钠:强有力的速效血管扩张剂,扩张周围血管使血压下降。由于药物能迅速通过胎盘进入胎儿体内,并保持较高浓度,其代谢产物(氰化物)对胎儿有毒性作用,不宜在妊娠期使用。分娩期或产后血压过高,应用其他降压药效果不佳时,方考虑使用。用法为 50mg 加入 5% 葡萄糖注射液 1000mL 内,缓慢静脉滴注。用药不宜超过 72 小时。用药期间,应严密监测血压及心率。

肾素-血管紧张素抑制剂类药物:可导致宫内发育迟缓、胎儿畸形、新生儿呼吸窘迫综合征、新生儿早发性高血压,妊娠期应禁用。

5.扩容

一般不主张应用扩容剂,仅用于严重的低蛋白血症、贫血,可选用人血白蛋白、血浆、全血等。扩容的药物:人血白蛋白,适用于低血浆蛋白,20～30g/d,1g 白蛋白可吸水 12mL,25～30g 可吸水 300～360mL;全血 200～400mL/d,适用于贫血、间质性水肿者;血浆、低分子右旋糖酐,可疏通微循环,使尿量增加,减少血小板黏附,500mL/d,500mL 低分子右旋糖酐可扩容 450mL,维持 2 小时。

6.利尿药物

一般不主张应用,仅用于全身性水肿、急性心力衰竭、肺水肿、血容量过多且伴有潜在性肺水肿者。常用利尿剂有呋塞米、甘露醇等。

7.抗凝治疗

抗凝适应证:①慢性弥散性血管内凝血(DIC)血凝亢进,表现为血小板减少,血、尿中纤维蛋白原降解产物(FDP)增多;②高脂血症,胆固醇/甘油三酯<1;③妊娠高血压综合征伴宫内发育迟缓及胎盘功能不佳。

肝素为常用抗凝剂。

作用机制:①增加血管壁和细胞表面负电荷而降低血黏度;②与抗凝血酶Ⅲ结合,灭活凝血酶及被激活的凝血因子;③抑制血小板集聚;④能灭活血管紧张素从而抑制其介导的血管收缩,降低血压;⑤具有抗醛固酮作用,增加肾小球滤过率;⑥能增加脂蛋白酶和肝脂酶活性,降低甘油三酯的含量;⑦具有轻度抗组胺作用,减低血管壁通透性,减少血浆胶体渗出。

用药方法:应在解痉的基础上应用肝素;5% 葡萄糖＋肝素 50mg 静滴 6 小时,每日 1 次;或 12.5mg 皮下注射,每日 2 次,肝素分子量大,又带负电荷,故不通过胎盘及乳房屏障。低分子量肝素(LMWH),0.2～0.3mL 皮下注射,每日 1 次,7 天为 1 个疗程,它具有较强的抗 Xa 作用,无需监测。

8.适时终止妊娠

终止妊娠是治疗妊娠高血压综合征的有效措施。

(1)终止妊娠的指征:①先兆子痫患者经积极治疗 24～48 小时仍无明显好转者;②先兆子痫患者孕周已超过 34 周;③先兆子痫患者孕龄不足 34 周,胎盘功能减退,胎儿已成熟者;④先兆子痫患者孕龄不足 34 周,胎盘功能减退,胎儿尚未成熟者,可用地塞米松促胎肺成熟后终止妊娠;⑤子痫控制后 2 小时可考虑终止妊娠。

(2)终止妊娠的方式:①引产:适用于病情控制后,宫颈条件成熟者;②剖宫产:适用于有产科指征者,宫颈条件不成熟,不能在短时间内经阴道分娩,引产失败,胎盘功能明显减退,或已有胎儿窘迫征象者。

(3)延长妊娠的指征:①孕龄不足 32 周经治疗症状好转,无器官功能障碍或胎儿情况恶化,可考虑延长孕周;②孕龄 32～34 周,24 小时尿蛋白定量<5g;轻度宫内发育迟缓、胎儿监测指标良好;羊水轻度减少,彩色多普勒超声测量显示无舒张期脐动脉血反流;重度先兆子痫经治疗后血压下降;无症状、仅有实验室检查提示胎儿缺氧经治疗后好转者。

产后子痫多发生在产后 24 小时直至 10 日内,故产后不应放松子痫的预防。

(三)子痫的处理

子痫是妊娠高血压综合征最严重的阶段,是妊娠高血压综合征所致母儿死亡的最主要原因,应积极处理。立即左侧卧位减少误吸,开放呼吸道,建立静脉通道。

1.子痫处理原则

控制抽搐,纠正缺氧和酸中毒,控制血压,抽搐控制后终止妊娠。

(1)控制抽搐:①25%硫酸镁 20mL 加入 25%葡萄糖注射液 20mL 静脉推注(>5 分钟),继之以 2～3g/h 静脉滴注,维持血药浓度,同时应用有效镇静药物,控制抽搐;②20%甘露醇 250mL 快速静脉滴注降低颅压;③静脉注射地西泮:地西泮具有镇静、松弛肌肉和抗惊厥作用,对胎儿和新生儿影响小,且可减少体内儿茶酚胺分泌,有助于子宫收缩和宫颈口扩张,对产前及产时子痫间尤为适用。方法:地西泮 10mg＋25%葡萄糖注射液 10mL 静脉缓慢推注,可有效控制抽搐。如再次抽搐可重复用药。静脉推注后,为维持疗效可以地西泮 40mg＋5%葡萄糖注射液 500mL 于 24 小时内滴完;④静脉注射地塞米松:地塞米松能减少毛细血管通透性,减轻脑水肿,并能增加尿量。常用于子痫治疗。方法:地塞米松 20～30mg 加入 10%葡萄糖注射液中静脉滴注;⑤抽搐难以控制或患者烦躁不安可用人工冬眠。冬眠 1 号组成:氯丙嗪 50mg,异丙嗪 50mg,哌替啶 100mg,以上为一个剂量,共 6mL。用法:冬眠 1 号 1/2 剂量(3mL)加入 5%葡萄糖注射液静脉滴注。

血压过高时给予降压药。

纠正缺氧和酸中毒:面罩和气囊吸氧,根据二氧化碳结合力及尿素氮值给予适量 4%碳酸氢钠纠正酸中毒。

(2)终止妊娠:抽搐控制后 2 小时可考虑终止妊娠。对于早发性先兆子痫治疗效果较好者,可适当延长孕周,但须严密监护孕妇和胎儿。

2.护理

保持环境安静,避免声光刺激;吸氧,防止口舌咬伤;防止窒息;防止坠地受伤;密切观察体温、脉搏、呼吸、血压、神志、尿量(应保留导尿管监测)等。

3.密切观察病情变化

及早发现心力衰竭、脑出血、脑水肿、HELLP 综合征、肾衰竭、DIC 等并发症,并积极处理。

(四)妊娠高血压综合征的并发症处理

1.脑出血

脑出血俗称脑溢血,为脑实质内的出血,出血来自脑内动脉、静脉或毛细血管,以深部交通支小动脉出血最为多见。妊娠高血压综合征的脑出血与一般高血压性脑出血一样,多与血压骤升有关。脑出血时起病急剧,常有剧烈头痛、喷射性呕吐、抽搐大发作、昏迷、肢体瘫痪,严重时死亡。颅脑超声、CT 或磁共振可帮助诊断。

处理:目的是降低颅内压和控制脑水肿,预防脑疝形成,防止再次出血,控制高血压,妥善处理妊娠,提高母婴存活率。

(1)保持安静,减少搬动及干扰,头部抬高,头部敷冰袋,保持局部低温,减少出血及降低局部脑代谢率。

(2)保持呼吸通畅,防止误吸,根据血氧和状态监测进行氧疗。

(3)保持水电解质平衡,急性期因脑水肿、出血,入量不宜过多,根据心肺功能及尿量决定入量,一般为 1500～2000mL,发病 4 小时内禁食。

(4)预防感染。

(5)降低颅内压:20%甘露醇 250mL 静脉滴注,20～30 分钟滴完,每 4～8 小时 1 次,如心功能不好则每次可用 100～125mL,心衰及肾衰时不用。10%甘油 500mL 缓慢滴注,每日 1～2 次,起效慢但持续时间长,无反跳作用。如心肾衰竭可用呋塞米降低颅压,但效果较差。地塞米松 10～20mg 滴注,也有助于降低颅内压,但效果不肯定。

(6)降血压:在妊娠高血压综合征并发脑出血时血压升高,降压药物要能迅速降压,但不降低心脏输出量,保证重要生命器官灌注及子宫胎盘血流,并对母婴无不利影响。产科常用的高血压危象时的降压药物有肼屈嗪、拉贝洛尔、硝苯地平、硝普钠。

(7)止血治疗:一般止血药如维生素 K、肾上腺色腙(安络血)等可用但效果不肯定。如有DIC 则按 DIC 治疗,补充纤维蛋白原、凝血酶原、血小板等凝血物质。

(8)手术治疗:血肿清除术、血肿穿刺抽血、脑室引流。

(9)及时终止妊娠。当脑出血诊断明确,有开颅手术的适应证和条件时应及时以剖宫产终止妊娠,至于脑手术的时机应与神经外科医生商议,可在剖宫产术前或术后,或同时进行。

2.心力衰竭

重度妊娠高血压综合征患者伴贫血或低蛋白血症者易出现妊娠高血压综合征性心脏病。发生心力衰竭时有发绀、呼吸困难、咳粉红色泡沫痰,端坐呼吸;心脏可扩大,心率 120～160次/分,部分患者可有奔马律;肺底可有湿性啰音;心电图显示心肌损害。

处理:

(1)前倾坐位,双腿下垂。10～20 分钟后可以减少大约 25%肺血容量或 400mL 的回心血量。

(2)纠正缺氧:用鼻导管或面罩给氧。前者可用 70%乙醇,后者用 30%～40%乙醇作为去泡沫剂接氧气瓶使用,氧流量 4～8L/min。伴二氧化碳潴留时可正压给氧。

(3)毛花苷 C 0.2～0.4mg 加入 50%葡萄糖注射液 20mL 缓慢静推,2～4 小时后可重复1 次。

（4）呋塞米（速尿）20～40mg 加入 50％葡萄糖注射液缓慢静推,以快速利尿减轻心脏负担。

（5）吗啡 10mg 皮下注射或哌替啶 50～100mg 肌内注射以镇静。

（6）糖皮质激素:地塞米松 20mg 静脉注射或静滴有利于减轻肺毛细血管通透性,扩张支气管作用。

（7）纠正酸中毒。

（8）使用氨茶碱 0.25g 稀释后静脉推注或静滴。其具有解除支气管痉挛,扩张肺血管,强心利尿等作用。

（9）使用广谱抗生素预防感染。

（10）严格控制每日输液量,约 1000mL 为宜,不能量出为入。

在心力衰竭控制后,应尽快剖宫产终止妊娠,手术以硬膜外麻醉为宜,术中及术后应控制输液量,术后应应用抗生素预防感染。

3.急性肾衰竭

妊娠高血压综合征引起的肾性急性肾衰竭以急性肾小管坏死或双侧肾皮质坏死最常见,典型的临床过程分为少尿期、多尿期、恢复期 3 期。

诊断:在妊娠高血压综合征的基础上,24 小时内血浆肌酐增加 44.2mol/L(0.5mg/dL),尿素氮增加 3.57mmol/L(10mg/dL)或出现少尿、无尿。

处理:

（1）少尿期

①维持液体平衡:处理原则是"量出为入,调整平衡"。严格计算 24 小时出入液量。一般情况下,每日入液量＝前一日显性失水量＋不显性失水量(约 500mL)－内生水量(约 400mL)。判断补液量是否恰当,观察每日体重变化及血钠水平,有无脱水或水肿征象,监测中心静脉压(6～10cmH$_2$O),观察心率、血压、呼吸、胸片血管影等。

②处理高钾血症:重在预防,包括控制感染,纠正酸中毒,及时清创,早期发现和处理消化道出血等。治疗:根据具体情况选用以下方法:a.10％葡萄糖酸钙 10～20mL 静脉注射(高钾心脏毒性时首选)。b.11.2％乳酸钠 40～200mL 静脉注射,伴代谢性酸中毒时可给 5％碳酸氢钠 250mL 静滴。c.25％葡萄糖注射液 500mL＋正规胰岛素 16～20IU 静滴。d.钠型离子交换树脂 15～20g＋25％山梨醇溶液 100mL 口服(每日 3 次)。不能作为急救措施,但对预防和治疗非高分解代谢型高钾血症有效。

③纠正代谢性酸中毒:轻度代谢性酸中毒不需纠正。CO$_2$-CP＜17mmol/L 时可给予碳酸氢钠 0.5～1.0g 口服,每日 3 次;CO$_2$-CP＜13mmol/L 时可适当静脉补碱。

④防治感染:注意无菌操作、尽量不做侵袭性检查和治疗等,但不主张预防性使用抗生素。对感染早诊断早治疗。治疗应根据药敏试验合理选用对肾无毒性或肾毒性较小的抗菌药物,如头孢三代。不宜用氨基糖苷类、四环素族及磺胺药等。

⑤营养支持:最初 48～72 小时应限制蛋白质,以后渐进补充,可以血制品和必需氨基酸为氮源。

⑥透析治疗:近年来已普遍公认透析在预防和治疗并发症、缩短病程、降低围生期死亡率上发挥着不可替代的重要作用。主要可分为间歇性血液透析、腹膜透析或连续性肾脏替代治疗 3 种方法。根据使用的时机,可分为预防性和治疗性两类。目前多数主张早期预防性透析和每天透析。透析的目标是使血 BUN≤10.7mmol/L。血液透析效果确切,疗效好,其应用指征为:a.少尿或无尿 3 天以上。b.血肌酐>530.41μmol/L。c.血钾>6mmol/L。d.血 pH<7.25或 CO_2-CP<15mmol/L。e.不能控制的水中毒、心力衰竭、脑水肿。

⑦降压治疗:应选择对胎儿无不良反应,不影响肾血流量、心搏出量及子宫胎盘灌注量的药物。治疗标准以控制舒张压在 90~100mmHg 为宜。肼屈嗪:10~20mg 口服,每日 2~3次或每 15~20 分钟给药5~10mg,直到舒张压满意。拉贝洛尔:首剂 20mg,若 10 分钟内无效,可再给予 40mg,10 分钟内仍无效可再给予 80mg,总量不超过 240mg/d。硝苯地平控释片:10mg 口服,每日 3 次,24 小时总量不超过 60mg。甲基多巴:250mg 口服,每日 3 次。解除肾血管痉挛不宜用硫酸镁,因少尿可引起镁中毒;但有学者报道在必要时,即使患者 24 小时尿量少于 600mL 或用药前 4 小时尿量少于 100mL,只要膝反射存在,呼吸不少于 16 次/分,仍可以使用。

⑧终止妊娠:在早期预防性透析的基础上,若胎龄已超过 36 周,或虽未满 36 周而经检查提示胎儿成熟,且母亲情况允许,可考虑终止妊娠。

(2)多尿期

①饮食可逐渐增加蛋白质。

②尿量增至 2500mL/d 时,入液量应改为尿量的 2/3。

③连续监测血电解质浓度,必要时适当补钾。

④血 BUN、Cr 在接近正常或暂停透析 1~2 天后,血 BUN、Cr 不再上升,可考虑停止透析。

(3)恢复期:用药剂量和种类仍要注意,可用中药调理。

4.HELLP 综合征

HELLP 综合征是妊娠高血压综合征的严重并发症,本病以溶血、肝酶升高及血小板减少为特点,常危及母儿生命。国内报道重度妊娠高血压综合征患者 HELLP 综合征的发病率约2.7%,国外为 4%~16%。其高危因素有多产妇、>25 岁和既往不良妊娠史者。

(1)病因与发病机制:本病的主要病理改变与妊娠高血压综合征相同,如血管痉挛、血管内皮损伤、血小板聚集与消耗、纤维蛋白沉积和终末器官缺血等,但发展为 HELLP 综合征的启动机制尚不清楚。血管内皮细胞损伤可引起管腔内纤维蛋白沉积,使管腔内流动的有形物质和损伤部位接触后遭到破坏,血小板被激活释放出缩血管物质,包括血栓素 A_2、内皮缩血管肽等,导致血管收缩,促使血管内皮进一步损伤,促进血小板聚集,增加了血小板消耗而使血小板减少;红细胞通过内皮损伤的血管和纤维蛋白网沉淀物时变形、破坏而发生溶血;血管内皮损伤,末梢血管痉挛,在门脉周围和(或)肝实质形成局灶性肝细胞坏死、出血和玻璃样物质沉积,肝窦内也有大片纤维素样物质沉着,甚至出现肝被膜下或肝实质内出血,引起肝酶升高和肝区疼痛,偶可导致肝被膜破裂。

HELLP综合征的发生可能与自身免疫机制有关,研究表明该病患者血中补体被激活,过敏毒素、C3a、C5a及终末C5b~9补体复合物水平升高,可刺激巨噬细胞、白细胞及血小板合成血管活性物质,使血管痉挛性收缩,内皮细胞损伤引起血小板聚集、消耗,导致血小板减少、溶血及肝酶升高。

(2)对母儿的影响

①对孕产妇影响:HELLP综合征孕产妇可并发肺水肿、胎盘早剥、体腔积液、产后出血、DIC、肾衰竭、肝破裂等,剖宫产率高,死亡率明显增高。资料表明,多器官功能衰竭及DIC是HELLP综合征所致最主要的死亡原因。

②对胎儿影响:因胎盘供血、供氧不足,胎盘功能减退,导致宫内发育迟缓、死胎、死产、早产。

(3)临床表现:该病多数起病急剧,大部分发生于产前,15%患者可在妊娠17~26周出现症状。多数患者有重度先兆子痫的基本特征,约20%的患者血压正常或轻度升高,15%的孕妇可既无高血压也无明显的蛋白尿。

典型的临床表现为乏力、右上腹疼痛。90%发病前数天有全身不适,45%~86%的患者有恶心、呕吐及非特异性病毒感染症状。多数患者有出血倾向,表现为血尿、血便、黏膜出血、牙龈出血等。孕妇可并发胎盘早剥、急性肺水肿、肾衰竭、肝被膜下血肿、DIC等。可引起胎儿缺氧、早产、宫内发育迟缓,甚至围生儿死亡。

(4)诊断标准及分类

①诊断:本病表现多为非特异性症状,诊断的关键是对有右上腹或上腹疼痛、恶心、呕吐的妊娠高血压综合征患者保持高度警惕,通过实验室检查确诊。a.血管内溶血:血红蛋白60~90g/L,外周血涂片中见变形红细胞。血清总胆红素>20.5μmol/L,以间接胆红素为主,血细胞比容<0.30,网织红细胞>0.015。b.肝酶升高:血清ALT、AST、LDH均升高,其中LDH升高出现最早。c.血小板减少:血小板计数<100×10⁹/L。

符合上述标准者均可诊断。

②分类:完全性HELLP综合征的诊断:a.外周血涂片中见变形红细胞,网织红细胞增多,总胆红素>20.5μmol/L,LDH升高尤其>600IU/L,以上任何一项异常均提示溶血;b.ALT及AST升高;c.血小板计数<100×10⁹/L。以上三项全部符合可诊断为完全性HELLP综合征。部分性HELLP综合征的诊断:血小板减少、溶血或肝酶异常这三个指标中任一项或两项异常。

某学者根据血小板减少程度,将HELLP综合征分3级:Ⅰ级:血小板≤50×10⁹/L;Ⅱ级:血小板计数>50×10⁹/L,<100×10⁹/L;Ⅲ级:血小板计数>100×10⁹/L,<150×10⁹/L。

除血小板计数外,AST和LDH水平与该病的严重程度也有密切关系,国外有研究将AST>2000IU/L及LDH>3000IU/L称为暴发型,暴发型死亡率接近100%。

(5)鉴别诊断:HELLP综合征与重度先兆子痫、子痫、溶血性尿毒症综合征、血小板减少性紫癜、妊娠急性脂肪肝有极相似的临床表现和实验室结果,应予鉴别。右上腹的症状和体征尚需和胆囊炎、肝炎、胃肠炎、胰腺炎等疾病相鉴别(表4-5-3)。

表 4-5-3　HELLP 综合征的鉴别诊断

	HELLP 综合征	血小板减少性紫癜	溶血性尿毒症综合征	妊娠急性脂肪肝
主要损害器官	肝脏	神经系统	肾脏	肝脏
妊娠期	中晚期	中孕	产后	晚孕
血小板	下降	下降	下降	正常/下降
PT/APTT	正常	正常	正常	下降
溶血	+	+	+/-	
血糖	正常	正常	正常	降低
纤维蛋白原	正常	正常	正常	降低
肌酐	正常或升高	升高	升高	降低

注:PT:凝血酶原时间;APTT:活化部分促凝血酶原激酶时间

(6)治疗

①积极治疗妊娠高血压综合征:以解痉、镇静、降压及合理扩容、必要时利尿为治疗原则。同时应积极防治心衰、肺水肿、高血压脑病、胎盘早剥、肾衰等严重并发症。

②肾上腺皮质激素:可使血小板计数、乳酸脱氢酶、肝功能等各项参数改善,尿量增加,平均动脉压下降,并可促使胎儿肺成熟。孕期每 12 小时静脉注射地塞米松 10mg,产后应继续应用 3 次,以免出现血小板再次降低、肝功恶化、少尿等危险。研究表明大剂量地塞米松应用并未明显改善 HELLP 综合征疗效。

③控制出血、输注血小板:血小板>40×10⁹/L 时不易出血。<20×10⁹/L 或有出血时,应输浓缩血小板、新鲜冻干血浆,但预防性输血小板并不能预防产后出血的发生。剖宫产前纠正血小板减少尤为重要。血小板在体内被快速消耗且作用时间短,一般不必重复输注。

④输注新鲜冰冻血浆:新鲜冷冻血浆置换患者血浆,去除毒素、免疫复合物、血小板聚集抑制因子的危害,降低血液黏稠度,补充缺乏的血浆因子等。对改善 HELLP 综合征临床症状及降低围生期死亡率极有效,但对纠正暴发型 HELLP 综合征无效。

⑤抗血栓药物的应用:当血小板计数<75×10⁹/L 时,可给予阿司匹林 50～80mg/d 口服,可抑制血栓素的生成。或双嘧达莫 100mg/d,口服,与阿司匹林合用有抑制 ADP 所引起的血小板聚集和血栓形成的作用,应注意监测凝血酶原时间和凝血酶原活动度。

⑥肝素的应用:多数患者发病与妊娠高血压综合征有关,血液高凝状态易导致 DIC 的发生,当临床及实验室检查结果均符合 DIC 早期诊断标准且无产兆时,可给予小剂量肝素静滴,肝素用量为 3125U(25mg)加入 25%葡萄糖注射液 200mL 静脉缓滴。如已临产或即将行剖宫产时禁用。

⑦产科处理:a.终止妊娠的时机:孕龄≥32 周或胎肺已成熟、胎儿宫内窘迫、先兆肝破裂及病情恶化者,应立即终止妊娠;病情稳定、妊娠<32 周、胎肺不成熟及胎儿情况良好者,应考虑对症处理、延长孕周,通常在期待治疗 4 日内终止妊娠。期待治疗的目的是促进胎肺成熟,提高新生儿成活率。b.分娩方式:HELLP 综合征不是剖宫产指征,分娩方式依产科因素而定。母亲病情稳定、无 DIC 发生、无胎儿窘迫时,应在严密监护母儿的情况下进行引产。但大多数

病例宫颈不成熟,子宫对缩宫素或前列腺素不敏感,常致引产失败,需行剖宫产结束分娩。c.麻醉选择:因血小板减少,有局部出血危险,故阴部阻滞麻醉和硬膜外麻醉禁忌,经阴道分娩者宜采用局部浸润麻醉,剖宫产采用局部浸润麻醉或全身麻醉。d.产后处理:一般产后4～5天血小板和肝功能可恢复,多数患者可于产后48小时内症状减轻或消失,若产后72小时病情无缓解,甚至恶化或伴有多器官功能衰竭时,可以用血浆交换疗法。

第六节　妊娠期肝内胆汁淤积症

妊娠期肝内胆汁淤积症(ICP)是妊娠期特有的肝疾病之一,是仅次于病毒性肝炎的妊娠期黄疸的常见原因。其发生率有明显的地域和种族差异,我国目前尚无确切的流行病学资料。本病病因未明,遗传、环境和内分泌等因素均起一定作用。可发生于任何孕周和胎次,常发生于妊娠中晚期,以皮肤瘙痒和胆汁酸等生化指标异常为主要临床特征。主要危及胎儿,使围生儿患病率和死亡率增高,母体产后出血的风险也增加,故将其列为高危妊娠。

一、诊断与鉴别诊断

(一)妊娠期筛查

由于 ICP 发病率较高,临床无特征性表现,一旦疾病进展,已对胎儿造成严重后果,因此,在 ICP 高发区有筛查的必要。

(1)产前检查应常规询问有无瘙痒,有瘙痒者即测定并跟踪血甘胆酸或胆汁酸水平变化。

(2)发现妊娠合并黄疸、肝酶和胆红素水平升高者,即测定血甘胆酸和总胆汁酸水平。

(3)有 ICP 高危因素者,孕 28 周时测定血甘胆酸,测定结果正常者 3～4 周重复。

(4)一般孕妇孕 32～34 周常规测定血甘胆酸或胆汁酸水平。

(二)检查项目及意义

1.胆汁酸测定

胆汁酸改变是 ICP 最主要的实验室证据。目前血清胆汁酸的测定主要包括总胆汁酸和甘胆酸,综述近年文献对胆汁酸系列比较一致的评价是胆汁酸可用于评估 ICP 病情严重程度,而甘胆酸敏感性强,更倾向于作为筛查和随访 ICP 的指标。

2.肝功能检查

(1)谷丙转氨酶和谷草转氨酶:谷丙转氨酶和谷草转氨酶可正常或轻度升高,升高波动在正常值 2～10 倍,与胆汁酸升高无明显先后顺序,其变化与血清胆汁酸、胆红素变化不平行。

(2)胆红素:一般而言,血清总胆红素正常或轻度升高,最高不超过 $200\mu mol/L$,以直接胆红素升高为主。

(3)其他项目:有研究报道认为,α-谷胱甘肽转移酶水平在 ICP 诊断中的敏感性及特异性可能优于胆汁酸和转氨酶。此外研究发现,ICP 患者血清 α-羟丁酸脱氢酶水平较正常妊娠有显著性升高,但能否作为评估 ICP 严重程度的指标未见支持研究。

3.肝炎病毒学检查

单纯 ICP 者,其肝炎病毒学系列检查结果为阴性。

4.肝胆 B 超检查

ICP 肝无特征性改变,因此肝 B 超对于 ICP 诊断意义不大,仅对排除孕妇有无肝胆系统基础疾病有一定意义。

5.肝病理学检查

肝活检是有创性操作,临床少用,仅在诊断不明而病情严重时进行。

6.胎盘病理学检查

ICP 胎盘绒毛板及羊膜均有胆盐沉积,合体滋养细胞肿胀、增生、合体芽增多,血管合体膜减少、绒毛间质水肿、绒毛间隙狭窄、新生绒毛较多,绒毛小叶间新绒毛互相粘连,占据了绒毛间腔的有限空间,使绒毛间腔更加狭窄,也是 ICP 胎儿不良预后的病理基础。但尚无证据显示胎盘重量、容积及厚度与正常妊娠胎盘存在差异。

7.胎儿宫内状况监测

由于 ICP 的特点,强调在检测孕妇其他指标的同时更要发现胎儿宫内缺氧情况并采取措施。

(1)胎动:评估胎儿宫内状态最简便、客观、即时的方法。胎动减少、消失、频繁或无间歇的躁动是胎儿宫内缺氧的危险信号,应立即就诊。

(2)胎儿电子监护:无应激试验(NST)在 ICP 中的价值研究结果不一致,鉴于 NST 的特点,仍可将其作为 ICP 胎儿的监护方法,推荐孕 33～34 周,每周 1 次,34 周后每周 2 次。但更应认识到胎心监护的局限性,并强调 ICP 具有无任何预兆胎死宫内的可能,而产程初期缩宫素激惹试验(OCT)异常者对围生儿预后不良的发生有良好的预测价值,因此,ICP 阴道分娩者必须在产程初期常规做宫缩负荷试验。

(3)脐动脉血流分析:胎儿脐动脉收缩期与舒张期比值(S/D)对预测围生儿预后可能有意义,建议孕 34 周后每周 1 次。

(4)产科 B 超:在胎心监护出现不可靠图形,临床又难于做出确切判断时选用 B 超生物物理评分,但只能作为了解胎儿宫内情况的瞬间指标,其对 ICP 胎儿在宫内安危的敏感性、特异性有待进一步研究。

(5)羊膜腔穿刺和羊膜镜检查:不建议将羊膜腔穿刺和羊膜镜检查作为 ICP 孕妇常规检查,仅建议在了解羊水性状、胎儿成熟度甚至宫内注药时应用。

(三)诊断基本要点

(1)起病大多数在妊娠晚期,少数在妊娠中期。

(2)以皮肤瘙痒为主要症状,以手掌、脚掌及四肢为主,程度轻重不等,无皮疹,少数孕妇可出现轻度黄疸。

(3)患者全身情况良好,无明显消化道症状。

(4)可伴肝功能异常,主要是血清 ALT 或 AST 的轻、中度升高。

(5)可伴血清胆红素升高,以直接胆红素为主。

(6)分娩后瘙痒及黄疸迅速消退,肝功能亦迅速恢复正常。

(7)有瘙痒但无局部皮疹,瘙痒严重者可见皮肤抓痕。

(四)确诊要点

鉴于甘胆酸敏感性强而特异性弱,总胆汁酸特异性强而敏感性弱,因此确诊可根据临床表现结合上述两指标综合评估。一般空腹检测血甘胆酸升高$\geqslant 10.75\mu mol/L$(正常值 $5.61\mu mol/L$)或总胆汁酸升高$\geqslant 10\mu mol/L$ 可诊断为 ICP。

(五)诊断思路和原则

结合病史、临床症状及体征及辅助检查,一般可做出 ICP 诊断,同时详细了解下列情况,有助于病情判断及制定处理计划。

(1)ICP 家族史、既往 ICP 病史、口服避孕药和使用保胎药后瘙痒有助于诊断。

(2)鉴于部分 ICP 患者无瘙痒症状,因此瘙痒不作为诊断金标准,但临床对该症状要足够重视。

(3)ICP 不存在原发性皮疹,但合并一些妊娠期皮肤病也会有皮疹,需根据皮肤表现及皮肤组织学等检查加以鉴别诊断,注意两者合并存在的可能。

(4)有其他胆汁淤积表现如尿色变深、大便颜色变浅有助于诊断。

(5)尚无一项生化指标对于 ICP 的诊断起决定作用,但生化指标对了解病变程度,伴随症状的发生有积极意义。

(6)少数 ICP 患者可仅有甘胆酸升高,其余肝功能项目正常,但总胆汁酸正常不能排除 ICP。

(7)一旦出现瘙痒、黄疸或生化指标异常的任何一项,即使临床诊断不够条件,也应该密切随访,以便尽早作出诊断和及早治疗。

二、治疗

治疗目标是缓解瘙痒症状,改善肝功能,降低血胆汁酸水平,延长孕周,改善妊娠结局。

1.一般处理

休息差者夜间可给予镇静药物。每 1~2 周复查肝功能及胆汁酸水平了解病情及治疗反应。

2.胎儿监测

建议通过胎动、电子胎心监护(EFM)及超声检查等密切监测胎儿情况。胎动是评估胎儿宫内状态最简便的方法,胎动减少、消失等是胎儿宫内缺氧的危险信号,应立即就诊。孕 32 周起可每周检查 NST。测定胎儿脐动脉血流收缩期与舒张期比值(S/D 值)对预测围产儿预后有一定意义。产科超声用于监测胎儿生长情况以及胎心监护不确定时的生物物理评分。

3.降胆酸治疗

能减轻孕妇症状、改善胆汁淤积的生化指标和围产儿预后。常用药物有以下两种。

(1)熊去氧胆酸(UDCA):为 ICP 治疗的一线用药。常用剂量为每日 1g 或 15mg/(kg·d)分 3~4 次口服。瘙痒症状和生化指标多数可明显改善。治疗期间根据病情每 1~2 周检查一次肝功能,监测生化指标的改变。

（2）S-腺苷蛋氨酸（SAMe）：为 ICP 临床二线用药或联合治疗药物，可口服或静脉用药，用量为每日 1g。

4.辅助治疗

（1）促胎肺成熟：地塞米松可用于有早产风险的患者。

（2）改善瘙痒症状：炉甘石液、薄荷类、抗组胺药物对瘙痒有缓解作用。

（3）预防产后出血：当伴发明显的脂肪痢或凝血酶原时间延长时，可补充维生素 K，每日 5～10mg，口服或肌内注射。

5.产科处理

ICP 孕妇会发生突发的不可预测的胎死宫内，因此选择最佳的分娩方式和时机，获得良好的围产结局是对 ICP 孕期管理的最终目的。关于 ICP 终止妊娠的时机需考虑孕周、病情严重程度及治疗效果等综合判断，遵循个体化评估的原则。

（1）病情严重程度：对于早期发病、病程较长的重度 ICP，期待治疗的时间不宜过久。产前孕妇血清总胆汁酸水平≥40μmol/L 是预测不良围产儿结局的良好指标。

（2）终止妊娠的时机：轻度 ICP 患者终止妊娠的时机在孕 38～39 周左右；重度 ICP 患者在孕 34～37 周之间，但需结合患者的治疗效果、胎儿状况及是否有其他合并症等综合评估。

（3）终止妊娠的方式。①阴道分娩：轻度 ICP、无产科和其他剖宫产指征、孕周＜40 周者，可考虑阴道试产。产程中密切监测宫缩及胎心情况，做好新生儿复苏准备，若可疑胎儿窘迫应适当放宽剖宫产指征。②剖宫产：重度 ICP；既往有 ICP 病史并存在与之相关的死胎死产及新生儿窒息或死亡病史；高度怀疑胎儿窘迫或存在其他阴道分娩禁忌证者，应行剖宫产终止妊娠。

第五章　妊娠合并症

第一节　妊娠合并心脏病

妊娠期、分娩期及产褥期均可能使心脏病患者的心脏负担加重而诱发心力衰竭,是孕产妇死亡的重要原因之一。妊娠合并心脏病(包括孕前已有心脏病及妊娠后发现或发生心脏病)在我国孕产妇死因顺位中高居第 2 位,位居非直接产科死因的首位。我国发病率约为 1％。

一、妊娠对心血管系统的影响

1.妊娠期心血管系统的变化

随着妊娠进展,子宫逐渐增大,胎盘循环建立,母体代谢率增高,内分泌系统发生许多变化,母体对氧及循环血液的需求量增加,在血容量、血流动力学等方面均发生一系列变化。

(1)孕期血容量:孕妇的总血容量较非妊娠期增加,一般自妊娠第 6 周开始,32～34 周达高峰,较妊娠前增加 30％～45％。此后维持在较高水平,于产后 2～6 周逐渐恢复正常。

(2)心输出量:血容量的增加引起心输出量增加和心率加快。妊娠早期主要引起心输出量增加,妊娠 4～6 个月时增加最多,平均较妊娠前增加 30％～50％。并且孕妇体位对心输出量影响较大,约 5％孕妇可因体位改变使心输出量减少出现不适,如"仰卧位低血压综合征"。妊娠中晚期需增加心率以适应血容量增多,至分娩前 1～2 个月心率较非孕时每分钟平均约增加 10 次。血流限制性损害的心脏病,如二尖瓣狭窄及肥厚性心肌病患者,可能会出现明显症状甚至发生心力衰竭。

(3)孕期心脏:妊娠晚期子宫增大、膈肌上升使心脏向左向上移位,心尖搏动向左移位 2.5～3cm。由于心排出量增加和心率加快,心脏负担加重,导致心肌轻度肥大。心尖第一心音和肺动脉瓣第二心音增强,并可有轻度收缩期杂音。这种妊娠期心脏生理性改变有时与器质性心脏病难以区别,增加了妊娠期心脏病诊断的难度。

2.分娩期

分娩期为心脏负担最重的时期,每次宫缩时有 250～500mL 的血液被挤入体循环,因此,回心血量增加。每次宫缩时心排出量约增加 24％,同时有血压增高、脉压增大及中心静脉压增加。第二产程除子宫收缩外,腹肌与骨骼肌亦收缩,周围循环阻力增加,加上产时用力屏气,肺循环压力显著增高,同时腹压加大,使内脏血涌向心脏,此外宫缩疼痛和焦虑情绪可引起交感神经兴奋、心率增快,故心脏负担此时最重。先天性心脏病孕妇有时可因肺循环压力增加,使原来左向右分流转为右向左分流而出现发绀。第三产程胎儿胎盘娩出后,子宫突然缩小,血窦关闭,胎盘循环停止,存在于子宫血窦内的大量血液突然进入血液循环中,使回心血量增加。此外,腹腔内压骤减,大量血液向内脏灌注,造成血流动力学急剧波动。此时,患心脏病的孕妇极易发生心力衰竭。

3.产褥期

产后 3 日内仍是心脏负荷较重的时期。子宫收缩使大量血液进入体循环,并且妊娠期组织间潴留的液体也回流入体循环,这不仅造成血容量的进一步增加,也使血液进一步稀释,加重妊娠贫血。妊娠期出现的一系列心血管变化,在产褥期尚不能立即恢复到妊娠前状态。心脏病产妇此时仍应警惕心力衰竭的发生。

综上所述,妊娠 32～34 周后、分娩期(第一产程末及第二产程)、产后 3 日内(尤其是产后 24 小时内)是心脏负担较重的时期,也是心脏病孕妇最易发生心力衰竭的时期,因此应加强监护。

二、妊娠合并心脏病的种类及其对妊娠的影响

妊娠合并心脏病的种类在不同的地区差别较大。我国在 1975 年以前以风湿性心脏病最多见,但随着人民生活水平的提高及广谱抗生素的应用,风湿热及风湿性心脏病的发病率已显著下降。近年来,随着心血管外科的发展,先天性心脏病已可能获得早期根治或部分纠正,从而使越来越多的先天性心脏病女性获得妊娠及分娩的机会。因此,目前在妊娠合并心脏病患者中,先天性心脏病占 35％～50％,位居第一。其余依次为风湿性心脏病、妊娠期高血压疾病性心脏病、围生期心肌病、贫血性心脏病以及心肌炎等。

(一)先天性心脏病

1.左向右分流型先天性心脏病

(1)房间隔缺损:为最常见的先天性心脏病,占先心病的 20％左右。对妊娠的影响取决于缺损的大小。缺损面积＜1cm² 者一般无症状,多能耐受妊娠及分娩。若缺损面积较大,妊娠期及分娩期由于肺循环阻力增加、肺动脉高压、右心房压力增加,妊娠期体循环阻力下降、分娩期失血、血容量减少,可引起右向左分流出现发绀,且极易发生心力衰竭。房间隔缺损面积＞2cm² 者,最好在孕前手术矫治后再妊娠。

(2)室间隔缺损:可单独存在或与其他心脏畸形并存。缺损大小及肺动脉压力的改变将直接影响血流动力学变化。缺损面积＜1.25cm²,若既往无心衰史及其他并发症者,一般能顺利妊娠及分娩。若室间隔缺损较大,常较早出现症状,多在儿童期肺动脉高压出现前已行手术修补,若缺损较大且未修补的成年人,易出现肺动脉高压和心力衰竭,且细菌性心内膜炎发生率也较高。妊娠可耐受轻、中度的左向右分流,但当肺动脉压接近或超过体循环水平时,将发展为右向左分流或艾森门格综合征,孕产妇死亡率将高达 30％～50％。后者应禁止妊娠,如果避孕失败,应于妊娠早期行治疗性人工流产。

(3)动脉导管未闭:为较常见的先天性心脏病。多数患者在儿童期已手术治愈,故妊娠合并动脉导管未闭者并不多见。较大分流的、未行手术矫治的动脉导管未闭,由于大量动脉血流

向肺动脉,肺动脉高压使血流逆转而出现发绀并诱发心力衰竭。对于孕早期已有肺动脉高压或有右向左分流者,宜终止妊娠。若未闭动脉导管口径较小、肺动脉压正常者,对妊娠的耐受能力一般较好。

2.右向左分流型先天性心脏病

临床上最常见的是法洛四联症及艾森门格综合征。一般多有复杂的心血管畸形,若未行手术治疗,很少存活至生育年龄。此类患者对妊娠耐受力极差,妊娠后母儿死亡率可高达30%～50%,若发绀严重,自然流产率可高达80%,艾森门格综合征遗传率高达27.7%。故此类心脏病妇女不宜妊娠,或已妊娠也应尽早终止。若经手术矫治后心功能为Ⅰ～Ⅱ级者,可在严密观察下妊娠。

3.无分流型先天性心脏病

(1)肺动脉口狭窄:单纯肺动脉口轻度狭窄者预后一般较好,多能耐受妊娠。重度狭窄(瓣口面积减少60%以上)者,孕产期易发生右心衰竭,故宜手术矫治后再妊娠。

(2)主动脉缩窄:虽为常见的心血管异常,但女性少见,所以,妊娠合并主动脉缩窄较少见。此病常伴有其他心血管畸形,合并妊娠时母儿预后较差,合并妊娠时,孕产妇死亡率3.5%～9%,围生儿预后也较差,胎儿死亡率10%～20%。新生儿患主动脉缩窄发生率3.6%～4%。因此,中、重度缩窄者即使经手术矫正治疗,也应劝告其避孕或在孕早期终止妊娠。轻度主动脉缩窄,心脏代偿功能良好者,可在严密观察下继续妊娠。

(3)马方综合征:为结缔组织遗传性缺陷导致主动脉中层囊性改变,形成夹层动脉瘤。伴有主动脉根部扩大的马方综合征,合并妊娠时死亡率高达40%～50%,死因多为血管破裂。胎儿死亡率超过10%。马方综合征遗传率高达50%。因此患本病妇女应劝其避孕,妊娠者若超声心动图发现主动脉根部直径>40mm时,应劝其终止妊娠。若可允许妊娠者必须严格限制活动,控制血压,必要时使用β受体阻滞药以降低心肌收缩力。

(二)风湿性心脏病

1.二尖瓣狭窄

最多见,占风湿性心脏病的2/3～3/4。其对妊娠的影响主要取决于瓣膜口狭窄的程度。当瓣膜口面积<2.5cm² 时,血流从左房流入左室已经受阻,瓣膜口面积<2cm² 为轻度狭窄,瓣膜口面积<1.5cm² 为中度狭窄,瓣膜口面积<1cm² 为重度狭窄。由于血流从左房流入左室受阻,妊娠期血容量增加和心率加快,舒张期左室充盈时间缩短,可发生肺淤血和肺水肿,从而出现症状,特别是中度以上的狭窄。轻度狭窄,心功能Ⅰ～Ⅱ级的孕妇,通常母儿预后良好,可在严密监护下妊娠和分娩。中度以上的狭窄,心功能为Ⅲ～Ⅳ级者,妊娠死亡率高达4%～19%,因此,病变较严重、伴有肺动脉高压者,应在妊娠前纠正二尖瓣狭窄,已妊娠者宜早期终止妊娠。

2.二尖瓣关闭不全

由于妊娠期外周阻力降低,使二尖瓣反流程度减轻,故一般情况下单纯二尖瓣关闭不全能较好耐受妊娠。

3.主动脉瓣狭窄及关闭不全

妊娠期外周阻力降低可使主动脉瓣关闭不全者反流减轻,一般可以耐受妊娠。主动脉瓣狭窄可影响妊娠期血流动力学,严重者应手术矫正后再考虑妊娠。

(三)妊娠期高血压疾病性心脏病

妊娠期高血压疾病性心脏病指妊娠期高血压疾病的孕妇,以往无心脏病病史及体征,而突然发生以左心衰竭为主的全心衰竭。病因是妊娠期高血压疾病时冠状动脉痉挛、心肌缺血、周围小动脉阻力增加、水钠潴留及血黏度增加,从而导致低排高阻型心力衰竭。这种心脏病在发生心力衰竭之前,常有干咳,夜间明显,易误认为上呼吸道感染或支气管炎而延误诊疗时机。若能诊断及时,治疗得当,常能度过妊娠及分娩期,产后病因消除,病情会逐渐缓解,多不遗留器质性心脏病变。

(四)围生期心肌病

围生期心肌病(PPCM)指发生于妊娠晚期至产后 6 个月内的扩张性心肌病,其特征为既往无心血管疾病史的孕妇,出现心肌收缩功能障碍和充血性心力衰竭。发生于妊娠晚期占 10%,产褥期及产后 3 个月内最多,约占 80%,产后 3 个月以后占 10%。

1.病因

确切病因不清,可能与病毒感染、免疫、高血压、肥胖、营养不良及遗传等因素有关。

2.病理

心腔扩大,以左心室扩张为主,室壁多变薄,心肌纤维瘢痕形成,心内膜增厚,常有附壁血栓。

3.临床表现

临床表现不尽相同,主要表现为呼吸困难、心悸、咳嗽、咯血、端坐呼吸、胸痛、肝大、水肿等心力衰竭的症状。约 25%~40% 的患者出现相应器官栓塞症状。

4.辅助检查

B 型超声心动图显示心腔扩大,以左室、左房大为主,室壁运动普遍减弱,射血分数减少,可见附壁血栓。胸部 X 线摄片见心脏普遍增大、肺淤血。心电图示心房纤颤、传导阻滞等各种心律失常,其他还有 ST 段以及 T 波异常等多种改变。心内膜或心肌活检可见心肌细胞变性坏死伴炎性细胞浸润。

5.诊断

目前本病缺乏特异性诊断手段,主要根据病史、症状、体征及辅助检查。心内膜及心肌活检有助于确诊。

6.治疗及预后

本病无特效治疗方法,治疗原则主要是针对心力衰竭和心律失常。

(1)休息、增加营养和低盐饮食。

(2)纠正心力衰竭:给予强心、利尿、扩张血管等处理。

(3)抗栓塞:适当应用肝素。

(4)应用肾素-血管紧张素转换酶抑制药以及醛固酮拮抗药对本病有效,应坚持长期治疗达 2 年之久。

(5)预后:本病死亡率较高,孕产妇死亡率约 16%,主要死因是心力衰竭、肺栓塞或心律失常。且再次妊娠复发风险高达 30%~50%,若患围生期心肌病、心力衰竭且遗留心脏扩大者,应避免再次妊娠。

(五)心肌炎

心肌炎是心肌本身局灶性或弥漫性炎性病变,可发生于妊娠任何阶段。

1.病因

主要与病毒感染(柯萨奇 B、A,ECHO,流感病毒和疱疹病毒等)有关,其他还可由细菌、真菌、原虫、药物、毒性反应或中毒所致。

2.病理

心肌细胞融解,间质水肿,炎症细胞浸润。

3.临床表现

无特异性,且差异很大,从无症状到致命性心力衰竭、严重心律失常和猝死都有可能发生。常在发病 1～3 周前有发热、咽痛、咳嗽、恶心、呕吐、乏力等病毒感染的前驱症状,之后出现心悸、胸痛、呼吸困难和心前区不适。检查可见心率加快与体温不成比例,心律失常,心界扩大或有颈静脉怒张、肺部啰音、肝大等心力衰竭的体征。

4.辅助检查

白细胞增高、红细胞沉降率加快、C-反应蛋白增加、心肌酶谱增高,发病 3 周后血清抗体滴度增高 4 倍等。心电图 ST 段以及 T 波异常改变和各种心律失常,特别是房室传导阻滞和室性期前收缩等。

5.处理及预后

没有特异治疗方法。急性期休息、补充营养,通常症状在数周后可消失,而后完全恢复。急性心肌炎病情控制良好者可在密切监护下妊娠。心功能严重受累者,妊娠期发生心力衰竭的危险性很大,治疗主要针对出现的并发症。柯萨奇 B 组病毒感染所致的心肌炎,病毒有可能导致胎儿宫内感染,发生胎儿及新生儿先天性心律失常及心肌损害,但确切发生率还不十分清楚。

三、对胎儿的影响

不宜妊娠的心脏病患者一旦妊娠,或妊娠后心功能恶化者,流产、早产、死胎、胎儿生长受限、胎儿窘迫及新生儿窒息的发生率均明显增高。围产儿死亡率是正常妊娠的 2～3 倍。心脏病孕妇心功能良好者,胎儿相对安全,剖宫产机会多。某些治疗心脏病的药物对胎儿也存在潜在的毒性反应,如地高辛可自由通过胎盘到达胎儿体内。多数先天性心脏病为多基因遗传,双亲中任何一方患有先天性心脏病,其后代先天性心脏病及其他畸形的发生机会较对照组增加 5 倍,如室间隔缺损、肥厚型心肌病、马方综合征等均有较高的遗传性。

四、诊断

由于正常妇女妊娠期可出现心悸、气促、踝部浮肿、乏力、心动过速等症状,检查可有心脏稍扩大、心尖区轻度收缩期杂音等体征。以上症状和体征酷似心脏病,所以增加了心脏病诊断的难度。当出现以下症状和体征时,应警惕器质性心脏病。

1.病史

孕前已诊断器质性心脏病或有风湿热病史,有心悸、气短、心力衰竭史者。

2.症状

本次妊娠期有心功能异常的表现,如经常性夜间端坐呼吸、胸闷、胸痛、劳力性呼吸困难、咯血等。

3.体征

心界明显增大;心脏听诊有 2 级以上舒张期或粗糙的 3 级以上收缩期杂音,严重的心律失常、心包摩擦音等;有发绀、杵状指、持续性颈静脉怒张等。

4.辅助检查

(1)心电图:严重心律失常,如心房颤动、心房扑动、Ⅲ度房室传导阻滞、ST 段及 T 波异常改变等。

(2)超声心动图:具有无创性的优点,临床上广泛用于心脏结构及传导方面的检测,当显示心腔扩大、心肌肥厚、瓣膜运动异常、心脏结构畸形等,应警惕心脏病。

(3)X 线检查:显示心脏明显扩大。

(4)心导管检查:能准确了解心脏结构的改变及心脏各部分压力的变化。由于是一种有创性检查,在孕期较少应用。

(5)生化指标:B 型尿钠肽等。

五、心脏病孕妇心功能分级

1.主观功能量分级

纽约心脏病学会(NYHA)依据心脏病患者对日常体力活动的耐受力,对心脏主观功能量进行评估,将心脏功能分为 4 级,此分级方法同样适用于孕产妇。

Ⅰ级:一般体力活动不受限制。

Ⅱ级:一般体力活动轻度受限,休息时无症状,活动后出现心悸、气短等症状。

Ⅲ级:一般体力活动明显受限制,休息时无不适,轻微日常工作即感不适、心悸、呼吸困难,或既往有心力衰竭史者。

Ⅳ级:一般体力活动严重受限制,休息时存在心悸、呼吸困难等心力衰竭症状,不能进行任何体力活动。

此种心功能分级简单易行,妊娠期也可适用,主要适用于慢性心衰患者。但因个体差异和主观因素则对分级结果影响较大。

2.客观严重程度分级

将客观检查手段评估心脏病严重程度作为并列分级,此类将心脏病分为 4 级。

A 级:无心血管病的客观依据。

B 级:客观检查表明属于轻度心血管病患者。

C 级:客观检查表明属于中度心血管病患者。

D 级:客观检查表明属于重度心血管病患者。

其中轻、中、重没有做出明确规定,由医师根据检查进行判断。可将患者的两种分级并列,如心功能Ⅱ级 C、Ⅰ级 B 等。

六、孕前咨询

心脏病患者进行孕前咨询十分必要。心脏病患者能否安全度过妊娠期、分娩期及产褥期与心脏病的种类、严重程度、是否手术矫治、心功能级别及医疗条件等多种因素有关。

1.可以妊娠

患者心脏病变较轻,NYHA 心功能Ⅰ～Ⅱ级,既往无心力衰竭史,亦无其他并发症者可以妊娠。

2.不宜妊娠

心脏病变较重,NYHA 心功能Ⅲ～Ⅳ级、既往有心力衰竭史、有肺动脉高压、右向左分流型先天性心脏病、严重心律失常、风湿热活动期、心脏病并发细菌性心内膜炎、急性心肌炎等,妊娠期极易发生心力衰竭,不宜妊娠。年龄大于 35 岁,心脏病病程较长者,发生心力衰竭的可能性极大,不宜妊娠。

七、常见并发症

(一)心力衰竭

是妊娠合并心脏病常见的严重并发症,也是妊娠合并心脏病孕产妇死亡的主要原因,由于妊娠期及分娩期血流动力学的巨大变化,心力衰竭最容易发生在妊娠 32～34 周、分娩期及产褥早期。

以急性肺水肿为主要表现的急性左心衰多见,常为突然发病。病情加重时可出现血压下降、脉搏细弱,神志模糊,甚至昏迷、休克、窒息而死亡。所以,应重视早期心力衰竭的临床表现:①轻微活动后即出现胸闷、心悸、气短;②休息时心率每分钟超过 110 次,呼吸每分钟超过 20 次;③夜间常因胸闷而坐起呼吸,或到窗口呼吸新鲜空气;④肺底部出现少量持续性湿啰音,咳嗽后不消失。

(二)感染性心内膜炎

是指由细菌、真菌和其他微生物(如病毒、立克次体、衣原体、螺旋体等)直接感染而产生的心瓣膜或心壁内膜炎症。最常见的症状是发热、心脏杂音、栓塞表现。若不及时控制,可诱发心力衰竭。

(三)缺氧和发绀

妊娠时外周血管阻力降低,使发绀型先天性心脏病的发绀加重;非发绀型左至右分流的先天性心脏病,可因肺动脉高压及分娩失血,发生暂时性右至左分流引起缺氧和发绀。

(四)静脉栓塞和肺栓塞

妊娠时血液呈高凝状态,若合并心脏病伴静脉压增高及静脉淤滞者,有时可发生深部静脉血栓,虽不常见,一旦栓子脱落可诱发肺栓塞,是孕产妇的重要死亡原因之一。

(五)恶性心律失常

指心律失常发作时导致患者的血流动力学改变,出现血压下降甚至休克,心、脑、肾等重要器官供血不足,多在原有心脏病的基础上发生,是孕妇猝死和心源性休克的主要原因。

八、处理

心脏病孕、产妇的主要死亡原因是心力衰竭。规范的孕期保健或干预可早期发现或减少心力衰竭发生。

(一)妊娠期

1.决定能否继续妊娠

凡不宜妊娠的心脏病孕妇,妊娠早期建议行治疗性人工流产,最好实施麻醉镇痛。对有结构异常性心脏病者应给予抗生素预防感染。对于妊娠中期就诊者,终止妊娠的时机和方法应根据医疗条件、疾病严重程度、疾病种类及心脏并发症等综合考虑。

2.加强孕期保健

(1)产前检查的频率:自妊娠早期开始进行产前检查,并告知妊娠风险和可能会发生的严重并发症,建议在二级以上妇产专科或综合医院规范进行孕期保健;妊娠风险低者,产前检查频率同正常妊娠。每次检查应进行妊娠风险评估,妊娠风险分级增高,产前检查次数增加、妊娠32周后,发生心力衰竭的概率增加,产前检查应每周1次。发现早期心力衰竭征象,应立即住院。孕期经过顺利者,亦应在36~38周提前住院待产。

(2)产前检查内容:除常规的产科项目外,应增加评估心功能的检查,并询问患者的自觉症状,加强心率(律)和心肺的听诊。产科医师和心脏专科医师共同评估心脏病的严重程度及心功能,及时发现疾病变化并做好及时转诊。

(3)胎儿监测:先天性心脏病患者的后代发生先天性心脏病的风险为5%~8%,妊娠期进行胎儿心脏病的筛查,发现胎儿严重复杂心脏畸形可以尽早终止妊娠;母体患心脏病的种类、缺氧的严重程度、心功能状况、妊娠期抗凝治疗、是否出现严重心脏并发症等均可引起胎儿并发症,如流产、早产、胎儿生长受限、低出生体重、胎儿颅内出血、新生儿窒息和新生儿死亡等。妊娠28周后进行胎儿脐血流、羊水量和无应激试验(NST)等监测。

3.防治心力衰竭

(1)休息:保证充分休息,避免过劳及情绪激动。

(2)饮食:要限制过度加强营养而导致体重过度增长,以整个妊娠期不超过12kg为宜。保证合理的高蛋白、高维生素和铁剂的补充,妊娠20周以后预防性应用铁剂防止贫血。适当限制食盐量,一般每日食盐量不超过4~5g。

(3)预防和积极治疗引起心力衰竭的诱因:预防上呼吸道感染,纠正贫血,治疗心律失常。孕妇心律失常发生率较高,对频繁的室性期前收缩或快速室性心律,必须用药物治疗。防治妊娠期高血压疾病和其他合并症与并发症。

(4)动态观察心脏功能:定期进行超声心动图检查,测定心脏射血分数、每分心排出量、心脏排血指数及室壁运动状态,判断随妊娠进展的心功能变化。

(5)心力衰竭的治疗:一旦发生急性心衰,需多学科合作抢救。根据孕周、疾病的严重程度及母儿情况综合考虑终止妊娠的时机和方法。急性左心衰的处理与未妊娠者基本相同。但应用强心药时应注意,孕妇血液稀释、血容量增加及肾小球滤过率增强,同样剂量药物在孕妇血中浓度相对偏低。同时孕妇对洋地黄类药物耐受性较差,需注意其毒性反应。不主张预防性应用洋地黄,早期心力衰竭者,可给予作用和排泄较快的制剂,以防止药物在体内蓄积,在产褥期随着组织内水分一同进入循环引起毒性反应,可根据临床效果减量。不主张用饱和量,以备随着孕周增加、心力衰竭加重时抢救用药的需要,病情好转即停药。妊娠晚期发生心力衰竭,原则是待心力衰竭控制后再行产科处理,若为严重心力衰竭,经内科各种治疗措施均未能奏效,继续发展必将导致母儿死亡时,也可一边控制心力衰竭一边紧急剖宫产,取出胎儿,减轻心脏负担,挽救孕妇生命。

4.终止妊娠的时机

(1)心脏病妊娠风险低且心功能Ⅰ级者可以妊娠至足月,如不伴有肺动脉高压的房间隔缺损、室间隔缺损、动脉导管未闭;不伴有心脏结构异常的单源、偶发的室上性或室性期前收缩等。但若出现严重心脏并发症或心功能下降则提前终止妊娠。

(2)妊娠风险较高但心功能Ⅰ级的心脏病患者可以妊娠至32～36周终止妊娠,但必须严密监护,必要时可提前终止妊娠。

(3)属妊娠禁忌的严重心脏病患者,一旦诊断需尽快终止妊娠。

(二)分娩期

于妊娠晚期,应提前选择好适宜的分娩方式。

1.经阴道分娩

心脏病妊娠风险低且心功能Ⅰ级者通常可耐受经阴道分娩。胎儿不大、胎位正常、宫颈条件良好者,可考虑在严密监护下经阴道分娩。分娩过程中需要心电监护,严密监测患者的自觉症状、心肺情况。避免产程过长;有条件者可以使用分娩镇痛,以减轻疼痛对于血流动力学的影响。

(1)第一产程:安慰及鼓励产妇,消除紧张情绪。无分娩镇痛者适当应用地西泮、哌替啶等镇静剂。密切注意血压、脉搏、呼吸、心率。一旦发现心力衰竭征象,应取半卧位,高浓度面罩吸氧,并给去乙酰毛花苷0.4mg加于25%葡萄糖注射液20mL内缓慢静脉注射,必要时4～6小时重复给药一次。产程开始后即应给予抗生素预防感染。

(2)第二产程:要避免用力屏气加腹压,应行会阴切开术、胎头吸引术或产钳助产术,尽可能缩短第二产程。

(3)第三产程:胎儿娩出后,产妇腹部放置沙袋,以防腹压骤降而诱发心力衰竭。为防止产后出血过多而加重心肌缺血和心力衰竭,可静脉注射或肌内注射缩宫素10～20U,禁用麦角新碱。产后出血过多时,应及时输血、输液,注意输液速度不可过快。

2.剖宫产

对有产科指征及心功能Ⅲ～Ⅳ级者,均应择期剖宫产。心脏病妊娠风险分级高但心功能Ⅱ级者,也考虑择期剖宫产。主张对心脏病产妇放宽剖宫产术指征,减少产妇因长时间宫缩所引起的血流动力学改变,减轻心脏负担。可选择连续硬膜外阻滞麻醉,麻醉剂中不应加用肾上腺素,麻醉平面不宜过高。结构异常性心脏病者术前预防性应用抗生素1～2日。术中胎儿娩出后腹部沙袋加压,缩宫素预防产后出血。不宜再妊娠者,可同时行输卵管结扎术。术后应限制每天液体入量和静脉输液速度,并继续使用抗生素预防感染 5～10 日。术后应给予有效的镇痛,以减轻疼痛引起的应激反应。

(三)产褥期

分娩后 3 日内,尤其产后 24 小时仍是发生心力衰竭的危险时期,产妇须充分休息并密切监护。产后出血、感染和血栓栓塞是严重的并发症,极易诱发心力衰竭,应重点预防。心脏病妊娠风险低且心功能Ⅰ级者建议哺乳。对于疾病严重的心脏病产妇,即使心功能Ⅰ级,也建议人工喂养。华法林可以分泌至乳汁中,长期服用者建议人工喂养。不宜再妊娠的阴道分娩者,可在产后 1 周行绝育术。

第二节　妊娠合并血液疾病

一、妊娠期缺铁性贫血

缺铁性贫血是指体内可用来制备血红蛋白的储存铁不足,红细胞生成障碍所发生的小细胞低色素性贫血,是铁缺乏的晚期表现。由于妊娠期妇女的生理改变,66% 的孕妇可发生缺铁性贫血,占妊娠期贫血的 95%。铁是人体最重要的微量元素之一,是构成血红蛋白必需的原料。人体血红蛋白铁约占机体总铁量的 70%,余下的 30% 以铁蛋白及含铁血黄素的形式储存在肝、脾、骨髓等组织,称储存铁,当铁供应不足时,储存铁可供造血需要,所以铁缺乏早期无贫血表现。当铁缺乏加重,储存铁耗竭时,才表现出贫血症状和体征,故缺铁性贫血是缺铁的晚期表现。

体内许多含铁酶和铁依赖酶控制着体内重要代谢过程,因此铁与组织呼吸、氧化磷酸化、胶原合成、卟啉代谢、淋巴细胞及粒细胞功能、神经介质的合成与分解、躯体及神经组织的发育都有关系。铁缺乏时因酶活性下降导致一系列非血液学的改变,如上皮细胞退变、萎缩、小肠黏膜变薄致吸收功能减退、神经功能紊乱、抗感染能力降低等。

(一)病因

1.铁的需要量增加

由于胎儿生长发育需要铁 250～350mg,妊娠期增加的血容量需要铁 650～750mg,故整个孕期共需增加铁 1000mg 左右。

2.孕妇对铁摄取不足或吸收不良

孕妇每日至少需要摄入铁 4mg。按正常饮食计算,每日饮食中含铁 10～15mg,而吸收率仅为 10%,远不能满足妊娠期的需要。即使是在妊娠后半期,铁的最大吸收率达 40%,仍不能满足需要,若不给予铁剂补充,容易耗尽体内的储存铁而造成贫血。

3.不良饮食习惯

蔬菜摄入量少,长期偏食和饮浓茶不但使铁的摄入减少,而且吸收也不足。

4.其他

既往月经过多、多产或分娩过于频密等使铁的丢失过多,早孕反应重使得铁的摄入不足。

（二）发病机制

孕妇缺铁使体内长期处于铁的负平衡,机体便动用储备铁,继之使血清铁、血铁蛋白逐渐下降到最低点。当体内的铁耗尽,发生红细胞内缺铁时,便会导致红细胞生成障碍。

（三）贫血对妊娠的影响

慢性或轻度贫血机体能逐渐适应而无不适,对妊娠和分娩影响不大。中度以上的贫血由于组织对缺氧的代偿可出现心率加快,心输出量增加,继续发展则心脏代偿增大,心肌缺血,当血红蛋白<50g/L时易发生贫血性心脏病。贫血的孕妇由于子宫胎盘缺血极易合并妊娠高血压疾病;由于抵抗力降低易导致感染的发生;缺血的子宫易引起宫缩不良而导致产程延长和产后出血;因氧储备不足,对出血的耐受性差,即使产后出血不多也容易引起休克而危及生命;对产科手术的麻醉耐受性差,容易发生麻醉意外。

贫血孕妇氧储备不足可影响胎儿的生长发育和胎儿的储备能力,故胎儿生长受限、低出生体重儿、胎儿窘迫、新生儿窒息的发生率升高。

铁通过胎盘单方向源源不断运输给胎儿,轻、中度的贫血对胎儿没有影响,但严重缺铁性贫血的孕妇没有足够的铁供给胎儿,胎儿出生后同样表现为小细胞低色素性贫血。

（四）诊断依据

1.病史

既往有月经过多、钩虫病等慢性失血的病史;长期偏食、胃肠功能紊乱、营养不良;合并肝肾疾病和慢性感染。经铁剂治疗有效对诊断有重要的辅助价值。

2.临床表现

缓慢起病,轻者常无明显症状。随着贫血的出现皮肤黏膜逐渐苍白,以唇、甲床最明显,也可出现头发枯黄、倦怠乏力、不爱活动或烦躁、注意力不集中、记忆力减退。重者表现为口腔炎、舌乳头萎缩、反甲、心悸、气短、头昏、耳鸣、腹泻、食欲不振、少数有异食癖等,严重的可见水肿、心脏扩大或心力衰竭。

3.实验室检查

这是诊断缺铁性贫血的重要依据。

(1)外周血象:为小细胞低色素性贫血,血红蛋白<100g/L,网积红细胞正常或略高,轻度患者白细胞及血小板计数均在正常范围,严重时三系均降低。红细胞平均体积(MCV)<80fl,红细胞平均血红蛋白量(MCH)<27pg,红细胞平均血红蛋白浓度(MCHC)<30%。

(2)血清铁和总铁结合力:当孕妇血清铁 $<8.95\mu mol/L$（$50\mu g/dL$）,总铁结合力$>64.44\mu mol/L$（$360\mu g/dL$）时,有助于缺铁性贫血的诊断。

(3)血清铁蛋白:是反映体内铁储备的主要指标,血清铁蛋白$<14\mu g/L$（$<20\mu g/L$为贮铁减少,$<12\mu g/L$为贮铁耗尽)可作为缺铁的依据。

(4)骨髓象:红系造血呈轻度或中度活跃,以中晚幼红细胞增生为主,骨髓铁染色可见细胞内外铁均减少,尤以细胞外铁减少更有诊断意义。

（五）治疗

1.补充铁剂

主要方法是口服铁剂,常用硫酸亚铁片剂 0.2~0.3g,每日 3 次,饭后服用,以减少对胃肠道的刺激。琥珀酸亚铁 0.2～0.4g,每日 3 次,其含铁量高,且吸收好,生物利用度高,不良反应小。同时服用维生素 C 可保护铁不被氧化,促进铁吸收。

注射铁剂的应用指征:①口服铁剂消化道反应严重;②原有胃肠道疾病或妊娠剧吐;③贫血严重;④妊娠中、晚期需要快速补铁。

注射用铁剂有右旋糖酐铁及山梨醇枸橼酸铁两种剂型。

右旋糖酐铁:首剂 20～50mg,深部肌内注射,如无反应,次日起每日或隔 2～3 天注射100mg。右旋糖酐铁也可供静脉注射,由于反应多而严重,一般不主张,初用者使用前需作皮内过敏试验。总剂量为每提高 1g 血红蛋白需右旋糖酐铁 300mg,也可按以下方法计算:右旋糖酐铁总剂量(mg)＝300×(正常血红蛋白克数－患者血红蛋白克数)＋500mg(补充部分贮存铁)。

山梨醇铁剂:有吸收快、局部反应小的特点,115mg/(kg・次),肌内注射。每升高 1g 血红蛋白需山梨醇铁 200～250mg,总剂量可参考上述公式。

2.输血

缺铁性贫血一般不需输血,仅适用于严重病例和症状明显者,当血红蛋白<60g/L,接近预产期或短期内需分娩者应少量多次输注浓缩红细胞悬液,每次输 1 单位,输注时必须掌握速度避免加重心脏负担或诱发急性左心衰竭,对有心功能不全者更应注意。

3.产科处理

(1)临产后应配血:以防出血多时能及时输血。

(2)预防产后出血:严密监测产程,第一产程避免时间过长,第二产程尽可能缩短,必要时予以助产;胎儿前肩娩出后,药物促进子宫收缩,促进第三产程;产后尽快仔细检查和缝合损伤的软产道,减少产后出血量。

(3)预防感染:产程中严格无菌操作,产后应用广谱抗生素。

(六)预防

为满足孕期对铁需要量的增加,鼓励孕妇多进食含铁丰富的食物,如牛肉、动物内脏、苹果、大枣、荔枝、香蕉、黑木耳、香菇、黑豆、芝麻等;纠正偏食的习惯;妊娠中期后应常规补铁;积极纠正胃肠功能紊乱及其他易引起缺铁性贫血的合并症。

二、妊娠合并再生障碍性贫血

再生障碍性贫血是一组不同病因引起的机体造血功能衰竭综合征,以骨髓造血红髓容量减少和外周血全血细胞减少为特征。患者临床表现为贫血、出血和感染,但发病缓急、病情轻重又不全相同。妊娠合并再生障碍性贫血是孕期少见的并发症,其发生率为 0.029%～0.080%,孕产妇多死于出血或败血症,是一种严重的妊娠并发症。临床上,全血细胞减少的患者应考虑再生障碍性贫血的可能,进一步行骨髓穿刺和骨髓活检进行确诊。

(一)临床表现和诊断

典型病例一般诊断不难,但不典型病例,如早期病例临床表现和实验室检查特征尚不明显,或再生障碍性贫血合并或叠合其他临床病症,则诊断也有一定困难。

再生障碍性贫血诊断需要详细询问病史、全面仔细的体格检查以及必要的辅助检查。病史中强调对于职业史、化学、放射性物质接触史的询问,发病前6个月内应用的药物应详细记录。

临床表现为进行性贫血、出血和易感染倾向,如全血细胞减少,查体无肝、脾、淋巴结肿大,均应考虑再生障碍性贫血的可能。

血液学检查对于本病诊断的意义毋庸置疑。外周血检查应进行全血细胞计数,包括网织红细胞计数。骨髓检查应包括骨髓涂片和骨髓活检,是诊断本病最重要的依据。

骨髓检查的特征:造血细胞面积减少,骨髓增生减低,骨髓液可见多数脂肪滴,非造血细胞易见。骨髓小粒空虚,典型者仅见非造血细胞形成的小粒支架。有时骨髓涂片可呈增生活跃,骨髓活检也可见不同程度的造血残留,这些局部残留的红系、粒系细胞成熟阶段较为一致。临床怀疑再生障碍性贫血而骨髓检查不典型者,应多部位多次穿刺和活检。

肝功能、病毒学、血清叶酸、维生素 B_{12} 自身抗体、流式细胞检测阵发性睡眠性血红蛋白尿症及外周血和骨髓细胞遗传学检测有助于进一步确定诊断再生障碍性贫血,排除其他临床和实验室表现相似疾病。

人体骨髓造血代偿潜能很大,红髓总量轻度减少常不引起明显的外周血细胞减少。再生障碍性贫血全血细胞减少的过程发生缓慢而进行性加重的,当造血干细胞和(或)祖细胞数量明显减少,以致不能生成足够数量的血细胞时,外周血细胞才逐渐低于正常,终至全血细胞减少。

早期患者症状轻微,仅有苍白、乏力,甚至无任何症状,实验室检查外周血细胞减少尚不明显,或仅一系、两系血细胞减少。髂骨穿刺常可呈造血活跃骨髓象,但仔细分析多能发现造血衰竭的征象,另外,多部位穿刺常可发现骨髓增生减低的部位。当患者出现下列情况时,应考虑再生障碍性贫血:①外周血细胞呈进行性、顽固性减少,各系列血细胞减少较为平行;②外周血细胞形态正常,网织红细胞计数减少,中性粒细胞减少,淋巴细胞比例增高;③骨髓中红系细胞主要为凝固核晚幼红细胞;④骨髓巨核细胞数量明显减少或缺如;⑤骨髓小粒空虚,主要为非造血细胞;⑥骨髓活检可见造血细胞增生低下、巨核细胞减少或缺如;⑦骨髓细胞体外CFU-GM、CFU-E、BFU-E 集落产率减低或无生长。对于仍难以诊断者,随访3~6个月,复查血象、骨髓象,以明确诊断。

少数再生障碍性贫血患者开始仅表现为血小板减少、紫癜和月经过多,贫血、感染症状不明显,骨髓巨核细胞明显减少,而粒、红两系尚无明显减少。病情可较长时期稳定,以后才逐渐出现白细胞减少、贫血,成为典型再生障碍性贫血。这类患者与原发性血小板减少性紫癜的重要鉴别点是骨髓巨核细胞减少甚至缺如,而不是明显增多。

晚期典型再生障碍性贫血的诊断须符合以下3点中至少2点:

(1)血红蛋白<100g/L。

(2)血小板<50×10^9/L。

(3)中性粒细胞<1.5×10^9/L。

(二)临床分型

诊断再生障碍性贫血后应进一步确定其临床分型。

1.根据血象和骨髓分型

(1)重型再生障碍性贫血

①骨髓细胞增生程度<正常的 25%,如<正常的 50%,则造血细胞应<30%。

②符合以下 3 项中至少 2 项:a.中性粒细胞<0.5×10^9/L;b.血小板<20×10^9/L;c.网织红细胞<20×10^9/L。

(2)极重型再生障碍性贫血

①符合重型再生障碍性贫血标准。

②中性粒细胞<0.2×10^9/L。

(3)非重型再生障碍性贫血

①不符合重型再生障碍性贫血。

②极重型再生障碍性贫血。

2.根据临床表现分型

(1)急性再生障碍性贫血:发病急,贫血进行性加重,常伴严重感染和内脏出血。

(2)慢性再生障碍性贫血:发病缓慢,贫血、出血和感染均较轻。

(三)妊娠与再生障碍性贫血

妊娠不是再障的原因,妊娠合并再障是巧合,由于妊娠期血流动力学的改变,常使再障患者在孕期、分娩时及产后病情加重,出血和感染的危险增加。约 1/3 女性在妊娠期发病,妊娠终止后病情改善或缓解,再次妊娠时复发,提示本病可能是一种免疫性疾病,又称妊娠特发性再生障碍性贫血。

再生障碍性贫血的孕妇发生妊娠期高血压疾病的概率增高。由于血小板数量减少和质的异常,以及血管脆性及通透性增加,可引起鼻、胃肠道黏膜等出血,产后出血发生率增高。红细胞减少引起贫血,易发生贫血性心脏病,甚至造成心力衰竭,贫血是再障的主要症状,当血红蛋白达 40~80g/L 时孕妇病死率的相对危险度为 1.35(非妊娠期重度贫血病死率的相对危险度为 3.51)。粒细胞、单核细胞及丙种球蛋白减少、淋巴组织萎缩,使孕妇防御功能低下,易引起感染。

重型再障患者的妊娠率为 3%~6%,经过免疫抑制剂治疗的再障患者,仍可获得成功的妊娠,妊娠期当血小板极低或合并有阵发性睡眠性血红蛋白尿时可发生严重并发症,其主要的死因有颅内出血、心力衰竭及严重的呼吸道、泌尿系感染或败血症。

对胎儿的影响:血红蛋白>60g/L 对胎儿影响不大。分娩后能存活的新生儿,一般血象正常,极少发生再障。血红蛋白≤60g/L 者对胎儿不利,可致胎儿在宫内慢性缺氧而导致流产、早产、胎儿生长受限及低出生体重儿,甚至发生胎死宫内及死产。

(四)治疗

再生障碍性贫血明确诊断后其治疗应由产科和血液科的医生共同管理。

1.非重型再生障碍性贫血治疗

非重型再生障碍性贫血没有理想的治疗方案,可自发缓解、较长时间病情稳定,部分进展为重型再生障碍性贫血。妊娠期发现及诊断者可以继续妊娠,孕期以观察为主,只有疾病进展才考虑治疗,否则均在妊娠结束或病情发展才开始治疗。

2.重型再生障碍性贫血治疗

再障患者妊娠后对母儿均存在极大的威胁,因此再障患者在病情未缓解之前应该避孕。

(1)妊娠期

①治疗性人工流产:若在妊娠早期,需要使用肾上腺皮质激素,且再障病情较重者,应做好输血准备的同时行人工流产。妊娠中、晚期患者,因终止妊娠有较大危险,预防和治疗血细胞减少相关的并发症,加强支持治疗,在严密监护下继续妊娠直至足月分娩。

②支持疗法:注意休息,左侧卧位,加强营养,间断吸氧,少量、间断、多次输入新鲜血,提高全血细胞,或根据缺少的血液成分间断成分输血。

③糖皮质激素:血小板很低,有明显出血倾向时免疫抑制剂的使用起到暂时止血的作用,使用量泼尼松 10～20mg,每日 3 次口服。

④雄激素:有刺激红细胞生成的作用,50～100mg/d 肌内注射,或司坦唑醇 6～12mg/d 口服。应用大剂量雄激素,可能有肝毒性反应或对女胎有影响,应用时应慎重考虑。

⑤输血治疗:输血指征:a.Hb<60g/L 或有心功能代偿不全时输浓缩红细胞,使红细胞容积维持在0.20左右,血红蛋白升至 80g/L 以上;b.在急性感染时,可以输入粒细胞;c.血小板<$10×10^9$/L 或发热时血小板<$20×10^9$/L,有出血倾向时予预防性输注血小板。

⑥感染的预防和治疗:不主张预防性应用抗生素,但发生感染时,应选用对胎儿影响小强有力广谱的抗生素。在白细胞极低的情况下,应做好保护性隔离防治感染的工作,能人住空气层流设备的房间更合适,口腔清洁护理、病房限制探视、空气消毒、分娩的无菌操作等预防措施非常重要。

(2)分娩期

①分娩前尽量改善血象,实行计划分娩,减少分娩的并发症。

②无产科剖宫产指征时,尽量行阴道分娩,减少手术产。阴道分娩避免产程延长,因第二产程腹压增加可造成孕妇颅内出血或其他重要脏器出血,故应缩短第二产程。

③分娩过程严格无菌操作,胎儿娩出后预防性应用宫缩剂,分娩操作后认真检查和缝合伤口,避免产道血肿,减少产后出血。

④手术指征应放宽,有指征手术时,根据血小板数量选择适宜麻醉,术后必要时可于腹壁下放置引流条。术中一旦出现子宫不可控制的出血时,可考虑行子宫切除术,子宫切除的指征也应放宽。

⑤产后继续支持疗法,预防产后出血,预防性应用广谱抗生素,预防感染。

可输入抗胸腺细胞球蛋白或应用环孢霉素免疫抑制剂。

3.异基因造血干细胞移植和免疫抑制治疗

这是重型再生障碍性贫血的目标治疗,能提高存活率、远期疗效和生存质量,适用于产后或妊娠终止后,病情仍不能缓解者。

年龄<30 岁、无特殊禁忌证、有 HLA 相合同胞供者首选造血干细胞移植治疗;无 HLA 相合同胞供者或年龄>40 岁者则首选免疫抑制治疗,同时启动 HLA 相合无关供者筛选;年龄 30～40 岁者,一线治疗采用造血干细胞移植或免疫抑制治疗患者获益大致相同。

造血干细胞移植治疗重型再生障碍性贫血重建造血快、完全治疗反应率高、复发少、患者生活质量高。影响重型再生障碍性贫血骨髓移植疗效的主要原因为移植排斥和急慢性移植物抗宿主病。

免疫抑制剂治疗(IST)的标准方案为抗胸腺球蛋白(ATG)＋环孢素 A(CsA)，IST 短期疗效与骨髓移植相当，且不受年龄和 HLA 相合供者限制，更适用于多数患者，为无条件骨髓移植者的治疗首选。

三、妊娠合并血小板减少症

(一)特发性血小板减少性紫癜

特发性血小板减少性紫癜(ITP)是一种常见的自身免疫性血小板减少性疾病，主要由于自身抗体与血小板结合，引起血小板生存期缩短。临床主要表现为皮肤黏膜出血、月经过多，严重者可致内脏出血，甚至颅内出血而死亡。ITP 的性别发病女性约为男性的 2～3 倍，所以妊娠合并 ITP 较为常见。

1.病因

病因不清。ITP 分为急性型与慢性型，急性型好发于儿童，慢性型多见于成年女性。慢性型与自身免疫有关，80％～90％的患者血液中可测到血小板相关免疫球蛋白(PAIg)，包括 PA-IgG、PA-IgM、PA-C3 等。当结合了这些抗体的血小板经过脾、肝时，可被单核巨噬细胞系统破坏，使血小板减少。

2.ITP 与妊娠的相互影响

(1)妊娠对 ITP 的影响：妊娠本身通常不影响本病病程及预后，但妊娠有可能使原已稳定的 ITP 患者复发或使活动型的 ITP 患者病情加重，使 ITP 患者出血机会增多。

(2)ITP 对孕产妇的影响：ITP 对妊娠的影响主要是出血，尤其是血小板$<50\times10^9$/L 的孕妇。在分娩过程中，孕妇用力屏气可诱发颅内出血、产道裂伤出血及血肿形成。若产后子宫收缩良好，产后大出血并不多见。ITP 患者妊娠时，自然流产和母婴死亡率均高于正常孕妇。曾有资料报道，ITP 孕妇若未行系统治疗，流产发生率 7％～23％，胎儿死亡率达 26.5％，孕妇死亡率 7％～11％。

(3)ITP 对胎儿及新生儿的影响：ITP 母亲体内的部分抗血小板抗体 IgG 可通过胎盘进入胎儿血液循环，造成胎儿血小板破坏，胎儿、新生儿血小板减少，导致分娩时新生儿出血，尤其是颅内出血的危险增加。血小板$<50\times10^9$/L 的孕妇，胎儿(新生儿)血小板减少的发生率为 9％～45％。血小板减少为一过性，脱离母体的新生儿体内抗体逐渐消失，血小板将逐渐恢复正常。胎儿及新生儿血小板减少概率与母体血小板不一定成正比。胎儿出生前，母体抗血小板抗体含量可间接帮助了解胎儿血小板状况。诊断胎儿血小板减少往往依赖胎儿头皮采血和经母体腹壁胎儿脐静脉穿刺抽血证实。

3.临床表现及诊断

主要表现是皮肤、黏膜出血和贫血。轻者仅有四肢及躯干皮肤的出血点、紫癜及瘀斑、鼻出血、牙龈出血，严重者可出现消化道、生殖道、视网膜及颅内出血。脾脏不大或轻度增大。实验室检查血小板计数$<100\times10^9$/L。一般当血小板$<50\times10^9$/L，临床才有出血倾向。骨髓

检查为巨核细胞正常或增多,而成熟型血小板减少。血小板抗体测定大部分为阳性。

通过以上临床表现和实验室检查,本病的诊断一般不难,但是需要与其他引起血小板减少的疾病相鉴别,如再生障碍性贫血、药物性血小板减少、妊娠合并 HELLP 综合征、遗传性血小板减少等。

4.治疗

(1)妊娠期处理:病情缓解稳定,血小板计数>50×10⁹/L,可以考虑妊娠。与血液科共同监测血小板计数变化及出血倾向。妊娠早期终止妊娠指征:①妊娠早期发现 ITP,并需用皮质激素治疗,有可能致胎儿畸形者;②妊娠前 ITP 严重,妊娠早期病情仍未缓解,并有恶化趋势。妊娠中晚期以保守支持疗法为主,B 超监测胎儿发育,注意有无颅内出血。妊娠期间治疗原则与单纯 ITP 患者相同,用药时尽可能减少对胎儿的不利影响。除支持疗法、纠正贫血外,可根据病情进行下述治疗:

①肾上腺皮质激素:为治疗 ITP 的首选药物。妊娠期血小板计数<50×10⁹/L,有临床出血症状,可用泼尼松 40~100mg/d,待病情缓解后逐渐减量至 10~20mg/d 维持。该药能减轻血管壁通透性,减少出血,抑制血小板抗体的合成及阻断巨噬细胞破坏已被抗体结合的血小板。

②输入丙种球蛋白:可竞争性抑制单核巨噬细胞系统的 Fc 受体与血小板结合,减少血小板破坏。大剂量丙种球蛋白 400mg/(kg·d),5~7 日为一疗程。

③脾切除:激素治疗血小板无上升趋势,并有严重的出血倾向,血小板<10×10⁹/L,可考虑脾切除,一般主张于妊娠 3~6 个月间进行手术,有效率达 70%~90%。

④输血小板:输入血小板会刺激体内产生抗血小板抗体,加快血小板破坏。因此,只有血小板<10×10⁹/L、有出血倾向、为防止重要器官出血(脑出血)时,或手术、分娩时应用。可输新鲜血或血小板。

⑤其他:免疫抑制剂及雄激素在妊娠期不主张使用。

(2)分娩期处理:分娩方式原则上以阴道分娩为主。ITP 孕妇的最大危险是分娩时出血。若行剖宫产,手术创口大,增加出血危险,另一方面,ITP 孕妇有一部分胎儿血小板减少,经阴道分娩时有发生新生儿颅内出血的危险,故 ITP 孕妇剖宫产的适应证可适当放宽。剖宫产手术指征为:血小板<50×10⁹/L;有出血倾向;胎儿头皮血或胎儿脐血证实胎儿血小板<50×10⁹/L。产前或手术前应用大剂量皮质激素,氢化可的松 500mg 或地塞米松 20~40mg 静脉注射,并准备好新鲜血或血小板,防止产道裂伤,认真缝合伤口。

(3)产后处理:妊娠期应用皮质激素治疗者,产后继续应用。孕妇常伴有贫血及抵抗力低下,产后应预防感染。产后即抽新生儿脐血检测血小板,并动态观察新生儿血小板是否减少。必要时给予新生儿泼尼松或免疫球蛋白。ITP 不是母乳喂养的禁忌证,但母乳中含有抗血小板抗体,是否母乳喂养视母亲病情及胎儿血小板情况而定。

(二)血栓性血小板减少性紫癜

血栓性血小板减少性紫癜(TTP)为一罕见的微血管血栓性综合征,其主要特征为发热、血小板减少性紫癜、微血管溶血性贫血、中枢神经系统和肾脏受累等,当妊娠合并存在时严重威胁母婴生命。

1.发病机制

(1)血管性血友病因子裂解蛋白酶缺乏(家族性),不能正常降解血友病因子,大分子血友病因子和血小板结合,促进血小板的黏附与聚集,增加其在血管内的滞留,引起发病。

(2)许多因素如抗体、免疫复合物、病毒、细胞毒素以及某些化疗药物等可以损伤血管内皮细胞,暴露出蛋白酶裂解位点和血小板的结合,导致血小板聚集、血栓形成。

(3)血管性血友病因子裂解蛋白酶抗体为自身抗体,能中和或抑制血管性血友病因子裂解蛋白酶的活性,促进循环中血小板形成微血栓,导致发病。

微血栓的形成不仅会引起血小板的消耗性减少,继发出血,而且沉积后造成微血管狭窄,影响红细胞的顺利通过,致使红细胞变形、损伤甚至破碎,发生微血管病性溶血性贫血。微血管狭窄还会影响血液供应,造成所累及的组织器官功能障碍与损害。

2.妊娠与 TTP 的关系

TTP 可继发于妊娠,可能与血管内皮损伤或血管性血友病因子裂解蛋白酶自身抗体的产生有关。雌激素分泌过多也可能是妊娠妇女发生 TTP 的原因。

3.诊断

(1)临床表现,主要表现为"五联征":发热;血小板减少性紫癜,以皮肤淤点、瘀斑最为常见,也可发生内脏出血,脑出血为其死亡的最主要原因;精神-神经症状,可出现一过性头痛、呕吐、意识障碍、共济失调、抽搐,并具有反复多变的特征;严重溶血性贫血,可有黄疸和血红蛋白尿;肾脏损害,除出现血尿外,还可发生溶血性尿毒症综合征。其他的表现还有心肌损害、呼吸窘迫、眼部症状等。

(2)实验室检查:血常规检查血小板严重下降$(1\sim50)\times10^9/L$;出血时间延长,而凝血机制基本正常,如凝血酶原时间、血浆纤维蛋白原、纤维蛋白降解产物等大多在正常范围;正细胞正色素性中、重度贫血,可见芒刺形红细胞、点彩细胞及破碎细胞,网织红细胞数增多;血生化检查血清结合球蛋白减少,乳酸脱氢酶及间接胆红素增高,尿素氮、肌酐浓度升高,血管性血友病因子裂解蛋白酶浓度降低,或存在血管性血友病因子裂解蛋白酶自身抗体。尿常规检查出现蛋白、红细胞及管型。

根据"三联征"(血小板减少、微血管病性溶血性贫血、中枢神经系统症状)即可诊断。

4.治疗

血栓性血小板减少性紫癜是一种严重的疾病,合并妊娠时病死率较高。近几年随着对疾病的认识和治疗方法的进步,存活率明显提高,可达 70% 左右。

(1)血浆置换:为首选的治疗方法,目的是置换清除血液中的有害物质,同时补充体内缺乏的因子。

具体方案:血浆置换量 $30\sim40mL/(kg\cdot d)$,替代血浆以新鲜冰冻血浆为宜,直至血小板减少和神经系统症状得到缓解,血红蛋白稳定,血清乳酸脱氢酶水平正常。然后在 $1\sim2$ 周内逐渐减少置换量直至停止。一般血浆置换 $3\sim6$ 周可恢复,若无效,可将血浆置换量增加至 $80\sim140mL/(kg\cdot d)$,或改用冷沉淀。部分病例停用血浆置换后 1 周至 2 个月可能复发。

(2)输注新鲜血液或新鲜冰冻血浆:血栓性血小板减少性紫癜的母婴死亡率高,诊断明确后应立即输新鲜血或冰冻血浆,输注 $48\sim72$ 小时后血小板即有明显升高。

（3）糖皮质激素：约 10％的 TTP 患者对类固醇激素敏感，因此若无禁忌证，在 TTP 的初始治疗阶段可使用类固醇激素。

（4）抗血小板聚集：输注 500mL 右旋糖苷，每 12 小时 1 次；应用抗血栓素药物以解除血小板聚集，如双嘧达莫，100mg/d；小剂量阿司匹林，口服，50～80mg/d。

（5）静脉注射人血丙种球蛋白：能抑制 TTP 患者的血小板聚集性，但临床应用静脉注射丙种球蛋白的疗效不一，一般情况下，应与其他措施联合使用，单独应用无效。

经上述治疗病情稳定，争取在胎儿成熟后终止妊娠。

（6）免疫抑制剂：免疫抑制剂对胎儿有较大毒性作用，对于某些难治性、复发性 TTP 患者，可在放弃胎儿或分娩后使用。常用环孢素 A 治疗难治性 TTP，有较好疗效，且无明显不良反应。

第三节　妊娠合并糖尿病

妊娠期间的糖尿病包括两种情况：一种是妊娠前已有糖尿病的患者妊娠，称为糖尿病合并妊娠；另一种是妊娠后首次发现或发病的糖尿病，又称为妊娠期糖尿病（GDM）。糖尿病孕妇中 80％以上为 GDM。目前各国对 GDM 的诊断方法和采用标准尚未完全统一，故报道的发生率差异较大。大多数 GDM 患者产后糖代谢恢复正常，但约 20％～50％将来发展成糖尿病。妊娠期糖尿病对母儿均有较大危害，应引起重视。

一、妊娠对糖尿病的影响

妊娠期糖代谢的主要特点是葡萄糖需要量增加、胰岛素抵抗和胰岛素分泌相对不足。妊娠期糖代谢的复杂变化使无糖尿病者发生 GDM、隐性糖尿病呈显性或原有糖尿病的患者病情加重。

（一）葡萄糖需要量增加

胎儿能量的主要来源是通过胎盘从母体获取葡萄糖。妊娠时母体适应性改变，如雌、孕激素增加母体对葡萄糖的利用、肾血流量及肾小球滤过率增加，而肾小管对葡萄糖的再吸收率不能相应增加，都可使孕妇空腹血糖比非孕时偏低。在妊娠早期，由于妊娠反应、进食减少，严重者甚至导致饥饿性酮症酸中毒或低血糖昏迷等。

（二）胰岛素抵抗和胰岛素分泌相对不足

胎盘合体细胞所产生的泌乳素、雌激素、孕激素、肾上腺皮质激素、生长素等均有胰岛素抵抗作用。随着胎盘的生长、成熟这些激素的产生也增加。合体细胞还产生分解胰岛素的酶及降低靶细胞的胰岛素受体的功能。故妊娠期胰腺 β 细胞必须分泌更多的胰岛素才能保持体内血糖的平衡。应用胰岛素治疗的孕妇，如果未及时调整胰岛素用量，可能会出现血糖异常增高甚至发生酮症酸中毒。胎盘娩出后，胎盘所分泌的抗胰岛素物质迅速消失，胰岛素用量应立即减少。

二、糖尿病对妊娠的影响

取决于血糖控制情况、糖尿病的严重程度以及有无并发症。

(一)对孕妇的影响

1.孕早期自然流产发生率增加

高达 15%～30%。多见于血糖控制不良的患者,高血糖和酮症酸重度可使胚胎发育异常甚至死亡。所以糖尿病妇女宜在血糖控制正常并稳定 2～3 个月再怀孕。

2.宜并发妊娠期高血压疾病

为正常妇女的 3～5 倍。糖尿病患者可导致广泛的血管病变,毛细血管壁的基底膜增厚,管腔变窄,组织供血不足。子宫胎盘的血供不足使胎盘的绒毛缺血缺氧;肾脏血管改变时肾缺血,肾脏的渗透压增加而出现蛋白尿。因此,糖尿病并发肾病变时妊娠期高血压疾病的发生率高达 50%以上。

3.羊水过多

糖尿病孕妇的羊水量均较多,其发生率较非糖尿病孕妇多 10 倍。糖尿病孕妇发生羊水过多时大多与胎儿畸形无关,可能与胎儿高血糖、高渗透性利尿致胎尿排出增多有关。

4.难产与产后出血增加

由于糖尿病患者的新生儿发生巨大儿的机会增加,难产、产道损伤、手术产的概率增加。胎儿大、产程长使子宫平滑肌过多牵拉,产后不能及时恢复,容易发生产后出血。

5.糖尿病酮症酸中毒

由于妊娠期复杂的代谢变化,加之高血糖及胰岛素相对或绝对不足,代谢紊乱进一步发展到脂肪分解加速,血清酮体急剧增高,容易导致酮症酸中毒。

(二)对胎儿的影响

1.巨大胎儿发生增加

高达 25%～40%。胎盘的葡萄糖转运不依赖胰岛素,孕妇的血糖依赖浓度梯度源源不断通过胎盘屏障,使胎儿处于高血糖状态,刺激胎儿胰岛 β 细胞产生大量胰岛素,胰岛素通过胰岛素受体或增加胰岛素生长因子 1 的生物活性,活化氨基酸转移系统,促进蛋白质、脂肪合成和抑制脂肪分解,促进胎儿生长。

2.胎儿生长受限

见于严重糖尿病伴有血管病变时,如肾脏、视网膜血管病变患者。

3.早产

发生率为 10%～25%,原因有羊水过多、妊娠期高血压疾病、感染、胎膜早破、胎儿窘迫以及其他严重并发症常常需要提前终止妊娠。

4.胎儿畸形

发生率为 6%～8%,高于非糖尿病孕妇。早孕期高血糖环境是胎儿畸形的高危因素。酮症、低血糖、缺氧及糖尿病治疗药物等也与胎儿畸形有关。

(三)对新生儿的影响

1.新生儿呼吸窘迫综合征

孕妇高血糖和高胰岛素血症可致胎儿肺 Ⅱ 型细胞产生的表面活性物质减少,使胎儿肺的发育受阻,如糖尿病合并妊娠患者由于病情需要提前终止妊娠,则新生儿易发生呼吸窘迫综合征。

2.新生儿低血糖

新生儿脱离母体高血糖环境后,高胰岛素血症仍存在,若不及时补充糖,容易发生新生儿低血糖,严重时危及新生儿生命。

3.低钙血症和低镁血症

发病可能与甲状旁腺素的分泌和功能改变有关。正常新生儿血钙为 $2\sim2.5$mmol/L,出生后 72 小时血钙 <1.75mmol/L 为低血钙。糖尿病母亲的新生儿低钙血症的发生率为 $10\%\sim15\%$。一部分新生儿还同时合并低血镁症。

4.高胆红素血症

在糖尿病患者的新生儿中,高胆红素血症的发病率高达 $20\%\sim25\%$。直接原因是胎儿发育相对不成熟,新生儿肝脏的胆红素代谢的相关酶的发育不成熟;新生儿出生后红细胞增多症使红细胞大量被破坏,胆红素生成增加。由于早产、巨大儿产伤等造成红细胞破碎增加,使胆红素产生进一步增加,造成新生儿高胆红素血症。

5.新生儿远期预后

Sells 等研究了 1 型糖尿病患者的下一代的远期神经系统预后,其中 IDDM 孕妇 109 例,正常对照组 90 例。结果表明:若孕期血糖控制良好者,下一代的远期神经系统无明显不良预后;若血糖控制不理想,下一代的认知能力可能受到影响。

三、诊断

基于 2014 年中华医学会妇产科学分会产科学组修订并出台的《妊娠合并糖尿病诊治指南(2014)》细则:

1.PGDM 诊断标准

符合以下两项中任意一项者,可确诊为 PGDM。

(1)妊娠前已确诊为糖尿病的患者。

(2)妊娠前未进行过血糖检查的孕妇,尤其存在糖尿病高危因素者,首次产前检查时需明确是否存在糖尿病,妊娠期血糖升高达到以下任何一项标准应诊断为 PGDM:①空腹血浆葡萄糖(FPG)≥7.0mmol/L(126mg/dL);②75g 口服葡萄糖耐量试验(OGTT)服糖后 2 小时血糖 ≥11.1mmol/L(200mg/dL);③伴有典型的高血糖症状或高血糖危象,同时任意血糖 ≥11.1mmol/L(200mg/dL);④糖化血红蛋白(HbA$_{1c}$)$\geq6.5\%$〔采用美国国家糖化血红蛋白标准化项目(NCJSP)/糖尿病控制与并发症试验(DCCT)标化的方法〕,但不推荐妊娠期常规用 HbA$_{1c}$ 进行糖尿病筛查。

2.GDM 诊断标准

(1)推荐医疗机构,应对所有尚未被诊断为糖尿病的孕妇,在妊娠 $24\sim28$ 周以及 28 周后首次就诊者,进行 75g OGTT。

75g OGTT 的诊断标准:FPG 及服糖后 $1\sim2$ 小时的血糖值分别为 5.1mmol/L、

10.0mmol/L、8.5mmol/L（92mg/dL、180mg/dL、153mg/dL）。任何一点血糖值达到或超过上述标准即诊断为GDM。

（2）孕妇具有DM高危因素或者医疗资源缺乏地区，建议妊娠24～28周首先检查FPG。FPG≥5.1mmol/L，可以直接诊断为GDM，不必再做75g OGTT；FPG＜4.4mmol/L，发生GDM可能性极小，可以暂时不做75g OGTT。当4.4mmol/L≤FPG＜5.1mmol/L者，应尽早做75g OGTT。

（3）孕妇具有GDM高危因素，首次OGTT结果正常者，必要时可在孕晚期重复OGTT。

（4）随孕周增加，早孕期FPG逐渐下降，因而，早孕期FPG不能作为GDM诊断依据。未定期检查者，如果首次就诊时间在孕28周以后，建议初次就诊时进行75g OGTT或FPG。

四、治疗

1.饮食治疗

是GDM治疗的基本方法也是主要手段，目的是保证孕妇和胎儿的营养摄入充足的情况下，保持孕妇的血糖控制在正常范围，减少围产儿的并发症及死亡率。80％的患者可以通过饮食治疗将血糖控制在理想范围。可以由产科医生、营养科医生或从事健康教育的护士对孕妇进行饮食的宣教和指导。

（1）治疗方法：少量多餐是GDM饮食治疗的基本原则。早、中、晚三餐的碳水化合物量应控制在10％～15％、20％～30％、20％～30％，加餐点心或水果的能量可以在5％～10％，有助于预防餐前的过度饥饿感。饮食治疗过程中与胰岛素治疗要密切配合，对于使用胰岛素治疗者加餐中的碳水化合物摄入量应加以限制。重要的是通过加餐防止低血糖的发生。例如，使用中效胰岛素的患者可在下午3～4点加餐；如果夜间或晚餐后经常出现低血糖，可在晚睡前半小时适当加餐。同时饮食计划必须实现个体化，要根据文化背景、生活方式、经济条件和教育程度进行合理的膳食安排和相应营养教育。

（2）推荐营养摄入量

①总能量的计算：参考妊娠妇女孕前体重和合适的体重增长速度。对于孕前理想体重的妇女，孕期能量需求在前3个月为30～38kcal/（kg理想体重·d）（约为2 200kcal/d），4～9个月可逐渐增加到35～40kcal/（kg·d）（约为2 500kcal/d），以增加血容量和维持胎儿生长，理想的体重增加为11～15kg，而超重孕妇则建议体重增加7～11kg。仍应避免能量过度限制（＜1 200kcal/d），尤其是碳水化合物摄入不足（＜130g）可能导致酮症的发生，对母亲和胎儿都会产生不利影响。

②碳水化合物：推荐摄入宜占总能量的40％～50％，每日主食不低于150g。对维持孕期血糖正常更为合适。应尽量避免食用精制糖。等量碳水化合物食物选择时可优先选择低血糖指数食物。

③蛋白质：推荐摄入量为1.0～1.2g/（kg·d）或者蛋白质占总热能的12％～20％。

④脂肪：推荐膳食脂肪总量占能量百分比为30％～35％。应适当限制动物脂肪、红肉类、椰子油、全牛奶制品中的饱和脂肪量，而主要由橄榄油等富含单不饱和脂肪酸应占总热能1/3

以上。

⑤膳食纤维:是一种不产生热能的多糖。水果中的果胶、海带、紫菜中的藻胶、某些豆类中的胍胶和魔芋粉等有控制餐后血糖上升幅度,改善葡萄糖耐量和降低血胆固醇的作用。推荐每日摄入 20～35g。可在饮食中多选些富含膳食纤维的燕麦片、苦荞麦面等粗杂粮、海带、魔芋粉和新鲜蔬菜等。

⑥维生素及矿物质:妊娠期有计划地增加富含维生素 B_6、钙、钾、铁、锌、铜的食物(如瘦肉、家禽、鱼、虾和奶制品、新鲜水果和蔬菜等)。

有关 GDM 饮食治疗效果的相关研究比较少,但是一项随机试验的结果为 ADA 推荐的医学营养治疗(MNT)提供了理论支持。在这项研究中,215 例 GDM 患者随机分为两组,分别提供 MNT 和标准护理。结果表明,MNT 分组中更少的调查对象需要胰岛素治疗(24.6% vs 31.7%,$P=0.05$),同时也有趋势表明 MNT 分组中较少患者的糖化血红蛋白＞6%(8.1% vs 13.6%,$P=0.25$)。因此 ADA 提倡所有女性都应当接受个体化的营养咨询以达到既能提供所需的营养和热量又能维持目标血糖的目的。对于超重的女性而言,推荐限制热量的 30%～33%,大约是 25kcal/kg。碳水化合物所占热量的百分比需要限制在 35%～40%。

另外亦有数据支持怀孕期间实行低碳水化合物饮食方案,并且建议食用低血糖指数(GI)的碳水化合物。一项非随机试验表明,对于各个年龄段的 GDM 患者而言,饮食中碳水化合物所占比例小于 42%,将会有效降低餐后血糖水平,从而降低胰岛素的使用概率。另一项研究随机将怀孕的女性分为两组,提供低 GI 种类的食物或是高 GI 种类的食物,结果表明前者的血糖水平较低,胰岛素抵抗效应较弱,并且胎儿出生体重较低。另一项关于 GI 的研究显示,对于同样 55% 碳水化合物膳食而言,接受低 GI 饮食的女性较高 GI 饮食的女性而言,胎儿出生体重较轻(3 408±78)g vs (3 644±90)g。后期研究将范围放大到所有的怀孕女性,它指出低 GI 碳水化合物饮食概念在所有怀孕女性当中都是值得推荐的。

2.GDM 的运动疗法

运动疗法可降低妊娠期基础的胰岛素抵抗,是 GDM 的综合治疗措施之一,每天 30 分钟的中等强度的运动对母儿无不良影响。可以选择一种低等至中等强度的有氧运动,或称耐力运动,主要是由机体中大肌肉群参加的持续性运动,常用的一些简单可用的有氧运动包括:步行、上肢运动、原地跑或登楼梯等。运动的时间可自 10 分钟开始,逐步延长至 30～40 分钟,其中可穿插必要的间歇时间。建议餐后进行运动。一般认为适宜的运动的次数为 3～4 次/周。

GDM 运动治疗的注意事项包括:运动前行 EKG 检查以排除心脏疾患,并需筛查出大血管和微血管的并发症。有以下并发症者视为 GDM 运动疗法的禁忌证:1 型糖尿病合并妊娠、心脏病、视网膜病变、双胎妊娠、宫颈功能不全、先兆早产或流产、胎儿宫内发育受限、前置胎盘、慢性高血压病、妊娠期高血压等。

运动时要防止低血糖反应和延迟性低血糖,预防措施包括:进食 30 分钟后进行运动,时间控制在 30～45 分钟,运动后休息 30 分钟。血糖水平低于 3.3mmol/L 或高于 13.9mmol/L 者停止运动。运动时应随身带些饼干或糖果,有低血糖先兆时可及时食用。避免清晨空腹未注射胰岛素之前进行运动。运动期间以下情况出现及时就医:阴道流血、流水、憋气、头晕眼花、严重头痛、胸痛、肌无力、宫缩痛。

　　3.胰岛素治疗

　　当饮食和运动治疗不能将血糖控制在理想范围时,需及时应用胰岛素控制血糖。GDM患者经饮食治疗 3～5 天后,测定孕妇 24 小时的末梢血糖(血糖轮廓试验),包括夜间血糖、三餐前 30 分钟血糖及三餐后 2 小时血糖及尿酮体。如果夜间血糖≥5.6mmol/L,餐前 30 分钟血糖≥5.8mmol/L,或餐后 2 小时血糖≥6.7mmol/L,或控制饮食后出现饥饿性酮症,增加热量摄入血糖又超过孕期标准者,应及时加用胰岛素治疗。

　　(1)妊娠期常用的胰岛素制剂及其特点(表 5-3-1)

表 5-3-1　妊娠期常用胰岛素制剂和作用特点

胰岛素制剂	起效时间(h)	达峰值时间(h)	有效作用时间(h)	最大持续时间(h)
超短效人胰岛素类似物	0.25～0.5	0.5～1.5	3～4	4～6
短效胰岛素	0.5～1	2～3	3～6	6～8
中效胰岛素	2～4	6～10	10～16	14～18
预混型胰岛素				
70/30(70% NPH 30%R)	0.5～1	双峰	10～16	14～18
50/50(50% NPH 50%R)	0.5～1	双峰	10～16	14～18

　　①超短效人胰岛素类似物:门冬胰岛素是目前唯一被批准可以用于妊娠期的人胰岛素类似物。其特点是起效迅速,皮下注射后 5～15 分钟起效,作用高峰在注射后 30～60 分钟,药效维持时间短,大约 2～4 小时。具有最强或最佳的降低餐后高血糖的作用,用于控制餐后血糖水平,不易发生低血糖,而且使用方便,注射后可立即进食。

　　lispro 和 aspart 是两种新型的超短效人胰岛素类似物,并且现在已经被广泛应用。虽然在最初有一个小规模非对照试验提出 lispro 对于患有 TIDM 的患者而言具有致畸性,但这个结果并没有在接下来的研究中被进一步证实。相反其他的观察性研究证实,无论是 GDM 患者或是妊娠合并糖尿病的患者,lispro 的使用并不会影响妊娠期合并症的发生率。aspart 的相关报道并不是很多,但有一项大规模随机对照试验证实了 aspart 的有效性和安全性,该试验将 322 例怀孕的 TIDM 患者分为两组,分别使用 aspart 和常规短效人胰岛素,结果证明两组胎儿的转归并没有明显差异。另外还有几个小规模的研究同样证实了这一点。虽然在一项研究中,aspart 在 1 例实验对象的脐带血中被检测到,但是在其他的研究对象身上并没有发现同样的现象。这可能和生产过程中血胎屏障被破坏而患者又同时在输入胰岛素有关。

　　②短效胰岛素:其特点是起效快,剂量易于调整,可以皮下、肌肉和静脉内注射使用。皮下注射后 30 分钟起效,作用高峰在注射后 2～4 小时,药效持续时间 6～8 小时。静脉注射胰岛素后能使血糖迅速下降,半衰期为 5～6 分钟,故可用于抢救糖尿病酮症酸中毒。

　　③中效胰岛素(NPH):是含有鱼精蛋白、短效胰岛素和锌离子的混悬液,只能皮下注射而不能静脉使用。注射后必须在组织中蛋白酶的分解作用下,将胰岛素与鱼精蛋白分离,释放出

胰岛素再发挥生物学效应。其特点是起效慢,注射后 2~4 小时起效,作用高峰在注射后 6~10 小时,药效持续时间长达 16~20 小时,其降低血糖的强度弱于短效胰岛素。

④长效胰岛素:关于长效胰岛素使用的相关实验结果较为不确定。虽然有一些使用 glargine 的病例报道和小量的病例总结显示应用 glargine 并不会增高病理妊娠的发生率。但这些病例中的大多数都是 1 型 DM 患者,而只有 48 例 GDM 患者。根据目前发表的文献和非随机对照试验来看,对于妊娠期间使用 glargine 还是值得商榷的事情。在 glargine 安全性被完全证实之前,其使用在 GDM 患者中都是不应该被推荐的。

(2)胰岛素治疗方案:最符合生理要求的胰岛素治疗方案为:基础胰岛素联合餐前胰岛素。基础胰岛素的替代作用能够长达 24 小时,而餐前胰岛素能快起快落,控制餐后血糖。根据血糖监测的结果,选择个体化的胰岛素治疗方案。

①基础胰岛素治疗:选择中效胰岛素(NPH)睡前皮下注射适用于 FPG 高的孕妇,早餐前和睡前 2 次注射适用于睡前注射 NPH 的基础上早餐前 FPG 达标而晚餐前血糖控制不好者。

②餐前短效胰岛素治疗:仅为餐后血糖升高的孕妇三餐前 30 分钟注射超短效人胰岛素类似物或短效胰岛素。

③混合胰岛素替代治疗:中效胰岛素和短效胰岛素混合,是目前应用最普遍的一种方法,即三餐前注射短效胰岛素,睡前注射 NPH。

④持续皮下胰岛素输注(胰岛素泵):使用短效胰岛素或超短效胰岛素类似物,在经过一段时间多次皮下注射胰岛素摸索出一日所需的适当剂量后,采用可调程序的微型电子注射泵,模拟胰岛素的持续基础分泌和进餐前的脉冲式释放,将胰岛素持续皮下输注给患者。妊娠期间如需应用胰岛素泵,必须收治住院,在内分泌医生和产科医生的严密监护下进行,其适应证如下:a.糖尿病合并妊娠血糖水平波动大,难以用胰岛素多次注射稳定血糖者;b.1 型糖尿病患者应用胰岛素泵获得良好血糖控制者,可在孕期持续使用;c.糖尿病急性并发症抢救期间。对于有发生低血糖危险因素、知识和理解能力有限的孕妇不易应用胰岛素泵。

(3)妊娠期应用胰岛素期间的注意事项:胰岛素应从小剂量开始,0.3~0.8U/(kg·d),早餐前>晚餐前>中餐前,每次调整后观察 2~3 天判断疗效,每次以增减 2~4U 或不超过胰岛素用量的 20% 为宜,直至达到血糖控制目标。胰岛素治疗时清晨或空腹高血糖的处理:这种高血糖产生的原因有三方面:夜间胰岛素作用不足,黎明现象,Somogyi 现象。前两者必须在睡前加强中效胰岛素的使用,而 Somogyi 现象应减少睡前中效胰岛素的用量。

(4)口服降糖药在糖尿病孕妇中的应用(表 5-3-2):对于妊娠期间口服降糖药物一直都有很大的争议。大多数政府药监部门不赞成使用,糖尿病相关组织也建议在计划怀孕期间就应当停用口服降糖药。但现在已经有了关于格列本脲和二甲双胍随机对照试验,证明在短期之内无不良反应。

格列本脲是目前临床上最广泛应用于 GDM 治疗的口服降糖药,其作用的靶器官为胰腺,99% 以蛋白结合形式存在,不通过胎盘。目前的临床研究的表明该药使用方便和价格便宜,其疗效与胰岛素治疗一致。治疗期间子痫前期和新生儿光疗率升高,少部分有恶心、头痛、低血糖反应,未发现明显的致畸作用。

表 5-3-2 口服降糖药物的分类

药物名称	作用部位	孕期安全性分级	胎盘通透性	乳汁分泌
第二代磺酰脲类(格列本脲、格列	胰腺	B	极少量	未知
吡嗪、格列美脲)	胰腺	C	未知	未知
双胍类(二甲双胍)	肝、肌细胞、脂肪细胞	B	是	动物
α-葡萄糖苷酶抑制剂(拜糖平)	小肠	B	未知	未知
噻唑烷二酮类(吡格列酮)	肝、肌细胞、脂肪细胞	C	未知	动物
非磺酰类胰岛素促分泌剂瑞格列奈	胰腺	C	未知	未知

二甲双胍是另一个应用较为广泛的口服降糖药,其主要是通过增加胰岛素的敏感性来达到降低血糖的作用。该药孕期临床使用经验仍不充分,目前资料显示无致畸性(FDA 为 B类),在 PCOS 的治疗过程中对早期妊娠的维持起重要作用。对宫内胎儿远期的安全性有待进一步证明。

4.GDM 的孕期监测

孕期血糖控制目标(ADA 标准)为:FPG 维持在 3.3～5.6mmol/L;餐后 2 小时血糖控制在 4.4～6.7mmol/L;夜间血糖水平不低于3.3mmol/L。糖化血红蛋白反映取血前 2～3 个月的平均血糖水平,可作为糖尿病长期控制的良好指标,应在 GDM 的初次评估和胰岛素治疗期间每 1～2 个月检查一次,正常值应维持在 5.5%左右。用微量血糖仪测定末梢毛细血管全血血糖水平。血糖轮廓试验是了解和监测血糖水平的常用方法。小轮廓是指每日 4 次(空腹及三餐后 2 小时)末梢血糖监测;对于血糖控制不良或不稳定者以及孕期应用胰岛素治疗者,应加强监测的频率,可采用大轮廓即每日 7 次(空腹、三餐前半小时、三餐 2 小时、午夜)血糖监测;血糖控制稳定至少应每周行血糖轮廓试验监测 1 次,根据血糖监测结果及时调整胰岛素的用量。不主张使用连续血糖检测仪作为常规监测手段。

妊娠中晚期尿糖阳性并不能真正反映患者的血糖水平,尿糖结果仅供参考。检测尿酮体有助于及时发现孕妇摄取碳水化合物或热量不足,也是早期糖尿病酮症酸中毒的一个敏感指标,应定期监测。

5.孕妇并发症的监测

每 1～2 周监测血压及尿蛋白,一旦并发先兆子痫,按先兆子痫原则处理;注意患者的宫高曲线,如宫高增长过快,或子宫张力增大,及时行 B 超检查,了解羊水量。孕期出现不明原因恶心、呕吐、乏力、头痛甚至昏迷者,注意检查患者的血糖,尿酮,必要时行血气分析,明确诊断。

在孕早中期开始进行超声波胎儿结构筛查,尤其要注意检查中枢神经系统和心脏的发育(复杂性先天性心脏病、无脑儿、脊柱裂、骨骼发育不全等)。孕中期后应每月 1 次超声波检查,了解胎儿的生长情况。自孕 32～34 周起根据孕妇的情况,可开始行 NST,每周 1 次;同时可行超声多普勒检查了解脐动脉血流情况。足月后应结合宫高和超声测量充分评估胎儿的体重以及宫内的安全性,制订分娩时机和分娩方式,减少分娩期并发症的发生。

6.围术期及产程中的治疗

分娩期及围术期胰岛素的使用原则:产程中、术中、产后非正常饮食期间停用所有皮下注射胰岛素,改用胰岛素静脉滴注,避免出现高血糖或低血糖。供给足够葡萄糖,以满足基础代谢需要和应激状态下的能量消耗。供给胰岛素以防止酮症酸中毒的发生,控制高血糖,并有利于糖的利用。保持适当血容量和电解质代谢平衡。产前或手术前必须测定血糖、尿酮体及尿糖。选择性手术还要行电解质、血气、肝肾功能检查。每1~2小时监测1次血糖,根据血糖值维持小剂量胰岛素静脉滴注。

具体方案:产前需胰岛素控制血糖者计划分娩时,引产前一日睡前中效胰岛素正常使用;引产当日停用早餐前胰岛素;给予静脉内滴注普通生理盐水;一旦正式临产或血糖水平减低至3.9mmol/L以下时,静脉滴注从生理盐水改为5%葡萄糖液并以100~150mL/h的速度输注,以维持血糖水平大约在5.6mmol/L左右;若血糖水平超过5.6mmol/L,则采用5%葡萄糖液250mL/h,加短效胰岛素,按1.25U/h的速度静脉输注;血糖水平采用快速血糖仪每小时监测1次,调整胰岛素或葡萄糖输注的速度。

7.GDM 的产后处理

未恢复正常饮食前要密切监测血糖水平及尿酮体,根据检测结果调整胰岛素的用量。术后鼓励患者尽早起床活动,鼓励母乳喂养,尽早恢复进食,一旦恢复正常饮食,停止静脉滴注胰岛素,并及时行血糖大轮廓试验。血糖大轮廓试验异常者,应用胰岛素皮下注射,根据血糖水平调整剂量,所需胰岛素的剂量往往较孕期明显减少约1/2~2/3。产后恢复正常血糖者无须继续胰岛素治疗。若产后FPG反复≥7.0mmol/L,应视为糖尿病合并妊娠,即转内分泌专科治疗。新生儿出生后及时喂糖水以预防新生儿低血糖,生后半小时应查血糖,如出现低血糖,及时转儿科。

8.GDM 的产后随访

出院前要进行产后随访的宣教,指导生活方式、合理饮食及适当运动。了解产后血糖的恢复情况。产后6~12周,行OGTT口服75g葡萄糖,测空腹及服糖后2小时血糖,按照1999年WHO的标准明确有无糖代谢异常及种类。糖代谢正常:FPG<6.11mmol/L,服糖后2小时血糖<7.8mmol/L;空腹血糖受损(IFG):7.0mmol/L>FPG≥6.11mmol/L;糖耐量受损(IGT):11.1mmol/L>2小时PG≥7.8mmol/L;糖尿病:FPG≥7.0mmol/L,和(或)服糖后2小时血糖≥11.1mmol/L。建议有条件者每年随访一次。

9.糖尿病教育

自我管理是GDM治疗中至关重要的环节。因此,对于糖尿病护理团队而言,对育龄女性进行知识普及和健康教育是十分必需的。其中包括提供GDM和血糖监测的相关知识,饮食方面的咨询以及提供产后的健康生活方式。因此可见营养师和糖尿病宣教者在GDM患者的治疗过程中占有十分重要的地位。ADA近期发布了有关女性糖尿病患者妊娠期间医疗保健的专家建议,其主要内容包括:进行妊娠前相关教育、评价并积极治疗伴发的糖尿病并发症和心血管等疾病、建议患者血糖水平稳定达标后再考虑妊娠、妊娠前建议进行强化胰岛素治疗以获得最佳临床疗效、妊娠前积极控制血压、血脂等危险因素等。

有证据表明,对于糖耐量异常的人群来说,减轻体重的5%~7%将会有效地预防和延缓糖尿病的发生。Diabetes Prevention Program 和 Finnish Diabetes Prevention Study 两个组织的研究都指出,严格的干预手段,包括生活方式、运动监督和热量管理是十分有效的。这两个组织中 15％的研究对象为 GDM 患者,这种管理模式在 GDM 患者中同样被推荐,但是目前对于放宽标准的干预方案是否能产生同样的效果尚无定论。迄今为止,只有一些小规模的短期研究关注于单独的膳食管理,或是一些兼顾生活方式和体育锻炼的研究,并没有明确的结果显示对糖耐量异常的患者有效。某种程度上来说,这与产后的年轻女性很难做到维持健康生活方式有关,因为她们要养育子女、回归原来的工作岗位,并且还要考虑接受成人再教育,尽管如此,健康饮食和适量的体育运动是绝对值得推荐的。

　　总之,GDM 是一种发病率很高的常见疾病,在发病的初期就需要进行干预和治疗。在正确的干预治疗方案下,GDM 对妊娠带来的风险和危害将会被降到最低。但 GDM 患者同样拥有远期糖尿病发生的高风险因素。因此在顺利分娩之后,健康的生活方式和定期的糖尿病筛查仍然是必须的,这样才能有效减低糖尿病的发病率。

第六章　正常分娩

第一节　第一产程

第一产程是指临产(有规律的子宫收缩,间歇 5～6 分钟、持续 30 秒或以上,同时伴有进行性子宫颈管展平,子宫颈口扩张和胎先露部下降)开始到子宫口开全,初产妇约需 11～12 小时。从临产到宫颈口扩张 3cm 为潜伏期,子宫颈口扩张 3cm 至开全为活跃期。

一、临床表现

(1)规律性宫缩随产程进展间歇期逐渐缩短,持续时间逐渐增长,强度逐渐增强。
(2)阴道血性分泌物增多,当宫颈口接近开全时胎膜自破,流出羊水。

二、检查

(1)腹部检查:能扪及间隔时间逐渐缩短,持续时间逐渐增长,强度逐渐增强的规律宫缩。
(2)肛查或阴道检查:子宫颈管逐渐缩短,宫颈口逐渐扩张,胎头逐渐下降。
(3)胎心监护入室试验若正常,可间断听胎心。

三、处理

①精神支持,缓解产妇的焦虑,使其情绪稳定。当产妇情绪稳定时,交感神经正常兴奋,心率,呼吸正常,子宫收缩有力,宫口扩张和胎头下降顺利,胎心正常,可以促进自然分娩。②鼓励产妇自由活动(未破膜时),不提倡长时间仰卧位,以本能、自发的运动为佳,如走动、摇摆、慢舞、更换不同的姿势等。提倡步行和站立,可以增进舒适程度,降低宫缩的频率,促进有效的子宫收缩,直立的姿势使胎儿与骨盆在一条直线上,加速胎头下降、宫口的扩张和变薄,有助于产程进展;步行时关节轻微的移动,可以帮助胎儿的旋转和下降。③鼓励产妇少量多次进食高热量易消化食物,摄入足够水分,保持充沛的体力。必要时给予静脉补液。④大小便管理:临产后,鼓励产妇每 2～4 小时排尿一次,以免膀胱充盈影响宫缩及胎头下降,必要时导尿。因胎头压迫引起排尿困难者,应警惕有头盆不称。⑤观察生命体征,特别是观察血压,正常情况下每 4～6 小时测量一次,以便于及时发现产时高血压;产妇有不适或发现血压增高应酌情增加监测次数并给予相应处理。⑥观察产程进展和胎心变化。

第二节　第二产程

第二产程为胎儿娩出期,即从宫口开全至胎儿娩出。第二产程的正确评估和处理对母儿结局至关重要。鉴于第二产程时限过长与母胎不良结局(产后出血、产褥感染、严重会阴裂伤,新生儿窒息/感染等)增加相关,因此第二产程的处理不应只考虑时限长短,更应重点关注胎心监护、宫缩、胎头下降、有无头盆不称、产妇一般情况等。既要避免试产不充分,轻率改变分娩方式,又要避免因评估不正确盲目延长第二产程可能增加母儿并发症的风险,应该在适宜的时间点选择正确的产程处理方案。

一、临床表现

宫口近开全或开全后,胎膜多会自然破裂。若仍未破膜,可影响胎头下降,应于宫缩间歇期行人工破膜。当胎头下降压迫盆底组织时,产妇有反射性排便感,并不自主地产生向下用力屏气的动作,会阴膨隆、变薄,肛门括约肌松弛。胎头于宫缩时露出于阴道口,在宫缩间歇期又缩回阴道内,称胎头拨露;当胎头双顶径越过骨盆出口,宫缩间歇期胎头不再回缩时称胎头着冠。产程继续进展,胎头娩出,接着胎头复位及外旋转,随后前肩和后肩相继娩出,胎体很快娩出,后羊水随之涌出。经产妇第二产程短,有时仅需几次宫缩即可完成胎头娩出。

二、处理

1.临床经过

(1)宫口开全:经阴道、经肛门在胎头上触摸不到宫颈边缘,此时宫口已开全,进入第二产程。

(2)产生便意:当胎头降至骨盆出口压迫骨盆底组织时,产妇出现排便感,产妇不自主的向下屏气。

(3)渐膨隆变薄,肛门括约肌松弛。

(4)随着产程进展,胎头在宫缩时露出于阴道口,间歇期缩回阴道内,为胎头拨露。

(5)胎头着冠:当胎头双顶径越过骨盆出口,宫缩间歇期不再缩回阴道内,为胎头着冠。

(6)胎头娩出:产程继续进展,胎头枕骨于耻骨弓下露出,出现仰伸,胎头娩出。

(7)胎肩胎体娩出:胎头娩出后出现复位和外旋转,使胎儿双肩径与骨盆前后径一致,前肩后肩相继娩出。随之胎体娩出,第二产程结束。

2.观察及处理

(1)持续性的进行情感上的支持,如赞美、鼓励、安慰、陪伴;减轻产妇的焦虑,树立分娩的信心。

(2)鼓励自发性用力,指导产妇在有用力欲望时才向下用力,保证每一次用力都能达到较好的效果,避免不必要的体能消耗。过度地用力并不能促进产程进展,因为可能会干扰胎头的下降和旋转,增加阴道助产和剖宫产率。

(3)分娩的姿势有半坐位式(常用)、直立式(近年使用率增加)。目前研究结果未能显示哪一个更理想,助产士应根据产妇的喜好及实际情况进行鼓励和协助。

(4)观察胎心变化及胎头下降情况。

(5)接产。

第三节 第三产程

第三产程为胎盘娩出期,即从胎儿娩出到胎盘娩出,约需5~15分钟,不超过30分钟。

一、临床表现

胎儿娩出后,宫腔容积明显缩小,胎盘与子宫壁发生错位剥离,胎盘剥离面出血形成积血。子宫继续收缩,使胎盘完全剥离而娩出。胎盘剥离征象有:①宫体变硬呈球形,胎盘剥离后降至子宫下段,下段被动扩张,宫体呈狭长形被推向上方,宫底升高达脐上;②阴道口外露的脐带段自行延长;③阴道少量流血;④用手掌尺侧在产妇耻骨联合上方轻压子宫下段,宫体上升而外露的脐带不再回缩。胎盘剥离后从阴道排出体外。

胎盘剥离及排出方式有两种:①胎儿面娩出式:多见,胎盘胎儿面先排出。胎盘从中央开始剥离,而后向周围剥离,其特点是胎盘先排出,随后见少量阴道流血。②母体面娩出式:少见,胎盘母体面先排出,胎盘从边缘开始剥离,血液沿剥离面流出,其特点是先有较多阴道流血,胎盘后排出。

二、处理

1.临床经过

胎儿娩出后,宫底降至脐下,产妇稍感轻松,宫缩暂停数分钟后再次出现,促使胎盘剥离,原因是子宫腔容积明显缩小;胎盘与宫壁分离,胎盘后血肿形成,胎盘完全剥离而排出。

2.产程的处理

包括新生儿处理、娩出胎盘、评估出血量及病情观察。

(1)新生儿处理:

①新生儿断脐后再次清理呼吸道,同时对新生儿进行阿普加评分(表6-3-1)。评分为8~10分属正常新生儿,需简单清理呼吸道就可以了;评分为4~7分为轻度窒息,需清理呼吸道、人工呼吸、吸氧、用药等措施才能恢复;评分为0~3分为缺氧严重,为重度窒息,需紧急抢救,行喉镜在直视下气管内插管并吸痰、给氧。

表 6-3-1 阿普加评分(Apgar score)

体征	评分		
	0	1	2
心率	无	<100 次/分	≥100 次/分
呼吸	无	浅慢不规则	哭声好
肌张力	松弛	四肢稍屈	四肢活动
喉反射	无	有些动作	咳嗽、恶心
肤色	全身苍白	躯干红、四肢紫	全身红润

②清理呼吸道:断脐后继续清除新生儿呼吸道黏液和羊水,以免发生吸入性肺炎,可徒手,也可用吸痰管或导管负压吸引。

③呼吸道清理干净后,刺激新生儿啼哭,建立呼吸,可用手轻拍或用手指轻弹新生儿足底,新生儿啼哭后才开始处理脐带。

④脐带处理:用两把血管钳钳夹脐带,在其中间剪断。

(2)娩出胎盘:

①观察胎盘剥离征象。

②协助娩出胎盘:正确处理胎盘娩出能减少产后出血的发生,接产者切忌在胎盘尚未完全剥离时用手按揉、下压宫底或牵拉脐带,以免引起胎盘部分剥离而出血或拉断脐带,甚至造成子宫内翻,当确认胎盘已完全剥离时,于宫缩时以左手握住宫底(拇指置于子宫前壁,其余四指放于子宫后壁)并按压,同时右手轻拉脐带,协助娩出胎盘。当胎盘娩出至阴道口时,接产者用手捧住胎盘,向一个方向旋转并缓慢向外牵拉,协助胎盘胎膜完整娩出。

③检查胎盘、胎膜是否完整:胎盘胎膜娩出后将其铺平,先检查胎盘母体面,查看胎盘小叶有无缺损,然后将胎盘提起,查看胎膜是否完整,再检查胎盘胎儿面边缘有无血管断裂,以及时发现副胎盘。若有副胎盘、部分胎盘残留或大部分胎膜残留时,应在无菌操作下伸手入宫腔取出残留组织。

(3)检查软产道:胎盘娩出后,应仔细检查会阴、小阴唇内侧、尿道口周围、阴道及宫颈有无裂伤,若有裂伤应立即缝合。

(4)预防产后大量出血:

①正常分娩大多数出血量不超过 300mL。遇到产后出血史或易发生宫缩乏力的产妇(如分娩次数≥5 次的多产妇、双胎妊娠、羊水过多、滞产)以及合并有凝血功能异常疾病的产妇,可在胎儿前肩娩出时给予缩宫素 10U 加于 25%葡萄糖 20mL 内静脉注射,也可在胎儿娩出后立即经脐静脉快速注入生理盐水 20mL 内加缩宫素 10U,均能使胎盘迅速剥离减少出血。

②若胎盘未剥离而出血多时,应行手取胎盘术,其步骤为:重新消毒外阴,将一只手并拢呈圆锥状沿着脐带通过阴道伸入宫腔,接触到胎盘后,即从边缘部位,手掌面向着胎盘母体面,手背与子宫接触,手指并拢以手掌尺侧缓慢将胎盘从边缘开始逐渐自子宫壁分离,一手置腹部按压宫底。待胎盘已全部剥离后,用手牵拉脐带协助胎盘娩出,人工剥离胎盘后应立即肌内注射宫缩剂。

③若胎儿已娩出 30 分钟,胎盘仍未排出,出血不多时应注意排空膀胱,再轻轻按压子宫及静脉注射宫缩剂后仍不能使胎盘排出时,再行手取胎盘术。若胎盘娩出后出血多时,可经下腹部直接注入宫体肌壁内或肌内注射麦角新碱 0.2~0.4mg,并将缩宫素 20U 加于 5‰葡萄糖液 500mL 内静脉滴注。

三、产后观察处理

(1)观察子宫收缩情况:每 30 分钟评估一次,如有宫缩乏力,阴道出血量多需及时处理,如使用缩宫素、按摩宫底等,防止产后大出血。

(2)观察生命体征,及时发现产后血压升高,防止产后子痫发生。

(3)观察患者临床表现,如有寒战、呼吸困难、血压下降等表现时,应警惕产后羊水栓塞。

(4)鼓励产妇多喝水,尽早排出小便,以免产后尿潴留。

(5)产后 30 分钟内进行早接触、早吸吮。

第七章　异常分娩

第一节　产力异常

产力是分娩的动力,但受胎儿、产道和产妇精神心理因素的制约。分娩是个动态变化的过程,只有有效的产力,才能使宫颈扩张及胎先露部下降。子宫收缩力异常临床上分为子宫收缩乏力(简称宫缩乏力)和子宫收缩过强(简称宫缩过强)两类,每类又有协调性和不协调性之分,子宫收缩乏力又分为协调性(低张性)和不协调性(高张性)。

一、子宫收缩乏力

正常宫缩具有节律性、极性和对称性,每次宫缩时羊膜腔内压力为15～60毫米汞柱,不及时下降者一般不能使宫口正常扩张,称为宫缩乏力。

宫缩乏力的常见原因有:头盆不称或胎位异常,子宫解剖异常,子宫肌瘤等,孕妇精神过度紧张,孕妇内分泌失调,临产后使用大剂量镇静药与镇痛药,第一产程后期过早使用腹压,或膀胱充盈影响胎先露部下降,均可导致继发性宫缩乏力。

(一)诊断

根据发生时期分为原发性和继发性两种。原发性宫缩乏力是指产程开始就出现宫缩乏力,宫口不能如期扩张,胎先露部不能如期下降,导致产程延长;继发性宫缩乏力是指产程开始子宫收缩正常,只是在产程较晚阶段(多在活跃期后期或第二产程),子宫收缩转弱,产程进展缓慢甚至停滞。宫缩乏力有协调性宫缩乏力和不协调性宫缩乏力两种类型,临床表现也不同。

1.协调性宫缩乏力(低张性宫缩乏力)

子宫收缩具有正常的节律性、对称性和极性,仅收缩力弱,持续时间短,间歇期长且不规律,当宫缩高峰时,宫体隆起不明显,用手指压宫底部肌壁仍可出现凹陷。临产早期宫缩正常,但至宫口扩张进入活跃期后期或第二产程时宫缩减弱,常见于中骨盆与骨盆出口平面狭窄、持续性枕横位或枕后位等头盆不称时。协调性宫缩乏力时由于宫腔内压力低,对胎儿影响不大。

2.不协调性宫缩乏力(高张性宫缩乏力)

子宫收缩的极性倒置,宫缩时宫底部不强,而是子宫下段强,宫缩间歇期子宫壁也不完全松弛,表现为子宫收缩不协调,这种宫缩不能使宫口扩张,不能使胎先露部下降,属无效宫缩。产科检查:下腹部有压痛,胎位触不清,胎心不规律,宫口扩张早期缓慢或停止扩张,胎先露部下降延缓或停止,潜伏期延长。这些产妇往往有头盆不称和胎位异常,使胎头无法衔接,不能紧贴子宫下段及宫颈内口,不能引起反射性子宫收缩,产妇自觉下腹部持续疼痛、拒按,烦躁不安,严重者出现脱水、电解质紊乱、肠胀气、尿潴留;胎儿、胎盘循环障碍,出现胎儿宫内窘迫。

(二)鉴别诊断

假临产:需与不协调性宫缩乏力鉴别。假临产用哌替啶调整后宫缩可消失,如仍有宫缩则为原发性宫缩乏力。

(三)治疗

1.协调性宫缩乏力

一旦出现协调性宫缩乏力,不论是原发性还是继发性,首先应寻找原因,检查有无头盆不称与胎位异常,阴道检查了解宫颈扩张和胎先露部下降情况。若发现有头盆不称,估计不能经阴道分娩者,应及时行剖宫产术;若判断无头盆不称和胎位异常,估计能经阴道分娩者,应采取加强宫缩的措施。

(1)第一产程

①一般处理:消除精神紧张,多休息,鼓励多进食,注意营养与水分的补充。不能进食者静脉补充营养,静脉滴注 10％葡萄糖液 500～1000 毫升,内加维生素 C 2 克;如伴有酸中毒时应补充 5％碳酸氢钠;低钾血症时应给予氯化钾缓慢静脉滴注。产妇过度疲劳,缓慢静脉推注地西泮 10 毫克或哌替啶 100 毫克肌内注射,经过一段时间充分休息,可使子宫收缩力转强。排尿困难者,先行诱导法,无效时及时导尿,因排空膀胱能增宽产道,且有促进宫缩的作用。破膜 12 小时以上应给予抗生素预防感染。

②加强子宫收缩:经上述一般处理,子宫收缩力仍弱,确诊为协调性宫缩乏力,产程无明显进展,可选用下列方法加强宫缩。

首先,人工破膜。宫口扩张 3 厘米或 3 厘米以上、无头盆不称、胎头已衔接者,可行人工破膜。破膜后,胎头直接紧贴子宫下段及宫颈内口,引起反射性子宫收缩,加速产程进展。现有学者主张胎头未衔接、无明显头盆不称者也可行人工破膜,认为破膜后可促进胎头下降入盆。破膜时必须检查有无脐带先露,破膜应在宫缩间歇期,下次宫缩将要开始前进行。破膜后术者手指应停留在阴道内,经过 1～2 次宫缩待胎头入盆后,术者再将手指撤出。

其次,地西泮静脉推注。地西泮能使宫颈平滑肌松弛,软化宫颈,促进宫口扩张,适用于宫口扩张缓慢及宫颈水肿时。常用剂量为 10 毫克,间隔 2～6 小时可重复应用,与缩宫素联合应用效果更佳。

再者,缩宫素静脉滴注。适用于协调性宫缩乏力、宫口扩张≥3 厘米、胎心好、胎位正常、头盆相称者。将缩宫素 2.5 单位加入 5％葡萄糖液 500 毫升内,使每滴葡萄糖液含缩宫素 0.33 单位,从 4～5 滴/分钟开始,根据宫缩强弱进行调整,通常不超过 60 滴/分钟,维持宫缩时宫腔内压力达 6.7～8.0 千帕(50～60 毫米汞柱),宫缩间隔 2～3 分钟,持续 40～60 秒钟。对于不敏感者,可酌情增加缩宫素剂量。

缩宫素静脉滴注过程中,应有专人观察宫缩、听胎心率及测量血压。若出现宫缩持续 1 分钟以上或胎心率有变化,应立即停止静脉滴注。外源性缩宫素在母体血中的半衰期为 1～6 分钟,故停药后能迅速好转,必要时加用镇静药。若发现血压升高,应减慢滴注速度。由于缩宫素有抗利尿作用,水的重吸收增加,可出现尿少,需警惕水中毒的发生。经上述处理,若产程仍无进展或出现胎儿窘迫征象时,应及时行剖宫产术。

(2)第二产程:若无头盆不称,于第二产程期间出现宫缩乏力时,也应加强宫缩,给予缩宫素静脉滴注以促进产程进展。若胎头双顶径已通过坐骨棘平面,等待自然分娩,或行会阴后一斜切开以胎头吸引术或产钳术助产;若胎头仍未衔接或伴有胎儿窘迫征象,应行剖宫产术。

(3)第三产程:为预防产后出血,当胎儿前肩娩出时,可静脉推注缩宫素10单位,并同时给予缩宫素10～20单位静脉滴注,使宫缩增强,促使胎盘剥离与娩出及子宫血窦关闭。若产程长、破膜时间长,应给予抗生素预防感染。

2.不协调性宫缩乏力

处理原则是调节子宫收缩,恢复其极性。给予强镇静药,使产妇充分休息,醒后不协调性宫缩多能恢复为协调性宫缩。在宫缩恢复为协调性之前,严禁应用缩宫素。若经上述处理,不协调性宫缩未能得到纠正,或伴有胎儿窘迫征象,或伴有头盆不称,均应行剖宫产术。若不协调性宫缩已被控制,但宫缩仍弱时,可用协调性宫缩乏力时加强宫缩的各种方法处理。

二、子宫收缩过强

1.定义

子宫收缩过强包括协调性子宫收缩过强和不协调性子宫收缩过强,前者的特点是子宫收缩的节律性、对称性及极性均正常,仅收缩力过强。不协调性子宫收缩过强临床表现多为子宫痉挛性狭窄环和强直性子宫收缩。子宫痉挛性狭窄环的特点是子宫局部平滑肌呈痉挛性不协调收缩形成环形狭窄,持续不放松。而强直性子宫收缩过强多见于缩宫药物使用不当,特点是子宫收缩失去节律性,呈持续性强直性收缩。

2.临床特点

(1)协调性子宫收缩过强(急产):表现为子宫收缩规律,但收缩过强,频率过高(10分钟内宫缩≥5次),宫腔压力≥60mmHg。当宫缩强而频,产道无梗阻时,宫口迅速扩张,先露部迅速下降,胎儿娩出过速,可发生急产(总产程<3小时)。常见于经产妇。因分娩过快,常准备不及,易发生严重产道损伤、胎盘或胎膜残留、产后出血及感染。宫缩过频,影响胎盘血液循环导致胎儿窘迫、死产或新生儿窒息等。胎头过快通过产道,还可引起颅内损伤。如不注意防范,胎儿有可能分娩时坠地受伤及发生脐带断裂出血等。

(2)不协调性子宫收缩过强:临床上包括子宫痉挛性狭窄环及强直性子宫收缩。

①子宫痉挛性狭窄环:由于子宫局部肌肉强直性收缩形成的环状狭窄,围绕胎体某一狭窄部,狭窄环可以发生在子宫颈或子宫体的任何一部分。临床表现为产妇持续性腹痛、烦躁不安,胎心时快时慢,宫颈扩张缓慢,胎先露下降停滞,可发生在产程中任何时期。

②强直性子宫收缩:由外界因素导致的子宫失去节律性,呈持续性、强直性收缩。子宫内口以上部分的子宫肌层处于强烈痉挛性收缩状态,可出现先兆子宫破裂征象。表现为产妇烦躁不安,持续性腹痛,腹部拒绝按压,胎位扪不清楚,胎心听不清,胎儿可在短期内死亡。若存在产道梗阻或瘢痕子宫,宫缩过强时可能出现病理缩复环,甚至发生子宫破裂。

3.诊断

(1)协调性子宫收缩过强:子宫收缩的节律性、对称性和极性均正常,仅子宫收缩力过强、过频。若产道无阻力,宫颈在短时间内迅速开全,分娩在短时间内结束为急产。经产妇多见。

（2）不协调性子宫收缩过强

①子宫痉挛性狭窄环：梗阻性难产，围绕胎体形成狭窄部，狭窄环可以发生在子宫颈或子宫体的任何一部分。

②强直性子宫收缩：产道梗阻、缩宫素使用不当，呈持续性、强直性收缩。出现病理缩复环。

4.处理

协调性子宫收缩过强，重点在于对急产的预防和处理。产前检查时，对于有急产高危因素者或家族既往有急产史者，应提前入院待产。临产后慎用促宫缩的处理（使用缩宫素、人工破膜、灌肠），一旦发生强直性宫缩，在给予产妇吸氧的同时给予宫缩抑制剂，并密切观察胎儿安危。如宫缩缓解，胎心正常，可经阴道分娩；若宫缩不缓解，已出现胎儿窘迫，应尽早行剖宫产。产后应仔细检查宫颈、阴道、外阴，若有裂伤需及时缝合。

当出现子宫痉挛性狭窄环，首先应排除胎先露异常及胎位不正，无胎儿窘迫者采取期待疗法，停止一切宫腔内操作，予宫缩抑制剂、吸氧、镇静及止痛等。若出现胎儿窘迫，立即行剖宫产术。若胎死宫内，应先缓解宫缩，可经阴道助产处理死胎。强直性子宫收缩，应当酌情使用宫缩抑制剂，无效者立即行剖宫产术。

第二节 产道异常

产道包括骨产道（骨盆腔）及软产道（子宫下段、宫颈、阴道、外阴），是胎儿经阴道娩出的通道。产道异常可使胎儿娩出受阻，临床上以骨产道异常多见，骨产道异常又包括骨盆形态异常及骨盆径线过短。

一、骨产道异常

骨盆径线过短或形态异常，致使骨盆腔小于胎先露部可通过的限度，阻碍胎先露部下降，影响产程顺利进展，称为狭窄骨盆。狭窄骨盆可以为一个径线过短或多个径线同时过短，也可以为一个平面狭窄或多个平面同时狭窄。当一个径线狭窄时，要观察同一个平面其他径线的大小，再结合整个骨盆腔大小与形态进行综合分析，做出正确判断。

（一）分类

1.骨盆入口平面狭窄分3级

Ⅰ级，临界性狭窄，对角径11.5厘米（入口前后径10厘米），绝大多数可以自然分娩；Ⅱ级，相对性狭窄，对角径10.0～11.0厘米（入口前后径8.5～9.5厘米），需经试产后才能决定是否可以经阴道分娩，难度增加；Ⅲ级，绝对性狭窄，对角径≤9.5厘米（入口前后径≤8.0厘米），必须以剖宫产结束分娩。

2.中骨盆平面狭窄分3级

Ⅰ级，临界性狭窄，坐骨棘间径10.0厘米，坐骨棘间径加后矢状径13.5厘米；Ⅱ级，相对性狭窄,坐骨棘间径 8.5～9.5 厘米,坐骨棘间径加后矢状径 12.0～13.0 厘米;Ⅲ级,绝对性狭窄,坐骨棘间径≤8.0 厘米,坐骨棘间径加后矢状径≤11.5 厘米。

3.骨盆出口平面狭窄分 3 级

Ⅰ级,临界性狭窄,坐骨结节间径 7.5 厘米,坐骨结节间径加出口后矢状径15.0厘米;Ⅱ级,相对性狭窄,坐骨结节间径 6.0～7.0 厘米,坐骨结节间径加出口后矢状径 12.0～14.0 厘米;Ⅲ级,绝对性狭窄,坐骨结节间径≤5.5 厘米,坐骨结节间径加出口后矢状径≤11.0 厘米。

4.骨盆 3 个平面狭窄

骨盆外形属女型骨盆,但骨盆入口、中骨盆及骨盆出口平面均狭窄,每个平面径线均小于正常值 2 厘米或更多,称为均小骨盆,多见于身材矮小、体型匀称的妇女。

5.偏斜骨盆

系一侧髂骨棘与髋骨发育不良所致骶髂关节固定,以及下肢和髋关节疾病,引起骨盆出口前后径缩短的偏斜骨盆。

(二)临床表现

1.骨盆入口平面狭窄的临床表现

(1)胎头衔接受阻:一般情况下,初产妇在妊娠末期,即预产期前 1～2 周或临产前胎头已衔接,即胎头双顶径进入骨盆入口平面,颅骨最低点达坐骨棘水平。若入口狭窄时,即使已经临产而胎头仍未入盆,经检查胎头跨耻征阳性。胎位异常如臀先露、颜面位或肩先露的发生率是正常骨盆的 3 倍。

(2)临产:若已临产,根据骨盆狭窄程度、产力强弱、胎儿大小及胎位情况不同,临床表现也不尽相同。骨盆临界性狭窄,若胎位、胎儿大小及产力正常,胎头常以矢状缝在骨盆入口横径衔接,多取后不均倾势,即后顶骨先入盆,后顶骨逐渐进入骶凹处,再使前顶骨入盆,则矢状缝位于骨盆入口横径上成头盆均倾势。临床表现为潜伏期及活跃期早期延长,活跃期后期产程进展顺利。若胎头迟迟不入盆,此时常出现胎膜早破,胎头又不能紧贴宫颈内口诱发反射性宫缩,常出现继发性宫缩乏力。若产力、胎儿大小及胎位均正常,但偏斜骨盆绝对性狭窄,胎头仍不能入盆,常发生梗阻性难产。

2.中骨盆平面狭窄的临床表现

(1)胎头能正常衔接:潜伏期及活跃期早期进展顺利。当胎头下降达中骨盆时,由于内旋转受阻,胎头双顶径被阻于中骨盆狭窄部位之上,常出现持续性枕横位或枕后位,同时出现继发性宫缩乏力,活跃期后期及第二产程延长,甚至第二产程停滞。

(2)胎头受阻:当胎头受阻于中骨盆时,有一定可塑性的胎头开始变形,颅骨重叠,胎头受压,使软组织水肿,产瘤较大,严重时可发生脑组织损伤、颅内出血及胎儿宫内窘迫。若中骨盆狭窄程度严重,宫缩又较强,可发生先兆子宫破裂及子宫破裂。强行阴道助产,可导致严重软产道裂伤及新生儿产伤。

3.骨盆出口平面狭窄的临床表现

骨盆出口平面狭窄与中骨盆平面狭窄常同时存在。若单纯骨盆出口平面狭窄者,第一产程进展顺利,胎头达盆底受阻,第二产程停滞,继发性宫缩乏力,胎头双顶径不能通过出口横径,强行阴道助产,可导致软产道、骨盆底肌肉及会阴严重损伤。

（三）诊断

在分娩过程中,骨盆是个不变因素。狭窄骨盆影响胎位和胎先露部在分娩机制中的下降及内旋转,也影响宫缩。在估计分娩难或易时,骨盆是考虑的一个重要因素。在妊娠期间应查清骨盆有无异常,有无头盆不称,及早做出诊断,以决定适当的分娩方式。

1.病史

询问孕妇幼年有无佝偻病、脊髓灰质炎、脊柱和髋关节结核及外伤史。若为经产妇,应了解既往有无难产史及其发生原因,新生儿有无产伤等。

2.一般检查

测量身高,孕妇身高<145厘米应警惕均小骨盆。观察孕妇体型,步态有无跛足,有无脊柱及髋关节畸形,米氏菱形窝是否对称,有无尖腹及悬垂腹等。

3.腹部检查

(1)腹部形态:观察腹型,尺测子宫长度及腹围,B型超声观察胎先露部与骨盆关系,还应测量胎头双顶径、胸径、腹径、股骨长,预测胎儿体重,判断能否通过骨产道。

(2)胎位异常:骨盆入口狭窄往往因头盆不称、胎头不易入盆导致胎位异常,如臀先露、肩先露。中骨盆狭窄影响已入盆的胎头内旋转,导致持续性枕横位、枕后位等。

(3)估计头盆关系:正常情况下,部分初孕妇在预产期前2周,经产妇于临产后,胎头应入盆。若已临产,胎头仍未入盆,则应充分估计头盆关系。检查头盆是否相称的具体方法:孕妇排空膀胱,仰卧,两腿伸直。检查者将手放在耻骨联合上方,将浮动的胎头向骨盆腔方向推压,若胎头低于耻骨联合前表面,表示胎头可以入盆,头盆相称,称胎头跨耻征阴性;若胎头与耻骨联合前表面在同一平面,表示可疑头盆不称,称为胎头跨耻征可疑阳性;若胎头高于耻骨联合前表面,表示头盆明显不称,称为胎头跨耻征阳性。对出现跨耻征阳性的孕妇,应让其取两腿屈曲半卧位,再次检查胎头跨耻征,若转为阴性,提示为骨盆倾斜度异常,而不是头盆不称。

4.骨盆测量

骨盆各平面径线<正常值2厘米或以上为均小骨盆。对角径<11.5厘米,骶岬突出为骨盆入口平面狭窄,属扁平骨盆;坐骨切迹宽度间接反映中骨盆后矢状径大小、中骨盆平面狭窄及骨盆出口平面狭窄常同时存在,通过测量坐骨结节间径、坐骨切迹宽度及坐骨棘内突程度,间接判断中骨盆狭窄程度;坐骨结节间径<8厘米,耻骨弓角度<90°,坐骨结节间径与出口后矢状径之和<15厘米,坐骨切迹宽度<2横指时,诊断为漏斗型骨盆。

（四）治疗

治疗原则:明确狭窄骨盆类别和程度,了解胎位、胎儿大小、胎心率、宫缩强弱、宫口扩张程度、破膜与否,结合年龄、产次、既往分娩史进行综合判断,决定分娩方式。

1.一般治疗

在分娩过程中,应安慰产妇,使其心情舒畅,信心倍增,保证营养及水分的摄入,必要时补液,还需注意产妇休息,要监测宫缩强弱,勤听胎心,检查胎先露部下降及宫口扩张程度。

2.骨盆入口平面狭窄的处理

(1)明显头盆不称(绝对性骨盆狭窄):骨盆入口前后径≤8厘米,对角径≤9.5厘米,胎头跨耻征阳性者,足月活胎不能入盆,不能经阴道分娩,应在临产后行剖宫产术结束分娩。

(2)轻度头盆不称(相对性骨盆狭窄):骨盆入口前后径 8.5~9.5 厘米,对角径 10.0~11.0 厘米,胎头跨耻征可疑阳性,足月活胎体重<3000 克,胎心率正常,应在严密监护下试产,试产时间以 2~4 小时为宜。骨盆入口平面狭窄的试产,必须以宫口开大 3~4 厘米,胎膜已破为试产开始。胎膜未破者可在宫口扩张 3 厘米行人工破膜;若破膜后宫缩较强,产程进展顺利,多数能经阴道分娩;试产过程中若出现宫缩乏力,可用缩宫素静脉滴注加强宫缩,试产 2~4 小时,胎头仍迟迟不能入盆,宫口扩张缓慢,或伴有胎儿窘迫征象,应及时行剖宫产术结束分娩;若胎膜已破,为了减少感染,应适当缩短试产时间。

3.中骨盆及骨盆出口平面狭窄的处理

在分娩过程中,胎儿在中骨盆平面完成俯屈及内旋转动作。若中骨盆平面狭窄,则胎头俯屈及内旋转受阻,易发生持续性枕横位或枕后位,产妇多表现活跃期或第二产程延长及停滞、继发性宫缩乏力等。若宫口开全,胎头双顶径达坐骨棘水平或更低,可经阴道助产;若胎头双顶径未达坐骨棘水平,或出现胎儿窘迫征象,应行剖宫产术结束分娩。

骨盆出口平面是产道的最低部位,应于临产前对胎儿大小、头盆关系做出充分估计,决定能否经阴道分娩,诊断为骨盆出口狭窄,不应进行试产。当坐骨结节间径与出口后矢状径之和>15 厘米时,胎头可后移利用出口后三角间隙娩出。若两者之和<15 厘米时,足月胎儿不易经阴道分娩,应行剖宫产术结束分娩。

4.骨盆 3 个平面狭窄的处理

主要是均小骨盆,若估计胎儿不大,胎位正常,头盆相称,宫缩好,可以试产,通常可通过胎头变形和极度俯屈,以胎头最小径线通过骨盆腔,可能经阴道分娩;若胎儿较大,有明显头盆不称,胎儿不能通过产道,应尽早行剖宫产术。

5.畸形骨盆的处理

根据畸形骨盆种类、狭窄程度、胎儿大小、产力等情况具体分析,若畸形严重、明显头盆不称者,应及时行剖宫产术。

二、软产道异常

(一)概述

1.定义

软产道异常包括子宫下段、子宫颈、阴道、外阴的病变和先天畸形。

2.病因

软产道异常多由先天性发育异常以及后天性疾病引起,主要包括以下几个方面:

(1)外阴异常

①外阴水肿:常继发于重度子痫前期、重度贫血、心脏病及慢性肾炎等疾病。静脉瘤和静脉曲张也可表现为外阴水肿。

②外阴感染或肿瘤:靠近会阴的炎性包块或肿瘤,若体积大也可阻挡分娩。

③外阴瘢痕:一般外阴大的手术后和会阴撕裂伤后瘢痕,分娩时容易撕裂,阴道分娩困难。

(2)阴道异常

①阴道闭锁:完全性阴道闭锁几乎全部是先天性的,不完全性闭锁可由发育异常或产伤、腐蚀药物、手术感染造成的瘢痕挛缩狭窄引起。不严重者妊娠后瘢痕软化,临产后胎头下降,

对瘢痕有持续扩张作用,多能通过障碍,完成分娩。

②阴道纵隔:阴道纵隔有完全和不完全之分:完全纵隔一般不导致难产,胎头下降过程中能逐渐将半个阴道充分扩张后通过;部分纵隔常可妨碍胎头下降,有时其会自然破裂,但纵隔较厚时需将其剪断,待胎儿娩出后再切除剩余的纵隔。

③阴道横隔:阴道横隔多位于阴道上中段,临产后作肛门检查可将不完全性横隔中央孔认为扩张停滞的宫颈外口,特别是在临产一段时间后,胎头位置较低者,应考虑到先天异常的可能。肛门检查可感到宫颈位于此横隔水平以上,再仔细进行阴道检查,在中央孔上方可查到宫颈外口。

④阴道肿瘤:较小的阴道壁囊肿可以移到先露部的后方,不妨碍分娩的进行;囊肿较大时可阻碍先露部下降,则需在消毒情况下行囊肿穿刺吸出其内容物,待产后再处理。阴道肿瘤如纤维瘤、上皮瘤、肉瘤会阻碍胎头下降,一般需行选择性剖宫产。

⑤肛提肌痉挛性收缩:虽然少见,但由于在阴道中段出现硬的环状缩窄,严重妨碍胎头下降,一般需用麻醉解除痉挛。

(3)宫颈异常

①宫颈病变:宫颈上皮内瘤变(CIN)和宫颈癌的发病率呈逐年上升趋势,且年龄趋向年轻化,其中育龄期女性占多数。多数研究证实,妊娠并不是加速宫颈病变进展的危险因素,绝大多数病变均于产后自行缓解或无进展,仅有 6%～7% 的患者病变升级。为预防宫颈病变恶化,大多数育龄期患者采取宫颈锥切术进行治疗,而宫颈锥切术后长时间出血、感染,加上宫颈瘢痕挛缩,常导致术后宫颈管粘连、狭窄以及宫颈功能不全等并发症。宫颈锥切术的深度、手术至妊娠间隔时间以及手术持续时间等均可影响妊娠结局。研究表明,对于患有 CIN 的育龄期女性,锥切深度不易超过 15mm,锥切过深会增加自发性早产的风险性;有学者认为宫颈组织的再生一般是在锥切术后 3～12 个月内,避免在这段时间内受孕能够减少早产的风险;手术时间长者,其创面将扩大、出血及形成局部血肿,机体抵御致病菌的能力减弱,妊娠后易发生上行性感染。

宫颈锥切术常导致宫颈功能不全,另外对于术后预防性宫颈环扎的问题尚未达成共识。宫颈长度的测量常在 14～28 周,宫颈长度＜2.5cm 称为宫颈短,常常导致早产。有学者认为锥切术后患者早产的风险率高,应该进行预防性宫颈环扎,但有些学者则反对这种观点,认为应该避免环扎术,因为环扎术并没有减少锥切术后早产的发生率,相反,缝线作为一种异物刺激,可导致子宫兴奋和收缩,诱发早产。另外,环扎术会增加上行性感染的机会,可能会引起绒毛膜羊膜炎、胎膜早破等。因此,进行宫颈环扎术需谨慎。

②宫颈管狭窄:因前次分娩困难造成宫颈组织严重损伤或感染,呈不规则裂伤瘢痕、硬结,引起宫颈管狭窄,一般妊娠后宫颈软化,临产后宫颈无法扩张或扩张缓慢者应行剖宫产。

③宫颈口黏合:分娩过程中宫颈管已消失但宫口不开大,宫颈包着胎头下降,先露部与阴道之间有一薄层的宫颈组织,如胎头下降已达坐骨棘下 2cm,多数可经手有效扩张宫颈口,也可在子宫口边缘相当于时针 10 点、2 点及 6 点处将宫颈切开 1～2cm,如行产钳助产有宫颈撕裂的危险。

④宫颈水肿:一般常见于扁平骨盆、骨盆狭窄、骨盆壁与胎头之间压迫而发生的宫颈下部

水肿。此为胎头受压,血流障碍而引起宫口开大受阻,长时间的压迫使分娩停滞,如为轻度水肿,可穿刺除去张力,使宫口开大而顺产;严重者选择行剖宫产。

⑤宫颈坚韧:由于宫颈缺乏弹性或者孕妇精神过度紧张,宫颈常呈痉挛性收缩状态,多见于高龄初产妇。

(4)子宫异常

①子宫畸形:常见的子宫畸形有纵隔子宫、双角子宫、残角子宫、单角子宫、双子宫及马鞍形子宫。子宫畸形、子宫肌层发育不良和宫腔容受性降低能影响胎盘和宫内胎儿正常发育,导致胎儿生长受限、低体重儿及早产等;子宫内腔容积和形态异常可引起产轴、胎位异常和胎盘位置异常等;子宫畸形合并存在宫颈和阴道畸形者易阻塞软产道,影响正常产程进展而致难产。

②子宫脱垂:子宫脱垂者妊娠后受胎盘激素的影响,盆膈和子宫韧带松弛,从早期妊娠即可出现原有脱垂症状加重,如宫颈显露于阴道口或脱出,膀胱膨出伴有排尿困难,脱出部黏膜溃疡和出血。中期妊娠后,脱垂子宫可不同程度地回缩、上升,直至晚期分娩。足月妊娠时,尤其当临产后,受产力的逼迫,症状反复又加重,故应行剖宫产分娩。

③子宫扭转:子宫扭转可因子宫发育不良、胎位异常、盆腹腔内病变使子宫倾斜或旋转。子宫扭转可发生于妊娠期或分娩期,可引起胎儿窘迫,母体急性腹痛、出血。

④子宫肌瘤:子宫肌瘤为性激素依赖性良性肿瘤,其对分娩的影响取决于肌瘤大小、生长部位及类型。

⑤瘢痕子宫:瘢痕子宫产生的原因有剖宫产术、子宫肌瘤挖除术、输卵管间质部及宫角切除术、子宫畸形矫治术等,其中以剖宫产术最为常见。瘢痕子宫是分娩过程中子宫破裂的高危因素之一。近年来,剖宫产后再孕分娩者增加,但并非所有曾行剖宫产的妇女再孕后均需剖宫产。

(5)盆腔肿瘤

①卵巢囊肿:妊娠合并卵巢囊肿,多发生在孕3个月,如果卵巢囊肿阻塞产道,可导致卵巢囊肿破裂,或使分娩发生梗阻,偶可导致子宫破裂。

②盆腔肿块:临床上比较少见,偶可有重度膀胱充盈、阴道膀胱膨出、阴道直肠膨出或下垂的肾等阻塞盆腔,妨碍分娩进行,此时可行剖宫产。

(二)软产道异常对母儿的影响

1.对母体的影响

软产道异常可使分娩时间延长,使孕妇疲劳,对有合并症的孕妇,手术产率将增加;如胎位异常或胎头旋转异常,分娩停滞,可导致难产和产伤;还可导致胎膜早破,产程延长,引起宫内感染;软产道扩展受阻,导致阵痛异常,不利于分娩。

2.对胎儿的影响

软产道异常时,产道的扩展开大受阻,产程延长,引起胎儿缺氧、酸中毒,新生儿窒息,生存者后遗症较多。频繁的检查包括肛门检查和阴道检查,可引起宫内感染而威胁胎儿生命。

(三)诊断

详细询问病史。软产道异常应于孕前或妊娠早期行阴道检查,以了解生殖道及盆腔有无异常。孕期有阴道出血时应做阴道检查,以了解外阴、阴道及宫颈情况以及盆腔有无其他异常等,尤其是注意宫颈情况,避免宫颈癌漏诊,可预防软产道异常导致的难产。

(四)处理

1.外阴异常

外阴水肿者临产前可局部应用 50％酒精局部湿敷。临产后可在严格消毒下进行多点针刺皮肤放液。分娩时,可行会阴侧切。产后加强局部护理,预防感染。对于外阴瘢痕者,若瘢痕范围不大,分娩时可做会阴后-斜切开或对侧瘢痕切开;若瘢痕过大,应行剖宫产术。会阴坚韧者分娩时,应做预防性会阴侧切。

2.阴道异常

阴道瘢痕影响阴道的扩张性和弹性,严重者可导致阴道闭锁,这些均影响先露下降和胎儿娩出,对于严重患者,应考虑剖宫产术。先天性阴道横隔,若隔膜薄弱而且不完全,由于先露的作用其仍能扩张,不影响胎儿娩出;若当宫颈口开全,横隔仍不退缩时,可用手指扩张或作 X 线切开,待胎儿娩出后再将切缘锁边缝合。横隔高且厚者需行剖宫产。阴道尖锐湿疣,体积大范围广泛的疣可阻碍分娩,易发生裂伤、血肿及感染,为预防新生儿喉乳头瘤发生,应行剖宫产术。

3.宫颈异常

因已经临产,只做适当试产,密切观察产程,产程进展缓慢,危及母婴健康时可行剖宫产尽快终止妊娠。

妊娠合并 CIN Ⅰ 的孕妇,孕期可不进行任何治疗,不必再复查阴道镜及细胞学检查,常规进行产前检查至足月。组织学诊断为 CIN Ⅱ 及 CIN Ⅲ 者,至少每 12 周复查阴道镜及细胞学检查,当病变加重或细胞学怀疑为浸润性宫颈癌时,建议再次活检。如果病变无明显发展,可继续妊娠并定期常规产前检查至足月。对 CIN Ⅲ 病情进展或高度可疑宫颈原位癌的孕妇,治疗应个体化,根据孕周、病变位置、范围和孕妇的态度等综合考虑。

有学者认为在妊娠中期孕妇可以采用宫颈锥切术,有助于明确诊断;也有学者认为妊娠合并 CIN 进展为镜下及肉眼浸润癌的危险较小,产后自然消退的比率高,所以妊娠合并 CIN 孕期可不做治疗,但要密切随诊。

妊娠合并宫颈癌的处理方式取决于宫颈癌的分期、组织学分型、有无淋巴结转移、孕周及患者意愿。应兼顾母儿情况,选择治疗的最佳方案和最佳时机。

妊娠合并宫颈病变的分娩方式与宫颈癌前病变及原位癌的稳定状态无关。分娩方式的选择取决于产科指征,无特殊指征的患者仍可以阴道分娩。宫颈原位癌的患者,阴道分娩后病变稳定率仍为 88％,阴道分娩有利于病变缓解。但妊娠期宫颈癌患者阴道分娩可能增加癌细胞的扩散概率,应选择剖宫产分娩,根据病变情况决定手术的方式及范围。

4.子宫异常

肌瘤在孕期及产褥期可发生红色退行性变、局部出现疼痛和压痛,并伴有低热及白细胞中度升高,一般对症处理,症状在数天内缓解。若肌瘤不阻塞产道,可经阴道试产,产后再处理肌瘤。肌壁间肌瘤在临产后可致子宫收缩乏力,产程延长;生长于宫颈或子宫下段的肌瘤或嵌顿于盆腔内的浆膜下肌瘤,阻碍产道时,应行剖宫产术。瘢痕子宫再次怀孕分娩时子宫破裂的风险增加。剖宫产后阴道分娩（VBAC）应根据前次剖宫产术式、指征、术后有无感染、术后再孕时间间隔、既往剖宫产次数、有无紧急剖宫产的条件以及本次妊娠胎儿的大小、胎位、产力产道等情况综合分析决定。瘢痕子宫阴道试产过程中发现子宫破裂征象，应紧急剖宫产同时修补子宫破口，必要时需切除子宫。

5.卵巢囊肿

妊娠合并卵巢囊肿大多数属良性病变，确诊后根据患者情况进行随诊观察或择期手术，可于孕 4 个月或产后行卵巢囊肿摘除术；生理性囊肿直径多在 6cm 以内，属功能性，不必切除；如疑为恶性，确诊后立即手术，手术范围与非妊娠时一样；如至妊娠晚期发现恶性肿瘤，胎儿已初具生存能力，可在保全母亲安全的条件下，支持数周以期得到活婴；足月临产时发现卵巢肿瘤，只要不引起阻塞性分娩仍可自然分娩；如果临产后卵巢囊肿嵌顿在盆腔内影响产道时须行剖宫产。

第三节　胎位异常

分娩时枕前位（正常胎位）约占 90%，而胎位异常约占 10%，其中胎头位置异常居多，占 6%~7%，有胎头在骨盆腔内旋转受阻的持续性枕横（后）位，有胎头俯屈不良呈不同程度仰伸的面先露，还有胎头高直位、前不均倾位等。胎产式异常的臀先露占 3%~4%，肩先露已极少见。此外，还有复合先露。

一、持续性枕后位、枕横位

在分娩过程中，当胎头双顶径抵达中骨盆平面时完成内旋转动作，胎头得以最小径线通过骨盆最窄平面顺利经阴道分娩。临产后凡胎头以枕后位或枕横位衔接，经充分试产，胎头枕部仍位于母体骨盆后方或侧方，不能转向前方致使分娩发生困难者，称为持续性枕后位或持续性枕横位。国外报道发病率均为 5% 左右。

（一）持续性枕后位、枕横位的诊断

1.临床表现

临产后胎头衔接较晚及俯屈不良，由于枕后位的胎先露部不易紧贴子宫下段及宫颈内口，常导致协调性宫缩乏力及宫口扩张缓慢，因枕骨持续位于骨盆后方压迫直肠，产妇自觉肛门坠胀及排便感，致使宫口尚未开全时过早使用腹压，容易导致宫颈前后唇水肿和产妇疲劳，影响产程进展；持续性枕后位常致活跃期晚期及第二产程延长，若在阴道口虽已见到胎发，历经多次宫缩时屏气却不见胎头继续顺利下降时，应想到可能是持续性枕后位。

2.腹部检查

在宫底部触及胎臀，胎背偏向母体后方或侧方，在对侧明显触及胎儿肢体，若胎头已衔接，有时可在胎儿肢体侧耻骨联合上方扪到胎儿颏部，胎心在脐下一侧偏外方听得最响亮，枕后位时因胎背伸直，前胸贴近母体腹壁，胎心在胎儿肢体侧的胎胸部位也能听到。

3.肛门检查或阴道检查

当肛查宫口部分扩张或开全时,若为枕后位,感到盆腔后部空虚,查明胎头矢状缝位于骨盆斜径上,前囟在骨盆右前方,后囟(枕部)在骨盆左后方则为枕左后位;反之为枕右后位;查明胎头矢状缝位于骨盆横径上,后囟在骨盆左侧方,则为枕左横位,反之为枕右横位。当出现胎头水肿、颅骨重叠、囟门触不清时,需行阴道检查借助胎儿耳郭及耳屏位置及方向判定胎位;若耳郭朝向骨盆后方,诊断为枕后位;若耳郭朝向骨盆侧方,诊断为枕横位。

4.B型超声检查

根据胎头颜面及枕部位置,能准确探清胎头位置以明确诊断。

(二)持续性枕后位、枕横位的治疗

持续性枕后位、枕横位在骨盆无异常、胎儿不大时,可以试产,试产时应严密观察产程,注意胎头下降、宫口扩张程度、宫缩强弱及胎心有无改变。

1.第一产程

(1)潜伏期:需保证产妇充分营养与休息,若有情绪紧张,睡眠不好可给予哌替啶或地西泮,让产妇朝向胎背的对侧方向侧卧,以利胎头枕部转向前方,若宫缩欠佳,应尽早静脉滴注缩宫素。

(2)活跃期:宫口开大3~4厘米产程停滞,除外头盆不称可行人工破膜,若产力欠佳,静脉滴注缩宫素;若宫口开大每小时1厘米以上,伴胎先露部下降,多能经阴道分娩;在试产过程中,出现胎儿窘迫征象,应行剖宫产术结束分娩。若经过上述处理效果不佳,每小时宫口开大<1厘米或无进展时,则应剖宫产结束分娩;宫口开全之前,嘱产妇不要过早屏气用力,以免引起宫颈前唇水肿,影响产程进展。

2.第二产程

若第二产程进展缓慢,初产妇已近2小时,经产妇已近1小时,应行阴道检查,当胎头双顶径已达坐骨棘平面或更低时,可先行徒手将胎头枕部转向前方,使矢状缝与骨盆出口前后径一致或自然分娩,或阴道助产(低位产钳术或胎头吸引术);若转成枕前位有困难时,也可向后转成正枕后位,再以产钳助产;若以枕后位娩出时,需做较大的会阴后一斜切开,以免造成会阴裂伤;若胎头位置较高,疑有头盆不称,需行剖宫产术,中位产钳禁止使用。

3.第三产程

因产程延长,容易发生产后宫缩乏力,胎盘娩出后应立即静脉注射或肌内注射子宫收缩药,以防发生产后出血;有软产道裂伤者,应及时修补。新生儿应重点监护,凡行手术助产及有软产道裂伤者,产后应给予抗生素预防感染。

二、胎头高直位

胎头以不屈不仰姿势衔接于骨盆入口,其矢状缝与骨盆入口前后径相一致,称为胎头高直位。发病率国内文献报道为1.08%,国外资料报道为0.06%~1.6%。胎头枕骨向前靠近耻骨联合者称为胎头高直前位,又称枕耻位;胎头枕骨向后靠近骶岬者称为胎头高直后位,又称枕骶位。胎头高直位对母儿危害较大,应妥善处理。

（一）胎头高直位的诊断

1.临床表现

由于临产后胎头不俯屈,进入骨盆入口的胎头径线增大,胎头迟迟不衔接,使胎头不下降或下降缓慢,宫口扩张也缓慢,致使产程延长,常感耻骨联合部位疼痛。

2.腹部检查

胎头高直前位时,胎背靠近腹前壁,不易触及胎儿肢体,胎心位置稍高在近腹中线听得最清楚;胎头高直后位时,胎儿肢体靠近腹前壁,有时在耻骨联合上方可清楚触及胎儿下颏。

3.阴道检查

因胎头位置高,肛查不易查清,此时应做阴道检查,发现胎头矢状缝与骨盆入口前后径一致,后囟在耻骨联合后,前囟在骶骨前,为胎头高直前位,反之为胎头高直后位。

4.B型超声检查

可探清胎头双顶径与骨盆入口横径一致,胎头矢状缝与骨盆入口前后径一致。

（二）胎头高直位的治疗

胎头高直前位时,若骨盆正常、胎儿不大、产力强,应给予充分试产机会,加强宫缩促使胎头俯屈,胎头转为枕前位可经阴道分娩或阴道助产,若试产失败再行剖宫产术结束分娩。胎头高直后位因很难经阴道分娩,一经确诊应行剖宫产术。

三、前不均倾位

枕横位的胎头(胎头矢状缝与骨盆入口横径一致)以前顶骨先入盆称为前不均倾位,其发病率约为 0.68%。常发生在骨盆倾斜度过大,腹壁松弛,悬垂腹时,因胎儿身体向前倾斜,使胎头前顶骨先入盆,此时若并发头盆不称因素更易发生。

（一）前不均倾位的诊断

1.临床表现

产程延长,胎头迟迟不衔接,即使衔接也难以顺利下降,多在宫口扩张至 3～5 厘米时即停滞不前,因前顶骨紧嵌于耻骨联合后方压迫尿道及宫颈前唇,导致尿潴留、宫颈前唇水肿及胎膜早破,胎头受压过久,可出现胎头水肿。

2.腹部检查

前不均倾位的胎头不易入盆。在临产早期,于耻骨联合上方可打到胎头前顶部,随产程进展,胎头继续侧屈使胎头与胎肩折叠于骨盆入口处,因胎头折叠于胎肩之后使胎肩高于耻骨联合平面,于耻骨联合上方只能触到一侧胎肩而触不到胎头,易误认为胎头已入盆。

3.阴道检查

胎头矢状缝在骨盆入口横径上,向后移靠近骶岬,同时前后囟一起后移,前顶骨紧嵌于耻骨联合后方,产瘤大部分位于前顶骨,因后顶骨的大部分尚在骶岬之上,致使盆腔后半部空虚。

（二）前不均倾位的治疗

当确诊为前不均倾位,除极个别胎儿小、宫缩强、骨盆宽大可给予短时间试产外,均应尽快以剖宫产术结束分娩。

四、面先露

面先露多于临产后发现。系因胎头极度仰伸，使胎儿枕部与胎背接触，面先露以颏骨为指示点，有颏左前、颏左横、颏左后、颏右前、颏右横、颏右后6种胎位，以颏左前及颏右后位较多见。我国15所医院统计发病率为0.8‰～2.7‰，国外资料为1.7‰～2.0‰。经产妇多于初产妇。

(一)面先露的病因

1.骨盆狭窄

有可能阻碍胎头俯屈的因素均可能导致面先露，胎头衔接受阻，阻碍胎头俯屈，导致胎头极度仰伸。

2.头盆不称

临产后胎头衔接受阻，造成胎头极度仰伸。

3.腹壁松弛

经产妇悬垂腹时胎背向前反曲，胎儿颈椎及胸椎仰伸形成面先露。

4.脐带过短或脐带绕颈

使胎头俯屈困难。

5.畸形无脑儿

因无顶骨，可自然形成面先露；先天性甲状腺肿，胎头俯屈困难，也可导致面先露。

(二)面先露的诊断

1.腹部检查

因胎头极度仰伸，入盆受阻，胎体伸直，宫底位置较高；颏前位时，在孕妇腹前壁容易扪及胎儿肢体，胎心由胸部传出，故在胎儿肢体侧的下腹部听得清楚；颏后位时，于耻骨联合上方可触及胎儿枕骨隆突与胎背之间有明显凹沟，胎心较遥远而弱。

2.肛门检查及阴道检查

可触到高低不平、软硬不均的颜面部，若宫口开大时可触及胎儿口、鼻、颧骨及眼眶，并依据颏部所在位置确定其胎位。

3.B型超声检查

可以明确面先露并能探清胎位。

(三)面先露的治疗

颏前位时，若无头盆不称，产力良好，有可能自然分娩；若出现继发性宫缩乏力，第二产程延长，可用产钳助娩，但会阴后一斜切开要足够大；若有头盆不称或出现胎儿窘迫征象，应行剖宫产术。持续性颏后位时，难以经阴道分娩，应行剖宫产术结束分娩；若胎儿畸形，无论颏前位或颏后位，均应在宫口开全后行穿颅术结束分娩。

五、臀先露

(一)原因

引起臀先露的原因主要有骨盆狭窄、产道肿瘤、胎盘异常、腹壁松弛、多胎、羊水过多和胎儿畸形等因素。

1.母体因素

(1)子宫腔过大:经产妇腹壁过度松弛、胎儿在宫内活动频繁易造成臀位,同样羊水过多,宫腔变大,胎儿的位置不易固定。

(2)羊水过少:在孕中期胎儿位置就被固定,胎儿两腿不能屈曲呈伸直状,影响胎体弯曲或回转,易成臀位。

(3)子宫肿瘤:特别是子宫肌瘤向宫腔内突出,影响胎儿活动,胎儿不能自然回转。

(4)子宫畸形:子宫腔小,胎儿在宫内活动受限,致胎头不能向下转动,成为臀位。

(5)骨盆狭窄:骨盆狭窄使胎儿头先露下降困难,不能固定,转为臀位。

2.胎盘因素

前置胎盘,有证据提示前置胎盘与臀位有相互关系,主要是胎盘种植在子宫下段,影响胎头下降入盆,臀位在前置胎盘中是常见的胎位。

3.胎儿因素

多胎妊娠中易见臀位;胎儿畸形,易发生胎儿臀位、无脑儿、脑积水、染色体异常等,发生率为3%。

（二）分类

根据胎儿两下肢所取的姿势,臀位又可分为三类:

1.单臀

先露是单一臀部,是腿直臀位,最为常见,胎儿双髋关节屈曲,双膝关节伸直。

2.完全臀

先露部为胎儿的臀部和双足,也称为混合臀位,较为常见,胎儿双髋关节及膝关节屈曲,犹如盘膝而坐。

3.不完全臀

较为少见,胎儿以一足或双足、一膝或双膝,或一足一膝为先露部位。

臀先露的胎方位的指示点为胎儿骶骨,骶骨位于母亲骨盆的不同方向分为8个胎方位。

（三）诊断

1.临床表现

孕妇感到胎动在下腹部,并有时会感到胎儿踢在直肠、阴道和膀胱的疼痛,很少孕妇在临产前有入盆的感觉。

2.腹部检查

四步触诊检查时,子宫底可触及胎头,有浮球感,耻骨联合上方可触及宽而软的胎臀部及肢体。在脐平面或略高部位听到胎心。

3.阴道检查

能触及软而不规则的胎臀部及(或)肢体,在临产时用以决定臀先露的种类。需要与胎儿面先露相区别,胎儿臀部肛门与两侧的坐骨棘为直线,而面部嘴与两侧颧骨为三角形;破膜后可有胎粪自阴道流出,更易检查胎儿先露部。

4.B超检查

超声是对臀先露检查和评估很好的方法,通过超声能发现胎头位于子宫底部,胎臀在耻骨联合上方,并可了解胎头是否仰伸和臀先露的种类,偶可发现脐带先露,并能较好地估计胎儿体重以及排除一些常见的畸形等,如没有用超声进行可靠的评估,分娩方式以剖宫产为好。

5.磁共振检查

可能会因其他原因如前置胎盘伴有胎盘植入,需要 MRI 检查时,同样可以发现胎儿的位置,但此技术不是检查臀位常见方法。

臀位的辅助检查是很有必要的,对分娩方式的选择,可以了解以下情况:①测量胎头双顶径、头围、腹围及股骨长度,用以估计胎儿大小;②胎头是否仰伸,仰伸程度如何;③胎儿是否伴有畸形;④确定臀位的类型,了解胎儿下肢是否屈曲良好,胎儿双足是否高于臀部,还是足先露;⑤脐带是否在先露旁或先露下,可以通过超声彩色血流频谱了解;⑥胎盘位置,胎盘在子宫前壁者不宜做外倒转术。

(四)对母胎的影响

1.对产程的影响

因胎儿臀周径小于胎头,不能完全压迫宫颈引起反射性宫缩,影响宫颈扩张进展,容易发生活跃期延长和停滞。

2.对母体的影响

胎臀形状不规则,对前羊水囊压力不均,易发生胎膜早破,增加产褥感染机会,手术机会增加,易发生产后出血。

3.对胎儿的影响

胎儿阴道分娩,可发生脐带脱垂,导致胎儿窒息或胎死宫内;阴道分娩出头困难,可引起窒息。宫口未开全,胎心异常,强行娩出,可引起胎儿头颈部神经肌肉损伤、颅内出血、臂丛神经损伤、胸锁乳突肌血肿或死产等。

(五)处理

1.孕期的臀位矫正

妊娠 30 周以前因羊水相对较多,胎位不易固定,故对臀先露者不必急于纠正,可任其自然转成头位。妊娠 30 周以后仍为臀位者应及时矫正。

(1)膝胸卧位:是在孕 30 孕周以后的体位纠正,每天 2 次,每次 15 分钟,7～10 天为一疗程,均应在早晚空腹时进行弧形面滑动而完成倒转。侧卧位也可帮助倒转,骶左前位时令产妇向右侧卧,骶右前位时左侧卧,使胎头顺着子宫腔侧面的弧形面滑动而转位。侧卧转位效果虽不如膝胸卧式,但可以维持较长时间。每晚在做膝胸卧式后即采取侧卧(卧于胎背所在的对侧面)直至次晨,这样两者结合可提高效果。

(2)甩臀运动:通过运动促使较重的胎头向下回转,动作简单,较膝胸卧位省力,孕妇易于接受和坚持,效果与膝胸卧位相似。方法是令孕妇双足分开直立,双手扶桌沿,双膝及臀部顺胎头屈曲方向做规律的连续旋转,每天早晚各一次,每次 15 分钟,7 天为一疗程。

(3)艾灸或激光照射至阴穴转位:至阴穴位位于第五个脚趾尖,已被提议作为一种纠正臀位的方式,每天 1～2 次,每次 15 分钟,5 次为一疗程。刺激至阴穴可使胎动增加,从而增加转位机会,国外 meta 分析艾灸与外倒转或体位对照,发现有限的证据支持艾灸用于纠正臀位。

(4)外倒转术:外倒转成功率为 50%～70%。在经过自然转胎位或体位转胎位失败后,或者直接选用。外倒转术虽有诱发早产、胎膜早破、脐带脱垂、胎儿宫内窘迫、胎盘早期剥离甚至子宫破裂的危险,但文献报道外倒转术并发症的发生率在4%以下,大大低于臀位分娩的危险性。因而多数学者仍主张谨慎施术,此主张应该推广。

外倒转术时间的选择,以往多主张在妊娠32～34周进行,为预防术后自然回转,需要固定胎位,需要用到腹带包裹腹部,这使孕妇感觉不适,甚至难以坚持。目前国外学者多主张在近足月或足月时进行,选择在36～37孕周以后,术后自然回转机会不多,另外由于外倒转引起的异常可以马上手术终止。

①适应证:单胎臀位,无不宜阴道分娩的情况,大多数学者认为胎儿估计体重≤3500g,B超检查胎儿无明显畸形及无胎头过度仰伸(望星式)者,也有认为前壁胎盘不适做外倒转,但也有报道胎盘位于前壁的外倒转成功为54%,与位于后壁者并无明显差别。

②手术步骤:a.术前1/2～1小时用宫缩抑制剂(利托君或特布他林),排空膀胱,孕妇仰卧头部抬高、双腿屈曲。b.查清胎位,B超检查了解臀位类型、脐带绕颈及胎盘位置,同时胎儿监护。c.术者应先将胎臀托起使之离开骨盆入口,另一手握住胎头迫使其俯屈下移。一般当胎臀、胎头到达脐平侧方时,可依靠胎儿躯干的伸直,胎头、胎臀分别向盆腔及宫底移动。骶左位时逆时针方向转位,骶右位时顺时针方向转位。如先露已入盆不能托起,由助手戴无菌手套,用一手的示、中指沿阴道壁滑进穹窿部,慢慢向上顶起胎先露,与术者配合托起臀部。操作时动作要轻柔、连续,随时注意胎动和胎心的变化,若出现胎动突然增加、胎心改变或孕妇有不适,应立即停止操作并恢复胎儿原在位置。d.术毕,胎头应在骨盆入口附近,不管外倒转术是否成功,手术后连续胎心监护20分钟。

2.分娩方式选择

臀先露在分娩期应根据产妇年龄、孕周、胎产次、胎儿大小、臀位类、骨盆情况和孕妇是否有并发症等,选择分娩方式,但目前大多数医师选择剖宫产分娩。

(1)臀先露剖宫产指征:

①胎儿较大(≥3500g),国外也有提出不适合阴道分娩的胎儿体重(<2500g或>4000g)。

②骨盆狭窄和异常骨盆或有胎儿与骨盆不称者。头盆临界不称(头盆评分7分)又系单臀位可予短期试产,女型及猿型骨盆有利于臀位分娩,而扁平形及男型骨盆不利于臀位分娩可放松剖宫产指征。

③胎头极度仰伸(望星式),发生率≤5%,需以剖宫产结束分娩,若由阴道分娩胎儿脊椎损伤率高达21%。

④子宫收缩欠佳,产程延长,缩宫素使用无效者。

⑤胎儿宫内窘迫或脐带脱垂而胎心音尚好者。

⑥先露下降缓慢,软产道较紧,估计阴道分娩困难者。

⑦脐带隐性脱垂或脐带先露,或胎膜早破有脐带脱垂,足先露或膝先露的脐带脱垂率高达16%～19%,故一旦诊断即应考虑剖宫产。在准备剖宫产的同时接产者可试着将脱落的下肢回纳,使其保持屈曲状态,并用手将其堵截于阴道内,观察臀部是否下降。若臀部继续下降可按完全臀位处理,若不下降需行剖宫产术。两侧下肢情况不同的臀位,如一侧下肢伸直,另一侧下肢嵌顿于骨盆入口处,最易导致脐带脱垂应立即行剖宫产术。

⑧早产儿胎头更大于胎体,容易发生颅内出血,以剖宫产为宜。特别是<1500g 者以剖宫产为宜,但极早产的,胎儿体重小,成活率低,需与家属充分沟通后选择分娩方式。

⑨有臀位分娩围产儿死亡及损伤史者是剖宫产指征,但仍需分析其原因,若系接产者技术问题,此次是否做剖宫产还值得商讨。

⑩臀位未临产并发子痫前期、高血压、胎盘功能欠佳者、IUGR、妊娠期糖尿病。胎膜早破超过 12 小时,子宫畸形及其他软产道异常应选择性剖宫产。

⑪臀位孕妇及其家属强烈要求绝育者,可考虑剖宫产。

(2)臀先露可以阴道试产的条件:

①单臀或全臀位。

②胎龄在 36~42 周之间。

③估计胎儿体重在 2500~3500g 之间。

④胎头俯屈或自然;骨盆正常大小。

⑤母儿没有其他的剖宫产指征时,臀先露确定阴道分娩前应判断以上因素。

3.产程处理

第一产程:产妇临产后应卧床休息,不宜下床走动,不可灌肠,以防胎膜早破,脐带脱垂。产程中注意休息、营养及水分的摄入,以保持良好的宫缩。经常听胎心,最好能用胎心监护仪监护,因为臀位脐带随时有受压的可能。并严密观察产程进展。臀位都不主张用催产素引产,因为容易引起胎膜早破和脐带脱垂,但可以在产程中由于宫缩乏力引起的产程停顿,使用催产素增强宫缩。产程停顿不能人工破膜促进宫缩,因为臀位是肢体不能很好压迫宫颈引起反射性的宫缩。因此需要前羊水囊的压迫引起宫缩,人工破膜反而会引起脐带脱垂。当宫缩时见到胎儿足部,不应误认为宫口已开全,为使宫颈充分扩张,应消毒外阴后用无菌手术巾,以手掌在宫缩时堵着阴道口,使胎儿屈膝屈髋促其臀部下降,起到充分扩张宫颈和阴道作用,有利于胎儿娩出,在"堵"的过程中应每隔 10~15 分钟听胎心一次,并注意宫颈是否开全,有条件最好做胎心持续监护。

第二产程:宫颈和阴道充分扩张,可以接生时,准备好需要接生的器械,新生儿医师到场,准备好新生儿复苏,由两人接生。先外阴消毒铺巾,导尿,双侧阴部神经阻滞麻醉,左侧会阴切开,有 3 种分娩方式:①自然分娩,胎儿自然娩出,极少见,仅见于经产妇、胎儿小、宫缩强、产道宽畅者;②臀位助产术,完全或不完全臀位需用臀位第一助产法(压迫法)助产,单臀位第二助产法(扶持法)助产,一般胎儿自然娩出到脐部以后由接生医师协助胎儿娩出胎肩和胎头;③臀位牵引术,胎儿全部由接生者协助娩出。一般情况下因其对胎儿损伤大而禁用。

第三产程:应积极抢救新生儿窒息和预防产后出血。接生后应仔细检查宫颈和阴道有无损伤,并及时缝合。

4.干预指征

(1)臀位无阴道试产条件应在足月后或先兆临产时行剖宫产。

(2)臀位为不完全臀位、已>34 孕周的胎膜早破、早产不可避免时,需要剖宫产。

(3)发现脐带脱垂,宫口未开全者,需立即就地剖宫产。

(4)产程异常,或胎心监护异常,宫口未全时,应剖宫产。

（5）值班医师对臀位助产接生经验不足,应剖宫产。

（6）在臀位从阴道分娩过程中,若出现胎心变化或出现某些紧急情况,须立即结束分娩。宫口开全者,则立即行臀牵引术结束分娩。

（7）当臀位胎体娩出后,发生胎头娩出困难或手法娩出胎头失败,应立即采用后出头产钳术。

六、横位

（一）定义

胎体纵轴与母体纵轴相垂直成为横位,先露部为肩,故又称肩先露。以肩胛骨为指示点,分为肩左前、肩左后、肩右前、肩右后。

（二）原因

肩先露的原因与臀先露相似,但也有不同,任何破坏子宫极性(长椭圆形)的原因都可导致横位及斜位。最常见的原因有:①产次过多,腹壁松弛;②早产胎儿尚未转至头先露;③骨盆狭窄、前置胎盘、子宫畸形或肿瘤,影响先露胎头的衔接。有报道有 $30\% \sim 79\%$ 的病例找不到明显的原因,但多数作者认为多数的病例能找到上述原因的一种。

（三）诊断

1.腹部检查

子宫呈横椭圆形,子宫的高度比相应妊娠月份为低,耻骨联合上方较空虚,宫底部也触及不到胎头或胎臀,子宫横径较宽,母体腹部一侧可触及胎头,胎臀在另一侧。肩前位时胎背朝向母体腹壁,触及宽大而平坦的胎背,肩后位时,胎儿的肢体朝向母体腹壁,易触及不规则的小肢体。胎心在脐周两旁最清楚。

2.阴道检查

胎膜未破时先露位于骨盆入口以上,阴道检查时只感盆腔空虚,先露部高而不易触及。如宫颈口已扩张,阴道检查可触及胎儿肩部、肋骨及腋窝,腋窝尖端指向胎头,可以判断胎头在母体的左侧或右侧;如胎儿手已脱落出于阴道口外,可采用握手法鉴别是左手或右手。根据胎头的部位及脱出的是左手或右手可以决定胎方位:胎头在母体腹部的左侧且右手脱出者为肩左前位,左手脱出者为肩左后位;胎头在母体腹部右侧且左手脱出者为肩右前位,右手脱出者为肩右后位,同时需检查是否有脐带的脱出。

3.超声检查

通过超声检查胎头、脊柱、胎心,准确判断肩先露,并能确定具体的胎方位。

（四）对母胎的影响

1.对产程的影响

横位是肩部先露,胎体嵌顿在骨盆上方,不能与宫颈口及子宫下段的贴合均匀,宫口不能开全,并常易发生胎膜早破及宫缩乏力,使产程停顿。

2.对胎儿的影响

肩先露不能有效的衔接,易发生胎膜早破,胎膜破后羊水迅速外流,胎儿上肢或脐带容易脱垂,导致胎儿窘迫,以致死亡。临产后随着宫缩增强,迫使胎肩下降,胎肩及胸廓的小部分挤入盆腔内,胎体折叠弯曲,颈部被拉长,上肢脱出于阴道口外,但胎头及臀部仍被阻于盆骨入口的上方,称忽略性横位。

3.对母体的影响

临产后子宫收缩继续加强,而胎儿无法娩出,子宫上段逐渐变厚,下段变薄变长,在子宫上下段之间形成病理性缩复环。产程延长后,此环很快上升达脐平,此时由于子宫下段的肌肉被过度牵拉,肌肉开始断裂、出血,检查时可发现子宫下段有固定的压痛点;此外,因膀胱被耻骨联合与胎头挤压过久引起血管破裂,产妇可出现血尿,并可能出现胎心率监护异常。病理性缩复环、子宫下段固定压痛点及血尿是子宫先兆破裂的临床表现,如不及时处理,随时可发生子宫破裂。任由产程延续延长,可导致宫腔严重感染,危及母胎生命。

(五)处理

横位要以预防为主,加强孕期保健及产前检查,早期发现胎位异常。

1.妊娠期

妊娠后期,一旦发现横位时,应及时纠正,纠正方法与臀位相同,也可试行外倒转术并固定胎头。最理想的是转成头位,如有困难亦可转成臀位。若纠正未遂,应提前在 35~38 孕周时住院。住院后重点监护临产征兆及胎膜早破。无条件住院观察者,需与产妇和家属说明出现胎膜早破或临产现象时应立刻来院。

2.分娩方式选择

可以根据胎产次、孕周、胎儿大小、胎儿状况、胎膜是否破裂、宫口扩张情况等选择分娩方式。

(1)初产妇,胎儿存活,已足月,无论宫口扩张多大或胎膜是否破裂,均应行剖宫产。

(2)经产妇,胎儿存活已足月,一般情况下,首先剖宫产;若胎膜已破,羊水未流尽,宫口开大在 5cm 以上,胎儿估计不大,亦可以在全麻下,由有经验的产科医师行内倒转术,以臀位分娩。

(3)双胎妊娠足月活胎,双胎第一胎为头位,阴道分娩后未及时固定第二胎胎位,由于宫腔容积变化,使第二个胎儿变成肩先露,应立即行内倒转术,使第二个胎儿转成臀先露娩出。

(4)早产肩先露,胎儿存活以选择剖宫产分娩。

(5)凡有子宫先兆破裂或部分破裂体征者,不论胎儿是否存活,子宫颈口开全与否,均不得经阴道进行任何操作,应立即行剖宫产,并做好输血准备。如发现宫腔感染严重,术时应将子宫一并切除。

(6)胎儿已死,无先兆子宫破裂者,可在硬膜外麻醉或阴部神经阻滞后做断头术或除脏术,亦可考虑内倒转术。断头或除脏手术遇到困难时也应改行剖宫产术。

(7)若肯定胎儿有畸形者,即不应作剖宫产术,可在宫口开大 5cm 后行内倒转术,转为臀位,等待其经阴道分娩,或于宫口开全后行毁胎术。

(8)凡准备阴道分娩者:术前必须仔细检查有无子宫先兆破裂或部分破裂的症状和体征。一旦发现有下腹一侧有明显压痛,阴道检查推动嵌顿的先露部时,有暗红色血液流出,很可能是子宫部分破裂征象,应立即行剖宫产术。

（9）凡经阴道手术分娩者：术时严格消毒，注意宫缩情况，预防出血及感染。术后应常规探查宫腔：若发现子宫破裂，需经腹修补或行子宫切除术。若有宫颈撕裂，应及时缝合。如发现有血尿或怀疑膀胱受压过久时，应放置导尿管并保留 2 周，预防尿瘘的发生。

七、肩先露

胎体纵轴与母体纵轴相垂直为横产式。胎体横卧于骨盆入口之上，先露部为肩，称肩先露。占妊娠足月分娩总数的 0.25%，是对母儿最不利的胎位。除死胎及早产儿胎体可折叠娩出外，足月活胎不可能经阴道娩出。若不及时处理，容易造成子宫破裂，威胁母儿生命。根据胎头在母体左或右侧和胎儿肩胛朝向母体前或后方，有肩左前、肩左后、肩右前、肩右后 4 种胎位。发生原因与臀先露类同。

（一）诊断

1.临床表现

胎先露部胎肩不能紧贴子宫下段及宫颈内口，缺乏直接刺激，容易发生宫缩乏力；胎肩对宫颈压力不均，容易发生胎膜早破。破膜后羊水迅速外流，胎儿上肢或脐带容易脱出，导致胎儿窘迫甚至死亡。随着宫缩不断加强，胎肩及胸廓一部分被挤入盆腔内，胎体折叠弯曲，胎颈被拉长，上肢脱出于阴道口外，胎头和胎臀仍被阻于骨盆入口上方，形成忽略性（嵌顿性）肩先露。子宫收缩继续增强，子宫上段越来越厚，子宫下段被动扩张越来越薄，由于子宫上下段肌壁厚薄相差悬殊，形成环状凹陷，并随宫缩逐渐升高，甚至可以高达脐上，形成病理缩复环，是子宫破裂的先兆，若不及时处理，将发生子宫破裂。

2.腹部检查

子宫呈横椭圆形，子宫长度低于妊娠周数，子宫横径宽。宫底部及耻骨联合上方较空虚，在母体腹部一侧触到胎头，另侧触到胎臀。肩前位时，胎背朝向母体腹壁，触之宽大平坦；肩后位时，胎儿肢体朝向母体腹壁，触及不规则的小肢体。胎心在脐周两侧最清楚。根据腹部检查多能确定胎位。

3.肛门检查或阴道检查

胎膜未破者，因胎先露部浮动于骨盆入口上方，肛查不易触及胎先露部。若胎膜已破、宫口已扩张者，阴道检查可触到肩胛骨或肩峰、肋骨及腋窝。腋窝尖端指向胎儿头端，据此可决定胎头在母体左或右侧。肩胛骨朝向母体前或后方，可决定肩前位或肩后位。例如胎头在母体右侧，肩胛骨朝向后方，则为肩右后位。胎手若已脱出于阴道口外，可用握手法鉴别是胎儿左手或右手，因检查者只能与胎儿同侧的手相握。例如肩右前位时左手脱出，检查者用左手与胎儿左手相握，余此类推。

4.B 型超声检查

能准确探清肩先露，并能确定具体胎位。

（二）处理

1.妊娠期

妊娠后期发现肩先露应及时矫正。可采用胸膝卧位、激光照射（或艾灸）至阴穴。上述矫正方法无效,应试行外转胎位术转成头先露,并包扎腹部以固定胎头。若行外转胎位术失败,应提前住院决定分娩方式。

2.分娩期

根据胎产次、胎儿大小、胎儿是否存活、宫口扩张程度、胎膜是否破裂、有无并发症等,决定分娩方式。

(1)足月活胎,伴有产科指征(如狭窄骨盆、前置胎盘、有难产史等),应于临产前行择期剖宫产术结束分娩。

(2)初产妇、足月活胎,临产后应行剖宫产术。

(3)经产妇、足月活胎,也可行剖宫产。若已临床,胎膜未破,可行外倒转;若宫口开大 5cm 以上破膜不久,羊水未流尽,可在乙醚深麻醉下行内转胎位术,转成臀先露,待宫口开全助产娩出。若双胎妊娠第二胎为肩先露,可行内转胎位术。

(4)出现先兆子宫破裂或子宫破裂征象,无论胎儿死活,均应立即行剖宫产术。术中若发现宫腔感染严重,应将子宫一并切除。

(5)胎儿已死,无先兆子宫破裂征象,若宫口近开全,在全麻下行断头术或碎胎术。术后应常规检查子宫下段、宫颈及阴道有无裂伤,若有裂伤应及时缝合。注意产后出血,给予抗生素预防感染。

八、复合先露

胎先露部(胎头或胎臀)伴有肢体(上肢或下肢)同时进入骨盆入口,称复合先露。临床以一手或一前臂沿胎头脱出最常见,多发生于早产者,发病率为 0.8‰~1.66‰。

(一)病因

胎先露部不能完全充填骨盆入口或在胎先露部周围有空隙均可发生。以经产妇腹壁松弛者,临产后胎头高浮、骨盆狭窄、胎膜早破、早产、双胎妊娠及羊水过多等为常见原因。

(二)临床经过及对母儿影响

仅胎手露于胎头旁,或胎足露于胎臀旁者,多能顺利经阴道分娩。只有在破膜后,上臂完全脱出则能阻碍分娩。下肢和胎头同时入盆,直伸的下肢也能阻碍胎头下降,若不及时处理可致梗阻性难产,威胁母儿生命。胎儿可因脐带脱垂死亡,也可因产程延长、缺氧造成胎儿窘迫,甚至死亡等。

(三)诊断

当产程进展缓慢时,行阴道检查发现胎先露旁有肢体即可明确诊断。常见胎头与胎手同时入盆。诊断时应注意和臀先露及肩先露相鉴别。

(四)处理

发现复合先露,首先应查清有无头盆不称。若无头盆不称,让产妇向脱出肢体的对侧侧卧,肢体常可自然缩回。脱出肢体与胎头已入盆,待宫口近开全或开全后上推肢体,将其回纳,然后经腹部下压胎头,使胎头下降,以产钳助娩。若头盆不称明显或伴有胎儿窘迫征象,应尽早行剖宫产术。

第八章　分娩期并发症

第一节　产后出血

产后出血指胎儿娩出后 24 小时内阴道出血量超过 500mL 者是分娩期严重的并发症,产后出血包括胎儿娩出后至胎盘娩出前、胎盘娩出至产后 2 小时以及产后 2～24 小时 3 个时期,多发生在前两期。产后出血为产妇重要死亡原因之一,在我国目前居首位。其发病率占分娩总数的 2%～3%,由于分娩时测量和收集失血量存在一定的困难,估计失血量偏少,实际产后出血发病率更高。产妇一旦发生产后出血,休克较重,持续时间较长者,即使获救,仍有可能发生严重的继发性垂体前叶功能减退[席汉综合征]后遗症,故应特别重视做好防治工作

一、病因

可分为子宫收缩乏力、软产道裂伤、胎盘因素及凝血功能障碍 4 类。以上原因可共存或相互影响。

1.子宫收缩乏力

胎儿娩出后,胎盘自宫壁剥离及排出,母体宫壁血窦开放致出血。在正常情况下由于产后宫腔容积缩小,肌纤维收缩加强,使交织于肌纤维间的子宫壁内血管被压迫止血,与此同时血窦关闭,出血停止。同时由于孕产妇的血液呈高凝状态,粘在胎盘剥离后损伤血管的内皮胶原纤维上的血小板大量聚集形成血栓,纤维蛋白沉积在血小板栓上,形成更大的血凝块,有效地堵塞子宫血管,使肌纤维收缩后放松时也不再出血。若胎儿娩出后宫缩乏力使子宫不能正常收缩和缩复,胎盘若未剥离、血窦未开放时尚不致发生出血,若胎盘有部分剥离或剥离排出后,宫缩乏力不能有效关闭胎盘附着部子宫壁血窦而致出血过多,是产后出血的主要原因。

引起宫缩乏力的原因有:产妇精神过度紧张,分娩过程过多使用镇静药、麻醉药;异常头先露或其他阻塞性难产,致使产程过长,产妇衰竭;产妇子宫肌纤维发育不良;子宫过度膨胀,如双胎、巨大胎儿、羊水过多,使子宫肌纤维过度伸展;产妇贫血、妊娠高血压综合征或妊娠合并子宫肌瘤等,均可影响宫缩。

2.软产道裂伤

为产后出血的另一重要原因。子宫收缩力过强,产程进展过快,胎儿过大,往往可致胎儿尚未娩出时宫颈和(或)阴道已有裂伤。保护会阴不当、助产手术操作不当也可致会阴阴道裂伤。而会阴切开过小胎儿娩出时易形成会阴严重裂伤,过早会阴侧切也可致切口出血过多。

会阴阴道严重裂伤可上延达阴道穹、阴道旁间隙,甚至深达盆壁,阴道深部近穹窿处严重撕裂,其血肿可向上扩展至阔韧带内。

分娩过程中,宫颈发生轻微裂伤几乎不可避免,通常裂伤浅且无明显出血,不做工宫颈裂伤诊断。出血较多的宫颈裂伤发生在胎儿过快通过尚未开全的宫颈时,严重时可向下累及阴道穹,上延可达子宫下段而致大量出血。

3.胎盘因素

胎盘因素引起的产后出血,包括胎盘剥离不全、胎盘剥离后滞留、胎盘嵌顿、胎盘粘连、胎盘植入、胎盘和(或)胎膜残留。

(1)胎盘滞留:胎盘多在胎儿娩出后 15 分钟内娩出,若 30 分钟后胎盘仍不排出,胎盘剥离面血窦不能关闭而导致产后出血。常见原因有:①胎盘部分剥离及剥离后滞留可因宫缩乏力所致;②胎盘嵌顿偶发生于使用缩宫素或麦角新碱后引起宫颈内口附近呈痉挛性收缩,形成狭窄环,把已完成剥离的胎盘嵌顿于宫腔内,妨碍子宫收缩而出血,这种狭窄环也可发生在粗暴按摩子宫时;③膀胱过度充盈也可阻碍胎盘排出而致出血增多。

(2)胎盘粘连或胎盘植入:胎盘全部或部分粘连于子宫壁上,不能自行剥离,称为胎盘粘连。部分粘连易引起出血。多次人工流产易致子宫内膜受损及发生子宫内膜炎。子宫内膜炎也可由其他原因感染所致,子宫内膜炎可引起胎盘粘连。胎盘植入是指胎盘绒毛因子宫蜕膜发育不良等原因而植入子宫肌层,临床上较少见。根据胎盘植入面积又可分为完全性与部分性两类。

(3)胎盘残留:较多见,可因过早牵拉脐带、过早用力揉挤子宫所致。胎盘残留可为部分胎盘小叶或副胎盘残留黏附于宫壁上,影响宫缩而出血,胎盘残留可包括胎膜部分残留。

4.凝血功能障碍

为产后出血较少见的原因。如血液病(血小板减少症,白血病,凝血因子Ⅶ、Ⅷ减少,再生障碍性贫血等)多在孕前就已存在,为妊娠禁忌证。重症肝炎、宫内死胎滞留过久、胎盘早剥、重度妊娠高血压综合征和羊水栓塞等,皆可影响凝血或致弥散性血管内凝血,引起血凝障碍、产后出血不凝,不易止血。

二、分类

(1)产后出血按病因分为子宫收缩乏力、胎盘因素、软产道损伤、凝血功能障碍等因素所致的产后出血。

(2)按失血量、临床症状和体征三者结合来分,分为四级(表 8-1-1)。

表 8-1-1　按失血量分类

出血分类	估计失血量	失血比例	临床症状与体征
0 级	<500mL	<10%	无
1 级	500~1000mL	15%	极少
2 级	1200~1500mL	20%~25%	尿量减少,脉搏增快,呼吸频率增加,体位性低血压,脉压小

出血分类	估计失血量	失血比例	临床症状与体征
3级	1800～2100mL	30％～35％	低血压,心动过速,皮肤湿冷,呼吸急促
4级	＞2000mL	＞40％	深休克

对于一般健康女性,估计失血量500～1000mL时,提示要采取监护、复苏的基本措施,而一旦出现循环系统不稳定的临床表现,应实施全部复苏、监护和止血。

三、临床表现

胎儿娩出后阴道流血及出现失血性休克、严重贫血等相应症状,是产后出血的主要临床表现。

临床表现随病因不同而异。

1.子宫收缩乏力

常为分娩过程中宫缩乏力的延续。由于宫缩乏力,常发生产程延长、胎盘剥离延缓、阴道流血过多等,出血多为间歇性阴道流血。按压宫底有大量血液或血块自阴道涌出。若出血量多,出血速度快,产妇可迅速出现休克表现,如面色苍白、头晕心慌、出冷汗、脉搏细弱、血压下降等。检查宫底较高,子宫松软如袋状,甚至子宫轮廓不清,摸不到宫底,按摩推压宫底将积血压出。剖宫产时可出现子宫软,如袋状,并有宫腔活动性出血,手按摩后子宫变硬有皱褶。

2.胎盘因素

胎儿娩出后10分钟内胎盘未娩出,阴道大量流血,应考虑胎盘因素。胎盘部分剥离、嵌顿,胎盘部分粘连或植入、胎盘残留等是引起产后出血的常见原因。胎盘娩出后应常规检查胎盘及胎膜是否完整,确定有无残留。胎盘胎儿面如有断裂血管,应想到副胎盘残留的可能。徒手剥离胎盘时如发现胎盘与宫壁关系紧密,难以剥离,牵拉脐带时子宫壁与胎盘一起内陷,可能为胎盘植入,应立即停止剥离。另外,当巨大儿、双胎等引起的子宫收缩乏力且有胎盘粘连时,如用力按压子宫和牵拉脐带,可造成子宫内翻,表现为患者疼痛剧烈,阴道口有异物脱出,胎盘附着于异物上,如胎盘部分剥离,出血增多。

3.软产道裂伤

出血发生在胎儿娩出后,持续不断,血色鲜红能自凝。裂伤较深或涉及血管时,出血较多。宫颈裂伤多发生在两侧,也可呈花瓣状,严重者延及子宫下段。阴道裂伤多发生在侧壁、后壁和会阴部,多形成不规则裂伤。剖宫产时常因为胎儿先露过低或取胎儿时手法不当导致下段撕裂而出血。如失血表现明显,伴阴道疼痛而阴道流血不多,应考虑隐匿性软产道损伤,如阴道血肿。

疑有软产道裂伤时,应立即仔细检查宫颈、阴道及会阴处是否有裂伤。①宫颈裂伤:巨大儿、手术助产、臀牵引等分娩后常规检查宫颈。裂伤常发生在宫颈3点与9点处,有时可上延至子宫下段、阴道穹窿。如宫颈裂口不超过1cm,通常无活动性出血;②阴道裂伤:检查者用中指、示指压迫会阴切口两侧,仔细查看会阴切口顶端及两侧有无损伤及损伤程度,有无活动性出血。如有严重的会阴疼痛及突然出现张力大、有波动感、可触及不同大小的肿物,表面皮肤颜色有改变为阴道壁血肿;③会阴裂伤按程度分3度:Ⅰ度系指会阴皮肤及阴道入口黏膜撕裂,未达肌层,一般出血不多。Ⅱ度系指裂伤已达会阴体肌层,累及阴道后壁黏膜,甚至阴道后壁两侧沟向上撕裂,裂伤多不规则,使原解剖结构不易辨认,出血较多。Ⅲ度肛门外括约肌已断裂,甚至阴道直肠隔及部分直肠前壁有裂伤,此种情况出血量不一定多,但组织损伤严重。

4.凝血功能障碍

孕前或妊娠期合并凝血系统障碍性疾病,已有易于出血倾向,或分娩期出现羊水栓塞,或由于分娩时其他原因导致的失血过多等,使得胎盘剥离或软产道有裂伤时,由于凝血功能障碍,表现为持续阴道流血,血液不凝,全身多部位出血、身体瘀斑等。

四、诊断

主要根据临床表现,估计出血量,明确原因,及早处理。但需要注意的是估测的出血量往往低于实际失血量。

1.估测失血量有以下几种方法

(1)称重法:失血量(mL)=[胎儿娩出后接血敷料湿重(g)-接血前敷料干重(g)]/1.05(血液比重g/mL)。

(2)容积法:用产后接血容器收集血液后,放入量杯测量失血量。

(3)面积法:可按接血纱布血湿面积粗略估计失血量。

(4)休克指数法(SI):休克指数=脉率/收缩压(mmHg)。SI=0.5为正常;SI=1.0时则为轻度休克;1.0~1.5之间,失血量为全身血容量的20%~30%;1.5~2.0时,为30%~50%;若2.0以上,约为50%以上,重度休克。上述方法可因不同的检测人员而仍有一定的误差。

2.失血原因的诊断

根据阴道流血发生时间、出血量与胎儿、胎盘娩出之间的关系,能初步判断引起产后出血原因。有时产后出血原因互为因果。

子宫收缩乏力时,宫底升高,子宫质软、轮廓不清,阴道流血多,按摩子宫及应用缩宫剂后有效。胎盘因素和软产道裂伤,通过检查胎盘及检查软产道即可发现;凝血功能障碍时除了有病因外表现为血液不凝。

五、治疗

产后出血常在短时间内失血过多而使产妇微循环发生障碍,组织灌流量不足而发生休克。应及时、有序地组织抢救。

PPH的处理流程:产后出血的处理可分为预警期、处理器和危重期,分别启动一级、二级和三级急救方案。

产后2小时出血量>400mL为预警线,应迅速启动一级急救处理,包括迅速建立两条畅通的静脉通道、吸氧、监测生命体征和尿量,向上级医护人员求助、交叉配血,同时积极寻找出血原因并进行处理。

如果继续出血,应启动相应的二、三级急救措施。病因治疗是产后出血的最重要治疗,同时兼顾抗休克治疗,并可求助麻醉科、重症监护室(ICU)、血液科医师等协助抢救。

1.处理原则

一般处理:应在寻找原因的同时进行一般处理,包括向有经验的助产士、产科上级医生、麻醉医生和血液科医生求助,通知血库和检验科;建立静脉双通道维持循环,积极补充血容量;进行呼吸管理,保持气道通畅,必要时给氧;监测出血量和生命体征,留置尿管,记尿量;进行基础的实验室检查(血常规、凝血功能检查和交叉配血试验)。

2.寻找产后出血的原因

产后出血的原因不同,故除严密观察出血情况并准确测量出血量外,关键在于找出产后出血的原因,及早明确诊断。

在胎儿娩出而胎盘尚未娩出时就有大量出血,尤其是在急产或手术产后,首先应想到是否有软产道裂伤,或胎盘部分剥离,极个别系因子宫破裂者。如为胎盘剥离不全,出血为间歇性、血色暗红,常有血块同时排出;如为软产道裂伤,出血为持续性,血色鲜红,子宫收缩良好,轮廓清楚。

如为子宫收缩乏力性出血,则于胎盘排出后,可发现子宫体软,轮廓不清或子宫位置升高,子宫体积增大,出血持续并于宫缩时或按压子宫底时大量血液或血块冲出。应该注意有时子宫收缩乏力与产道撕裂同时存在。产后 2 小时后再出血,除子宫收缩不良外,还考虑有胎盘小叶、胎膜以及血块、肥厚的蜕膜残留。

凝血功能障碍者较少见,主要发生于重型胎盘早剥、妊娠高血压疾病、宫内死胎滞留过久、羊水栓塞等。少数是因全身性出血性疾病,如血小板减少症、白血病、再生障碍性贫血以及重症传染性肝炎等。

(一)子宫收缩乏力性出血宫缩乏力的处理

1.子宫按摩或压迫法

可采用经腹部按摩或经腹经阴道联合按压,按压时间以子宫恢复正常收缩,并能保持收缩状态为止,要配合应用宫缩剂。

(1)按摩子宫:刺激子宫收缩,可用腹部按摩法即用手均匀而有节律地按摩子宫底并压宫体使宫腔内积血排出,按摩时间以子宫恢复正常收缩,并能保持收缩状态为止,有时可长达数小时。亦可用阴道按摩法即将阴道内的手握拳置于前穹窿顶住子宫前壁,另手按压腹壁使子宫底前屈直压宫体后壁,两手相对紧压子宫体并相互按摩持续约 15～20 分钟。

(2)应用宫缩素:子宫体部肌层占 40%～48% 且纵横交错排列(外层纵行、内层环形、中层多为各方交织)。肌层含血管和开放的血窦,子宫收缩将血管和血窦如绳索样结扎止血,故有人称之为"生物学结扎"。

2.使用宫缩剂

(1)缩宫素(催产素):为预防和治疗 PPH 的一线药物。缩宫素 10U 肌内注射、子宫肌层或宫颈注射,以后 10～20U 加入 500mL 晶体液中静脉滴注,给药速度根据患者的反应调整,常规速度 250mL/h,约 80mL/min,缩宫素有受体饱和现象,无限制加大用量反而效果不佳,并可出现不良反应,故 24 小时总量应控制在 60U 内。

(2)卡前列素氨丁三醇:为前列腺素制剂(15-甲基 $PGF_{2\alpha}$),引起全子宫协调有力的收缩。

其适应证为子宫收缩弛缓引起的产后出血,可作为治疗产后出血的一线药物。用法为 $250\mu g$(1 支)深部肌内注射或子宫肌层注射,3 分钟起作用,30 分钟达作用高峰,可维持 2 小时;必要时重复使用,总量不超过 $2000\mu g$(8 支),不良反应轻微,偶尔有暂时性的恶心、呕吐等。

(3)米索前列醇:系 PGE_1 的衍生物,$600\mu g$ 顿服或舌下给药。不良反应较大,恶心、呕吐、腹泻、寒战和体温升高较常见,高血压、活动性心肝肾病及肾上腺皮质功能不全慎用,青光眼、哮喘及过敏体质者禁用。

(4)麦角新碱:是治疗产后出血的一线药物,但目前国内无药。

3.手术治疗

在上述处理效果不佳时,可根据患者情况,医生的熟练程度选用下列手术方法:宫腔填塞;B-Lynch 缝合;盆腔血管结扎经导管动脉栓塞术;围术期急症子宫切除术。

(1)宫腔填塞:宫腔水袋压迫和宫腔纱条填塞两种方法,阴道分娩后选用水囊压迫,剖宫产术中选用纱条填塞。宫腔填塞后应密切观察出血量、子宫底高度、生命体征变化等,动态监测血红蛋白、凝血功能的状况,以避免宫腔积血,水囊或纱条放置 24～48 小时后取出,要注意预防感染。

①宫腔水囊填塞:注入 250～500mL 的生理盐水膨胀宫腔,必要时也可注入 500～1000mL,24～48 小时后移去,为防止球囊脱出,阴道内填塞无菌纱布,在球囊填充期间需要预防性使用抗生素。

②宫腔纱条填塞:一种古老的方法,国内外文献报道,应用得当,仍然是快速、安全、有效的止血方法,剖宫产术中(尤其宫口未开者)应用成功率高,因直视下操作方便,容易填满宫腔,效果明显。阴道产者,因操作不便,效果差。

适用证:用于剖宫产术中(尤其宫口未开者)大出血而应用宫缩剂无效时,因直视下操作方便,容易填满宫腔,效果明显成功率高;阴道分娩者在超声引导下做填塞,仍然是快速、安全有效的止血方法。其作用机制是刺激子宫体感受器,通过大脑皮质激发子宫收缩,同时纱布压迫胎盘剥离处而止血。

纱条规格:宽 4～6cm,长 50～100cm。纱条可用碘仿浸润,起到消毒作用。碘仿特有的气味可以刺激血管收缩减少出血。

方法:经阴道填塞时,在超声引导下用器械从子宫角部开始,呈 S 形来回填塞,边填塞边把纱布压紧,自上而下均匀紧致填满整个子宫腔,不留空隙。纱布断端头置于阴道内。剖宫产术中子宫收缩乏力或胎盘前置剥离创面大经宫缩剂治疗无效时,也可以作碘仿纱条填塞止血。从宫底部开始往下填,直至填塞到切口附近。填塞子宫下段时另取一条碘仿纱条,先用卵圆钳把纱布另一端送至宫颈外口,从子宫下段往上填塞纱布,直至下段填完,在切口部位与上端填塞的纱布缝合打结。在缝合子宫切口时要特别小心,避免缝到纱条导致取出困难。一般 24～48 小时内取出,取出纱布前应用催产素 20U＋葡萄糖液 500mL 静脉滴注,20～30 分钟后开始取纱布。缓慢地向外牵拉出全部纱条,观察 15 分钟;如取纱条后出血多,经常规处理后无效,建议进腹手术干预止血。

(2)盆腔血管结扎:包括子宫动脉结扎和髂内动脉结扎。子宫血管结扎适用于难治性产后出血,尤其是剖宫产术中宫缩乏力或胎盘因素的出血经药物和按摩子宫无效,或子宫切口撕裂而局部止血困难者。推荐五步血管结扎法：①单侧子宫动脉上行支结扎；②双侧子宫动脉上行支结扎；③子宫动脉下行支结扎；④单侧卵巢血管结扎；⑤双侧卵巢血管结扎。髂内动脉结扎术手术困难，需要对盆底手术熟练的妇产科医生操作。适用于宫颈或盆底渗血、宫颈或阔韧带出血、腹膜后血肿、保守无效的产后出血，结扎前后准确辨认髂外动脉和股动脉搏动，必须小心勿损伤髂内静脉，否则可导致严重的盆底出血。

（3）经导管动脉栓塞术

适应证：经保守治疗无效的各种难治性产后出血（包括宫缩乏力、产道裂伤和胎盘因素等），患者出现休克应首先进行抗休克治疗，补充血容量后再行介入治疗。

禁忌证：生命体征不稳定、不宜搬动的患者；合并有其他脏器出血的DIC；严重的心、肝、肾和凝血功能障碍；对造影剂过敏者。

（4）子宫切除术

适应证：适用于各种保守性治疗方法无效者。一般为次全子宫切除，如前置胎盘或部分胎盘植入宫颈时行子宫全切除术。

操作注意事项：由于子宫切除时仍有活动性出血，故需以最快的速度"钳火、切断、下移"直至钳夹子宫动脉水平以下，然后缝合打结，注意避免损伤输尿管。对子宫切除术后盆腔广泛渗血者，用大纱条填塞压迫止血并积极纠正凝血功能障碍。

（5）B-Lynch缝合

适应证：适用于子宫收缩乏力、胎盘因素和凝血功能异常性产后出血，普通宫缩剂无法奏效而有可能切除子宫的病例。

方法：操作前应先做预试验，先将膀胱腹膜下推到宫颈下方，然后一只手置于子宫后方，手指达宫颈水平，另一手在膀胱后方，双手向下按压子宫。若加压后阴道及切口出血量减少，说明B-Lynch缝合有很大的止血成功机会，即可尝试缝合术。具体缝合方法：①1号可吸收肠线，70mm大圆针，在子宫切口距右侧3cm的右下缘3cm进针；②穿透宫腔至切口上缘3cm，距侧方4cm处出针；③肠线拉至宫底，在宫角内侧3～4cm处绕至后方，于子宫后壁下段与前壁相对应部位进针至宫腔；④再水平进针至左侧后壁距边缘3cm、距切口3cm处出针至后壁；⑤将肠线绕宫角内3～4cm处拉向子宫前方，再在与右侧对应的子宫切口左侧的上下缘进出针；⑥在助手加压情况下拉紧二线头，在子宫切口下缘结扎，并缝合关闭子宫切口。

注意事项：在缝合过程中，注意始终由助手维持双手压迫子宫，这样不仅能减少在操作过程中的失血，也可防止单纯牵拉缝线压迫子宫所造成的子宫表面切割和拉断缝线，同时也可防止侧向滑脱的发生。因此，并非由缝线拽拉后压迫子宫止血，而是手法压迫子宫止血后由缝线来固定其体积和位置。同时也只有靠手法压迫才能达到最大程度的止血效果。

（6）盆腔血流阻断术：盆腔血管结扎可以减少子宫的血流，减缓血流速度，降低血管内压力，有利于凝血块的形成。盆腔动脉结扎包括子宫动脉结扎、卵巢动脉结扎和髂内动脉结扎。子宫动脉结扎对控制产后出血可能有效。因其简单易行，处理大多数难治性产后出血时，应先尝试子宫血管结扎。而髂内动脉结扎需要许多的手术技巧，若髂内静脉受损，则病情会恶化，目前临床实际应用较少。

①子宫动脉结扎：子宫动脉上行支结扎适于宫体部出血，在子宫下段的上部进行结扎，结

扎为动静脉整体结扎,用可吸收线直接从前壁缝到后壁,将 2～3cm 子宫肌层结扎在内非常重要;若已行剖宫产手术,则应下推膀胱,在切口下 2～3cm 结扎。若上述操作效果不佳,可以缝第二针,选择在第一针下 3～5cm 处,这样结扎包括了大部分供给子宫下段的子宫动脉支。若仍然有持续出血,可进行单侧或双侧卵巢血管结扎。

②髂内动脉结扎:进行髂内动脉结扎时,需确认髂总动脉的分叉处,输尿管由此穿过,首先与输尿管平行,纵行切开后腹膜 5～8cm,然后在距髂内外分叉 2～3cm 处用直角钳轻轻从髂内动脉后侧穿过,钳夹两根 10 号丝线,间隔 2cm 左右分别结扎,不剪断血管。

(7)子宫/髂内动脉栓塞:动脉栓塞术不仅拯救了患者的生命也保存了子宫及附件,因而保存了生育能力。具有微创、迅速、安全、高效和并发症少的特点。但是,手术需耗时 1～2 小时,并需要特殊的仪器设备和技术,并非所有医疗中心都能施行。

适应证:子宫宫缩乏力性出血经保守治疗无效的各种难治性产后出血。

禁忌证:合并有其他脏器出血的 DIC;生命体征极度不稳定,不宜搬动的患者。

(8)次全子宫切除或全子宫切除:宫缩乏力时宫缩剂治疗无效、不具备栓塞条件、产科医生对保守的子宫缝合术或盆腔动脉结扎术并不十分精通或其他止血方法无效仍出血时,子宫切除术是挽救产妇生命最好的选择。提倡次全子宫切除以缩短手术时间,减少出血量。但前置胎盘或羊水栓塞时应行全子宫切除。

以上各种方法选择原则:先简单,后复杂;先无创,后有创。具体采取哪种方法主要取决于术者对这种手术的熟练程度及医院的条件。

(二)胎盘因素引起的产后出血

(1)胎盘未娩出伴活性出血者可立即行人工剥离胎盘术。术前可用镇静剂,手法要正确轻柔,勿强行撕拉,防胎盘残留,子宫损伤或子宫内翻。

(2)胎盘、胎膜残留者应用手或器械清洁,动作要轻柔,怀疑胎盘滞留时,应立即检查阴道和宫腔。如胎盘已剥离应迅速将胎盘取出。若胎盘粘连,可一手按压宫底另一手进入宫腔行徒手剥离胎盘,胎盘娩出后应仔细检查胎盘胎膜防止剥离不全,产后常规刮宫。如剥离有困难怀疑存在胎盘植入时,忌强行剥离以免导致大出血或避免子宫穿孔如出血多,需手术切除子宫或行动脉栓塞治疗;若出血不多,可保守期待治疗或行栓塞治疗、MTX 治疗。对胎膜残留、血块残留者应行钳刮或刮宫术。

胎盘因素引起产后出血是可以预防的。首先,积极处理第三产程,包括:首先,在胎儿娩出前肩时就给予宫缩素,及时钳夹切断脐带,支持、固定子宫的基础上限制性牵拉脐带,胎盘娩出后按摩子宫。积极处理第三产程可以减少 2/3 的产后出血量。其次,仔细检查胎盘胎膜是否完整,如怀疑有胎盘残留应及时做宫腔探查,必要时刮宫。再次,分娩后应常规检查宫底,了解子宫的收缩状况。如果子宫收缩不良应进行子宫按摩,并静脉点滴宫缩素促进宫缩。产后应注意检查产妇的生命体征和阴道出血情况,及早发现易于忽略的持续性缓慢出血,鼓励产妇排空膀胱,鼓励新生儿早吸吮,可反射性引起子宫收缩,减少出血量。

(3)胎盘植入伴活动性出血者,采用子宫局部楔形切除或子宫全切除术。

(4)植入性胎盘手术治疗:全部或大部分植入采用子宫切除术;小部分植入可采用子宫局部切开取胎盘或局部楔形切除。保守治疗:①适应证:仅适用于出血少或不出血者;②方法:可采用 MTX,小部分植入用 MTX 20mg 植入局部注射或宫颈注射;大部分植入用 MTX 50mg 稀释后静滴或肌内注射,隔日一次,四氢叶酸钙 6mg 肌内注射,隔日一次,共三次。另可采用米非司酮 25mg,bid,总量 250~1500mg 处理后以 β-HCG、B 超胎盘大小及胎盘后血流、血常规、感染体征、出血量监测,如出血多需随时手术。

(三)软产道损伤引起的产后出血

(1)适当的麻醉,充分暴露损伤部位,按照解剖层次缝合。第一针要超过裂伤顶端 0.5cm,防止血管回缩造成止血失败。宫颈裂伤小于 0.5cm 且无活动性出血者不需要缝合。每针缝合要兜底,避免遗留无效腔,缝合时进针和出针方向要与切面垂直,避免缝线穿透直肠黏膜。

(2)裂伤如累及子宫下段时,缝合时应注意避免损伤膀胱、输尿管及直肠,必要时进腹修补。

(3)软产道血肿应切口血肿,清除积血、止血、缝扎。必要时可置橡皮引流,阴道填塞止血也是有效的。如血肿仍然增大、不能控制,可考虑介入性血管栓塞。

(4)剖宫产术中裂伤缝合时,应避免损伤周围脏器。小的子宫破裂可缝合修补裂伤,但如果是大的子宫破裂,发生不可控制的子宫出血要行子宫切除术,建议行筋膜内子宫切除术,避免损伤膀胱、输尿管,可先缝合或钳夹子宫切口,避免失血过多。

(5)产道损伤的处理:在产道损伤操作处理的时候需要注意,缝合时应良好的照明,注意有无多处损伤,应尽量恢复原解剖关系,并应超过裂伤顶端 0.5cm 缝合。血肿应切开清除积血,缝扎止血或碘复纱条填塞血肿腔压迫止血,24~48 小时后取出。小血肿可密切观察,采用冷敷、压迫等保守治疗。

(6)子宫内翻:如发生子宫内翻,产妇无严重休克或出血,子宫颈环尚未缩紧,可立即将内翻子宫体还纳(必要时可在麻醉后还纳),还纳后静脉滴注缩宫素,直至宫缩良好后将手撤出。如经阴道还纳失败,可改为经腹子宫还纳术,如果患者血压不稳定,在抗休克同时行还纳术。

子宫翻出的治疗:积极抗休克治疗。休克来自疼痛,肌内注射哌替啶 100mg 或吗啡 10mg。若出血严重者应迅速开放静脉通路,必要时及早静脉切开;子宫复位产妇一般情况稍改善后应立即子宫还纳术,应在全麻下进行。

经阴道徒手还纳术:胎盘若未剥离,为避免剥离出血过多可先还纳。若部分胎盘已剥离且有活动性出血者,应先行胎盘剥离。方法为术者一手托住内翻的子宫轻轻上推,如子宫颈收缩,可轻轻扩张的同时静脉推注阿托品 1mg 或地西泮 10mg,或蒂洛安 200mg 稀释后静脉推注;另一手在腹部协助上推宫体。当子宫完全复位后,手握拳顶住子宫,同时注射子宫收缩剂。

经腹子宫复位术:如子宫颈已回缩,阴道徒手回纳困难,则需开腹手术复位。打开腹腔后,用两把鼠齿钳夹住两侧宫壁,然后逐渐缓慢牵拉宫壁,待部分宫底引出陷凹,将鼠齿钳下移,继续夹住宫壁向上牵拉,直至子宫完全复位。在用鼠齿钳牵拉时,助手在阴道内可配合上推宫底。

阴道腹部联合手术:如狭窄环过紧,上述方法不能复位者,则须纵形切开前部或后部的宫颈环,以能容二指即可,手指进入阴道内向上缓慢推宫底,以达完全复位。切开前部环注意下推膀胱,切开后方环注意不要损伤直肠。术毕用肠线缝合切开的宫颈环。

(7)子宫破裂:立即开腹行手术修补或行子宫切除术。

预防软产道裂伤引起的产后出血,首先要正确处理产程,防止产妇疲劳和产程延长,合理使用宫缩剂。其次,掌握会阴侧切的时机,不适当的会阴侧切可能导致伤口出血过多和伤口严重裂伤。再次,宫颈口开大行剖宫产手术者,避免钝性分离子宫切口,尽量剪开;胎头过低者,儿头娩出时注意手法,必要时台下阴道内协助向上顶胎头。重视子宫手术史的孕妇,警惕子宫破裂,还有规范催产素的应用、产程的监护处理也很重要。

(四)凝血功能障碍引起的产后出血

首先排除子宫收缩乏力、胎盘因素、软产道损伤等原因引起的出血。尽快输新鲜全血,补充血小板、纤维蛋白原或凝血酶原复合物、凝血因子。若发生 DIG 可按 DIC 处理。

凝血功能障碍的处理:一旦确诊应补充相应凝血因子,血小板:低于$(20\sim50)\times10^9/L$ 或血小板降低出现不可控制的渗血时使用。新鲜冰冻血浆:是新鲜抗凝全血于 $6\sim8$ 小时内分离血浆并快速冰冻,几乎保存了血液中所有的凝血因子、血浆蛋白、纤维蛋白原。使用剂量 $10\sim15mL/kg$。冷沉淀:输注冷沉淀主要为纠正纤维蛋白原的缺乏,如纤维蛋白原浓度高于 $150g/L$,不必输冷沉淀。冷沉淀常用剂量为 $1\sim1.5U/10kg$。纤维蛋白原:输入纤维蛋白原 $1g$ 可提升血液中纤维蛋白原 $25g/L$,1 次可输入纤维蛋白原 $2\sim4g$。

预防凝血功能障碍引起的产后出血,必须重视产前保健,有凝血功能障碍和相关疾病者,应积极治疗后再怀孕,必要时在早孕时终止妊娠。做好计划生育宣传工作,减少人工流产。重视对高危孕妇的长期检查,提前在有抢救条件的医院入院,预防产后出血的发生。

(五)晚期产后出血的治疗

阴道分娩后 $10\sim42$ 天之内出血,恶露量多,如月经量,甚至比月经量多。

(1)抗感染治疗。

(2)子宫收缩剂应用。

(3)诊刮,刮出物送病检。

(4)超声子宫检查,有无胎盘残留,剖宫产者切口愈合情况,有无溃疡、窦道。

(5)栓塞治疗。

(6)大出血者子宫切除术。

(六)产后出血抢救步骤

产后出血发生急,往往不明病因,所以必须一边抢救,同时尽快寻找原因。

1.初步处理

及时用药,阴道娩出后常规肌内注射缩宫素 10U。

剖宫产者在胎盘娩出后于子宫肌层内注射缩宫素 $10\sim20U$,另再用 20U+0.9% NS 500mL 静滴,$10\sim15mL/min$。

高危因素产妇在胎儿娩出及早使用前列腺素 $F_{2\alpha}$,如欣母沛 0.25mg 肌内注射/宫颈注射/子宫肌层注射。

效果不佳时可每隔 15 分钟重复,最大剂量不超过 2mg,也可用卡孕栓塞肛/米索前列醇 $400\mu g$ 口含。

2.用药无效后处理

上述处理后仍阴道流血,则边缝合会阴侧切及探明有无生殖道裂伤,同时边按摩子宫,边

评估出血量,早期识别产后出血,以下情况按产后出血处理:

(1)产后 2 小时出血达 400mL。

(2)即使出血未达标准,但产妇血流动力学参数持续下降,甚至出现休克,无法以其他疾病解释。

(3)出血量虽<400mL,但出血迅猛。上述处理后仍阴道流血,则边缝合会阴侧切及探明有无生殖道裂伤,同时边按摩子宫,边评估出血量,早期识别产后出血,以下情况按产后出血处理。

(4)出血>500mL,必须如下处理:

①用手按压子宫。

②寻求帮助,必要时呼叫抢救小组。

③查血型,交叉配合。

④查凝血功能,水电解质平衡,心电监护,持续测血压、脉搏等。

⑤开始补液,至少开放两路通道静脉输液,首选含钠液,必要时输血(等待过程中先用代血浆)。

⑥可考虑开放中心静脉测定。

⑦吸氧,留置导尿管,记出入量。

3.从下级医院转诊者

应积极识别高危因素,通过休克指数估计出血量,及时处理。

(七)PPH 预防

建立抢救队伍,了解病因及危险因素,熟练助产技术重视产后观察,加强产前保健,产前积极治疗基础疾病,充分认识产后出血的高危因素,高危孕妇应于分娩前转诊到有输血和抢救条件的医院。积极处理第三产程:循证医学研究表明第三产程积极干预能有效降低产后的出血量和发生 PPH 的危险度。头位胎儿前肩娩出后、胎位异常胎儿全身娩出后、多胎妊娠最后一个胎儿娩出后,预防性应用缩宫素(Ia 级证据),使用方法为缩宫素 10U 肌内注射或 SU 稀释后静脉滴注,也可将 10U 加入 500mL 液体中,以 100~500mL/h 静脉滴注;胎儿娩出后(45~90 秒)及时钳夹并剪断脐带,有控制的牵拉脐带协助胎盘娩出,胎盘娩出后按摩子宫。产后 2 小时是发生产后出血的高危时段,应密切观察子宫收缩情况和出血量变化,并及时排空膀胱。

第二节　羊水栓塞

一、概述

1.定义

羊水栓塞是分娩过程中或产后短期内羊水及其有形成分进入母体血液循环,引起肺栓塞、休克、弥散性血管内凝血及肾衰竭等一系列严重症状的综合征。典型的表现以突然发作的低血压、低氧血症及凝血功能障碍为主;有学者从一些羊水栓塞登记资料中分析这些患者的临床症状与过敏性疾病、感染性休克等表现极为相似,而与一般栓塞性疾病不同,故建议改为妊娠过敏样综合征。

2.发病机制

水栓塞的主要病理生理变化为肺栓塞、过敏性休克、弥散性血管内凝血(DIC)及多脏器功能障碍。

羊水进入母体循环的途径一般认为可通过宫颈内膜静脉、病理性开放的血窦和蜕膜血管通道进入。

羊水栓塞发生的高危因素与下列因素易造成病理性血窦开放有关:①过强的宫缩使宫内压增高,多数学者认为与不恰当使用宫缩剂有关;②胎膜早破或人工破膜;③高龄产妇、多胎经产妇;④过期妊娠、巨大儿;⑤死胎;⑥前置胎盘、胎盘早剥、手术助产、中期妊娠钳夹术、剖宫产术、羊膜腔穿刺术等。

(1)过敏样反应:胎儿成分作为一种抗原,进入母体血液循环后强烈激发机体的反应,引起机体肥大细胞脱颗粒,产生异常的花生四烯酸代谢产物,释放免疫物质及前列腺素、组胺、白三烯、细胞因子等,发生过敏性休克样反应。

(2)羊水有形物质栓塞:水中的有形物质或聚集成大团块,直接堵塞下腔静脉或肺动脉主干,反射性引起血管痉挛、支气管痉挛,造成的肺动脉高压,使肺毛细血管血流障碍及肺泡水肿,造成换气障碍。肺动脉高压还可以使右心前负荷加重,致急性右心衰竭。进而肺静脉缺血,左心回心血量减少,最终因左心排出量减少导致周围循环衰竭。

(3)弥散性血管内凝血:羊水及其内含物质具有类似于组织因子样作用,启动外凝血系统,直接促进凝血酶原转变成凝血酶,导致机体广泛的微血管内血栓形成。羊水内颗粒物质还具有促进血小板聚集和破坏血小板的作用,导致血小板大量消耗。除此之外,羊水及其内含物质还有较强的溶解纤维蛋白的活性作用。在促进广泛微血栓形成的同时,也引起继发性纤溶亢进。在羊水栓塞早期即有纤溶产物(FDP等)增多、纤溶过程加重,更加剧了血液的不凝,表现为难以控制的严重出血。

(4)多器官功能障碍综合征(MODS):羊水有形物质进入母体血液循环后引起肺栓塞、过敏性休克和弥散性血管内凝血,导致组织器官的灌注不足。在低血流灌注状态下,器官微循环处于淤血状态,组织缺氧而无氧代谢增强,乳酸堆积造成代谢性酸中毒,血管内皮细胞损伤、通透性增加而致组织水肿,细胞溶酶体的稳定性受到破坏、组织自溶,最终造成母体脑部缺氧、心力衰竭、急性肾衰竭、呼吸衰竭等多器官功能障碍综合征。甚至发展为多脏器功能障碍(MOF)。

3.临床表现

羊水栓塞是一个极其复杂的临床过程,通常表现为突发的低氧血症、低血压,消耗性凝血及多脏器功能衰竭。典型病例症状可以按以下三个阶段顺序出现。但由于临床表现个体的差异性,并不是每个阶段都会表现,或必须按顺序表现。

(1)第一时期:肺动脉高压、心肺功能衰竭和休克期。在分娩过程中尤其是胎膜刚破裂不久,或胎儿即将娩出,患者突发寒战、烦躁不安、恶心、呕吐等先兆症状,随后出现呛咳、呼吸困难、发绀，心率增快且进行性加重，面色苍白、四肢厥冷，血压下降，如有肺水肿，可咳血性泡沫样痰。亦可发生昏迷和抽搐。约 1/3 的患者于发病后数分钟内死亡，另外 1/3 约在 1 小时内死于心肺功能衰竭。严重者发病急骤，仅惊叫一声或打一个哈欠，血压立即消失，出现呼吸、心搏骤停。

（2）第二时期：DIC 引起的出血期。继心肺功能衰竭和休克后患者很快进入凝血功能障碍阶段，该时期进展迅速。其病理演变过程分 3 个阶段：初发性高凝期、消耗性低凝期和继发性纤溶亢进期。羊水栓塞时的 DIC 属于急性型，不同于慢性，高凝期极为短暂，有时仅表现为在抽血时针头易凝血，不易抽出，但往往被误认为是抽血失败，而不易被察觉此时即为 DIC 的高凝期。临床上大多见到的是在胎儿及胎盘娩出后发生的羊水栓塞，以出血为主。出血特点是突然发生，阴道持续不断流血，或突发大量倾倒式出血，血液不凝同。出血部位广泛，皮肤黏膜淤点、淤斑甚至大片紫癜；呕血、咯血、鼻出血、尿血、手术切口及创面广泛渗血、注射针眼处出血等，但主要是阴道流血，而且是以血液不凝和出血难以控制为特点。提示此时 DIC 已进入消耗性低凝期或继发性纤溶期。也有的患者发生于胎儿娩出后，患者并无心肺功能衰竭的第一期表现，仅表现为休克，但阴道流血量与休克程度并不相符。

（3）第三时期：多脏器功能损害期。患者度过心肺功能衰竭、休克阶段和 DIC 阶段后，由于血液灌注不足，全身脏器缺血、缺氧造成功能障碍，出现以少尿、无尿和尿毒症为主的急性肾衰竭；脑缺氧可致抽搐或昏迷；肝功能障碍致黄疸等多脏器损伤的临床表现。

另外，常在母亲出现典型症状以前就可发生胎儿宫内窘迫或死亡。

二、诊断

凡在病史中存在羊水栓塞的各种诱发因素时，在胎膜破裂、胎儿娩出后或手术中产妇突然出现寒战、烦躁不安、呼吸困难、大量出血、凝血功能障碍、循环衰竭及不明原因的休克时，首先应初步做出羊水栓塞的诊断，并在积极抢救的同时再做进一步检查，以明确诊断。

1.凝血功能检查

患者表现凝血功能障碍，DIC 诊断的指标为：①血小板计数 $\leqslant 100 \times 10^9 /$L，特别是动态的血小板进行性下降，对诊断 DIC 尤为重要；②纤维蛋白原 $\leqslant 1.5$g/L；③凝血酶原时间 $\geqslant 15$ 秒；④血浆鱼精蛋白副凝试验（3P 试验）阳性；⑤纤维蛋白降解产物（FDP）$\geqslant 80\mu$g/mL；⑥优球蛋白溶解时间 $\leqslant 120$ 分钟。

2.寻找羊水有形物质

抽取下腔静脉或右心房的血 5mL，放置沉淀或离心沉淀后，取上层物作涂片，用 Wright-Giemsa 染色镜检。见到鳞状上皮细胞、毳毛、黏液；亦可用苏丹Ⅲ染色寻找脂肪颗粒；或用 Ayoub-Shklar 染色寻找角质蛋白等羊水有形物质，可确诊为羊水栓塞。过去认为，从血涂片中找到羊水有形成分，是确诊羊水栓塞的可靠依据。最近有研究显示，在正常孕妇的血液中也可见到鳞状细胞、滋养细胞及来源胎儿的其他碎片。鉴于从血涂片中找羊水有形成分既不敏感又不特异，所以，临床上诊断羊水栓塞主要根据临床症状和体征，对非典型病例，则通过排除其他原因后确定诊断。

3.影像学检查

大约90%的患者可以出现胸片的异常,床边X线平片检查可见双肺有弥散性点片状浸润影,肺门周围融合,伴右心扩大和轻度肺不张。此乃心力衰竭肺淤血、肺水肿的表现,而非肺栓塞的楔形病灶表现,浸润的阴影可在数天内消失。当羊水栓塞出现脑栓塞时,通过头颅CT检查可协助诊断。此时脑部出现的也是由于休克而脑缺氧后出现的梗死灶改变。

4.心电图检查

多可见右心房、右心室扩大,ST段下降,心动超声检查有右心房、右心室扩大,心肌缺氧,排出量减少及心肌劳损等表现。

5.尸检

①在肺部可见肺水肿、肺泡出血的同时,在肺、胃、心、脑等血管及组织中见到羊水的有形物质;②心脏血液不凝固,离心后镜检找到羊水有形成分,心内血可查见羊水中有形物质;③严重羊水栓塞时,肺小动脉或毛细血管中有羊水形成的栓子,子宫或阔韧带血管内可查见羊水有形物质。

6.肺动脉造影术

目前认为,肺动脉造影是诊断肺动脉栓塞最正确、最有效、最可靠的方法,阳性率高达85%～90%,可以准确确定肺栓塞的部位及范围。肺动脉导管的插入还可以测量肺动脉楔压,有利于心力衰竭的辅助诊断。但临床所见的羊水栓塞起病急、发展快,一旦发生则很快进入呼吸窘迫、循环衰竭和DIC,难以及时且病情也不允许行肺动脉插管诊断。

三、鉴别诊断

羊水栓塞对孕产妇及围产儿的生命威胁极大,如果等待做出羊水栓塞的确切诊断再进行救治,必然会延误抢救时机。所以,快速认证,掌握鉴别诊断至关重要,应边鉴别边抢救。羊水栓塞主要需要与以下疾病相鉴别诊断。

1.子痫

子痫为重度子痫前期进一步发展的一个特殊阶段,多发生在妊娠期,少数发生在产时及产后。发病前已有高血压和蛋白尿等子痫前期的病理改变,发作前常先有一些征兆出现,如持续头痛并进行性加重,呕吐、视觉障碍等。临床表现特点为在前驱症状的基础上,出现典型的抽搐发作过程。主要鉴别点为子痫发作前有妊娠期高血压疾病的临床表现及实验室改变,发作时具有典型的抽搐特点,血压升高明显,早期不会出现休克及DIC。而羊水栓塞多发生在产程中或剖宫产手术中,破膜后,发病急骤,很快出现不明原因的休克,迅速发生DIC、呼吸循环衰竭和肾衰竭症状。

2.急性心力衰竭

是指由于急性心脏病变引起心排血量显著、急骤降低,导致组织器官灌注不足和急性淤血等综合征。临床上以急性左心衰竭较为常见。临床特征为存在可诱发心力衰竭的原发疾病,当临产后机体代谢增加,心排血量不能满足需要而呈现为失代偿状态。严重者出现心源性休克,但无出血倾向及DIC。鉴别点为有原发心脏病或妊娠期高血压疾病所致心脏病病史等,心力衰竭前有心慌气短,不能平卧,心率快,控制心力衰竭后病情好转,不伴有出血及凝血功能异常等临床表现及实验室检查改变,一般不难与羊水栓塞鉴别。

3.脑血管意外

妊娠期的脑血管意外可因脑实质的血管破裂或脑表面血管破裂所致,其起病突然,病情凶险,变化迅速。妊娠期生理性的血液高凝状态及某些孕期并发症如妊娠期高血压疾病的子痫前期,对脑血管疾病的发生有诱发及促进作用。临床上往往有用力或情绪波动等诱因,发病突然、急剧,表现为血压突然升高,剧烈头痛、头晕、呕吐,突然昏迷,偏瘫,面色潮红,呼吸深沉,但多无发绀,也无凝血功能异常及 DIC。鉴别要点为有高血压等原发病史,临床表现有血压突然升高及颅内压升高的表现。查体应有相应脑神经损伤的定位体征,但没有出血倾向。昏迷好转后,往往留有神经系统后遗症,如偏瘫等。

4.肺动脉栓塞

肺动脉栓塞是体静脉或右心系统栓子脱落随血液漂流,阻塞肺动脉或其分支而引起肺循环障碍的临床综合征。由于妊娠时增大的子宫压迫盆腔静脉,激素松弛血管平滑肌,静脉血流缓慢,再加上妊娠期血液处于高凝状态,容易形成血栓。往往发生在产后或术后活动时,表现为突发性的胸痛和呼吸困难。临床上孕妇发生肺栓塞时的临床表现常缺乏特异性,有时临床表现很难与羊水栓塞鉴别。鉴别要点为可有心脏病、静脉栓塞史、血液高凝、手术创伤(剖宫产)、多胎妊娠、高龄肥胖、长期卧床等高危因素。临床表现突发胸痛较羊水栓塞明显,一般不会很快发生 DIC。实验室检查 D-二聚体明显增高,但血小板、纤维蛋白原、凝血酶原时间可正常,血液中亦无羊水成分,抗凝及溶栓治疗有效等可作为鉴别诊断的参考。

5.癫痫

癫痫是妊娠期较为常见的神经系统并发症,发病率为 $0.15\%\sim0.6\%$,系由多种原因导致脑局部发生节奏性、重复性及同步性的神经元放电。患者既往有抽搐病史;诱因往往是精神因素。癫痫抽搐停止后,生命体征立即恢复正常,而对抽搐全无记忆。发作时无肺部体征,无凝血功能异常、DIC 及其他脏器功能受损等表现,抽搐发作时可造成自伤或外伤。不难与羊水栓塞鉴别。

6.癔症

即歇斯底里,属于神经症与心理因素有关的精神疾病,常由于精神刺激或不良的暗示引起。分娩时的疼痛刺激或高度精神紧张有时也可诱发。临床表现为突然发病,抽搐具有夸张性,精神失常,感觉及运动障碍多样性,但因其发作时无发绀,血压正常,意识存在,肺部体征阴性,无肾衰竭、无 DIC 等表现,较易鉴别。主要鉴别点为有抽搐史,有精神因素诱因,无明显生命体征改变,实验室检查正常。

7.其他原因引起的产后出血

临床观察到一部分不典型羊水栓塞病例常以不明原因产后出血为其主要临床表现,故应与其他如子宫收缩乏力、胎盘因素、软产道损伤或凝血障碍等原因引起的产后出血加以鉴别。

子宫收缩乏力引起的产后出血,表现为胎盘娩出后,出血为阵发性,子宫松软,轮廓不清,按压子宫可以呈现血流如注但伴有血块,按摩子宫及使用宫缩剂有效,休克的程度与出血量成正比。当产后子宫乏力致出血非常多而又未及时补充相应凝血因子时,也会因大量凝血因子的丢失而出现消耗性凝血功能障碍或 DIC,但与羊水栓塞早期即引起有所不同。

软产道裂伤往往表现为活动性的阴道流血,血液呈鲜红色,伴有血块,给予缩宫素后或子宫收缩较好时仍持续阴道流血,软产道检查可发现损伤及出血点,当出血量多时也可出现凝血功能障碍导致 DIC。

胎盘、胎膜因素引起产后出血时有胎盘或胎膜的缺损,出血同时伴有宫缩乏力,胎盘或胎膜完全被清除后出血即可明显减少。鉴别要点为羊水栓塞引起的产后出血常呈持续性,无凝血块,很早即进入休克状态,且休克与失血量不成正比,并且一般的加强子宫收缩及抗失血性休克治疗难以奏效。

羊水栓塞所致的产后顽固性宫缩乏力发生时间早,约在胎儿及附属物排出数分钟内,甚至即刻发生,对大剂量缩宫素无反应,子宫呈袋状,不收缩;而对常用的物理刺激子宫往往也难以奏效。

产后出血在临床上较常见,但不能将严重的产后出血均认为是羊水栓塞所致,也不能延误因羊水栓塞所致的难以控制的产后出血,必须谨慎鉴别。

8.其他疾病

(1)产后寒战现象:产后寒战是一种常见现象,有学者报道在正常分娩后的发生率为23%～44%。往往出现于产后 1～30 分钟,持续 2～60 分钟不等,表现为强度不同、难以自控的颤抖。产后寒战有时可以有一过性的低血压,甚至有时还可能出现一过性的血小板降低,但经过应用地塞米松等抗过敏治疗后很快即恢复。有学者观察到在母胎血型不合的孕妇中发生率较高。但胎儿血型为"O"型,或母胎血型相同,仍有可能发生寒战。故认为这可能是母胎输血反应的一种临床表现。

(2)药物反应:轻度或早期羊水栓塞出现如寒战、胸闷等症状时易被误认为输液反应、对缩宫素或青霉素过敏等,应加以鉴别。药物过敏反应很少早期出现凝血功能障碍。

(3)空气栓塞:分娩或手术中空气进入血液循环阻塞肺动脉引起严重休克、剧烈背痛,但并无异常的子宫出血及 DIC 发生。

(4)自发性气胸:分娩时用力过程中突然发生刀割样的胸痛,伴呼吸困难,肺部叩诊鼓音或过清音,X 线检查可见心脏、气管及纵隔向健侧移位等体征,可与羊水栓塞相鉴别。

(5)其他:胃内容物误吸、仰卧位低血压综合征等也可发生呼吸困难、昏迷和休克,可结合病史及其他生命体征的变化及实验室检查的改变加以鉴别。

四、处 理

一旦怀疑羊水栓塞,应迅速评估同时按羊水栓塞的抢救程序执行。

1.迅速评估

有无羊水栓塞的高危因素,结合临床表现、出血量、血块、子宫收缩情况迅速做出诊断。立刻抢救,进行抗过敏、纠正呼吸循环功能衰竭和改善低氧血症、抗休克、防止 DIC 和肾衰竭发生。每 10 分钟对生命体征进行一次评估。

2.立即建立特护记录,并开始按下列程序组织实施

(1)呼叫产科上级医生、麻醉科、ICU 医师,简单明了地告知所呼叫医生患者发生的情况,

启动科室或院抢救小组,建立深静脉通道,协助复苏和建立循环;同时接好心电监护或条件不允许时将患者迅速移入抢救室。

(2)告知家属病情,可能出现的威胁生命的情况和并发症。

(3)建立并开放三条通道:①气道:清理呼吸道,正压给氧,必要时气管插管或气管切开。在麻醉师到来前,先面罩吸氧4～8L/min,氧饱和度大于93%。②尿道:留置尿管,记录尿量。③建立三条静脉通道:a.维持血容量通道:保证容量,先晶体后胶体;b.维持血压通道:用多巴胺维持血压,保证重要脏器的血供;c.给药通道:专供静脉加药使用。其中至少有一条深静脉通道。同时抽血用于检验和配血。

3.抗过敏,解除肺动脉高压,改善低氧血症

(1)供氧:气道建立后,保持呼吸道通畅,给氧以改善肺泡毛细血管缺氧状况,预防及减轻肺水肿,改善心、脑、肾等重要脏器的缺氧状况。

(2)抗过敏:在改善缺氧同时,应立即给予大剂量肾上腺糖皮质激素抗过敏、解痉,稳定溶酶体,保护细胞。常用药物:氢化可的松100～200mg加于5%～10%葡萄糖液50～100mL快速静脉滴注,再用300～800mg加于5%葡萄糖液250～500mL静脉滴注,日量可达500～1000mg;或地塞米松20mg加于25%葡萄糖液50～100mL静脉推注后,再加20mg于5%～10%葡萄糖液中静脉滴注。

(3)解除肺动脉高压:应用解痉药物缓解肺动脉高压,改善肺血流低灌注,根本改善缺氧,预防右心衰竭所致的呼吸循环衰竭。常用药物:①盐酸罂粟碱:为首选药物,30～90mg加于10%～25%葡萄糖液20mL缓慢静脉推注,日量不超过300mg,可松弛平滑肌,扩张冠状动脉、肺和脑小动脉,降低小血管阻力,与阿托品同时应用效果更佳。②阿托品:1mg加于10%～25%葡萄糖液10mL,每15～30分钟静脉推注1次,直至面色潮红、症状缓解为止。阿托品能阻断迷走神经反射所致的肺血管和支气管痉挛。当心率＞120次/分时慎用。③氨茶碱:250mg加于25%葡萄糖液20mL缓慢推注。可松弛支气管平滑肌,解除肺血管痉挛。④酚妥拉明:5～10mg加于10%葡萄糖液100mL,以0.3mg/min速度静脉滴注。为α-肾上腺素能抑制剂,能解除肺血管痉挛,消除肺动脉高压。

4.抗休克

羊水栓塞引起的休克比较复杂,与过敏性休克、肺源性休克、心源性休克及DIC等多种因素有关,应综合考虑。

早期的严重休克是血管舒缩功能异常所致,单纯靠补充血容量是不能纠正的。抗过敏(氢化可的松或地塞米松等)、阻断高凝状态(肝素或低分子肝素)、补充血容量维持组织灌注(晶体液和胶体液)、应用血管活性药物(多巴胺)、阻断迷走神经反射导致的心跳骤停(阿托品),这些积极的抗休克治疗是阻断死亡的关键。而晚期休克以心源性和低血容量性休克为主,此时病情复杂,增加了抢救的难度和死亡率。

(1)补充血容量:不管任何原因引起的休克都存在有效血容量不足问题,尽快补充新鲜血和血浆。扩容可选用低分子右旋糖酐-40、葡萄糖注射液250～500mL静脉滴注,抗休克时滴速为20～40mL/min,日量不超过1000mL。抢救过程中应测定中心静脉压(CVP),了解心脏负荷状况、指导输液量及速度,并可抽取血液检查羊水有形成分。

(2)升压药物:休克症状急剧而严重,或血容量已补足而血压仍不稳定者。多巴胺20～40mg加于10%葡萄糖液250mL静脉滴注;间羟胺20～80mg加于5%葡萄糖液静脉滴注,根据血压调整速度。

(3)纠正酸中毒:应及时行动脉血气分析和血清电解质测定。如有酸中毒时,应用5%碳酸氢钠100～200mL静滴,再根据血气结果调整用量,并注意纠正电解质紊乱。

(4)纠正心衰:当心率大于120次/分时(排除血容量不足),常用毛花苷丙0.2～0.4mg加于10%葡萄糖液20mL静脉缓注;或毒毛花苷K 0.125～0.25mg同法静脉缓注,必要时4～6小时重复用药。

5.防治DIC

(1)肝素钠:用于治疗羊水栓塞早期的高凝状态,尤其在发病后10分钟内使用效果更佳。肝素25～50mg加于生理盐水100mL,静脉点滴,30～60分钟滴完,4～6小时重复一次,150mg/24h。在应用肝素时以试管法测定凝血时间控制在15分钟左右。肝素过量有出血倾向时,可用鱼精蛋白对抗,1mg鱼精蛋白对抗肝素100U。

(2)补充凝血因子:应及时输新鲜血或血浆、纤维蛋白原、血小板、冷沉淀物等。由于羊水栓塞发生紧急,来不及等待检验结果,临床上可根据试管法测定凝血时间来粗略估计纤维蛋白原的含量。具体做法是:取血5mL,计时,拔去针头,将血沿管壁注入15mL的试管内,隔5分钟观察一次。正常:5～6分钟内凝集,纤维蛋白原>1.5g/L。异常:15分钟不凝,高度怀疑DIC;30分钟不凝集,表明纤维蛋白原<1.0g/L。此方法有助于临床迅速做出判断,为抢救患者赢得时间。

(3)抗纤溶药物:纤溶亢进时,用氨基己酸(4～6g)、氨甲苯酸(0.1～0.3g)、氨甲环酸(0.5～1.0g)加于0.9%氯化钠注射液或5%葡萄糖液100mL静脉滴注,抑制纤溶激活酶,使纤溶酶原不被激活,从而抑制纤维蛋白的溶解。每次补充纤维蛋白原2～4g,使血纤维蛋白原浓度达1.5g/L。

6.预防肾衰竭

羊水栓塞发生的第三阶段为肾衰竭阶段,注意尿量。当血容量补足后,若尿量小于25mL/h时,应选用呋塞米20～40mg静脉注射,或20%甘露醇250mL快速静脉滴注(10mL/min),扩张肾小球动脉(有心衰时慎用),有利于消除肺水肿,预防肾衰,无效者提示急性肾衰竭,应尽早采取血液透析等急救处理。

7.预防感染

应选用肾毒性小的广谱抗生素预防感染。

8.产科处理

原则上应在产妇呼吸循环功能得到明显改善,并已纠正凝血功能障碍后进行。若发生于胎儿娩出前,按照上述程序积极改善呼吸循环功能,防止DIC,抢救休克,待好转迅速结束分娩。若在第一产程发生者剖宫产尽快终止妊娠;第二产程发生者行阴道助产,并密切观察子宫出血情况。若发生产后出血,经上述积极处理后仍不能止血者,立即行子宫切除术,以减少胎盘剥离面开放的血窦出血,争取抢救时机。并在腹腔、腹直肌下、皮下放置引流条,以防因DIC导致积血。

羊水栓塞患者经抢救后,常伴有多脏器的衰竭或神经系统症状,因此,经过以上处理后患者可转诊或进入 ICU 进行综合处理。

总之,羊水栓塞一旦发生,应立即吸氧、抗过敏、解除肺动脉高压;抗休克,补充血容量;防止 DIC,早应用抗凝药物;预防肾衰,并适时终止妊娠及行子宫切除术。

五、预防

虽然羊水栓塞不可预测,但是其发生仍与一些高危因素有关。

(1)加强围生期保健,及早发现前置胎盘、胎盘早剥、高龄初产、羊水过多、急产等高危孕产妇。

(2)规范使用缩宫素等引产药物,掌握此类药物的适应证及禁忌证。

(3)产程中行人工破膜时,应在宫缩间歇期进行,并使羊水缓缓流出。

(4)禁忌行剥膜引产。

(5)第二产程避免使用暴力压腹部促使胎儿娩出。

(6)对于在家发生胎膜破裂的患者,详细询问破膜时或破膜后有无呼吸困难、寒战或抽搐等症状,及早发现羊水栓塞的前驱症状。

(7)剖宫产术中待羊水接近流尽再取胎儿。

(8)严格掌握剖宫产指征。

第三节　子宫破裂

一、概述

子宫破裂是指在妊娠晚期或分娩期子宫体部或子宫下段发生裂开,是危及母儿生命的严重并发症,近年来随着剖宫产率、宫腔手术的增加有上升趋势。

二、高危因素

1.瘢痕子宫

如剖宫产术、子宫腺肌瘤或肌瘤剔除术、子宫角或间质部切除术后,尤其前次切口愈合不良、剖宫产后间隔时间过短再次妊娠者,临产后发生子宫破裂的危险性更大。

2.梗阻性难产

主要见于高龄孕妇、头盆不称、软产道阻塞、胎位异常等均可因胎先露下降受阻,为克服阻力子宫强烈收缩,使子宫下段过分伸展变薄发生子宫破裂。

3.子宫收缩药物使用不当

不当的宫缩药物使用可导致子宫收缩过强造成子宫破裂。

4.产科手术损伤

中-高位产钳牵引、毁胎术、穿颅术可因器械、胎儿骨片损伤子宫导致破裂,强行剥离植入性胎盘或严重粘连胎盘,也可引起子宫破裂。

5.其他

子宫发育异常或多次宫腔操作,局部肌层菲薄可导致子宫破裂。

三、临床表现

子宫破裂多发生于分娩期,部分发生于妊娠晚期。按其破裂程度,分为完全性破裂和不完全性破裂,子宫破裂发生通常是渐进的,多数由先兆子宫破裂进展为子宫破裂。

1.先兆子宫破裂表现

(1)子宫呈强直性或痉挛性过强收缩,产妇烦躁不安,呼吸、心率加快,下腹剧痛难忍,出现少量阴道流血。

(2)因胎先露部下降受阻,子宫收缩过强,子宫体部肌肉增厚变短,子宫下段肌肉变薄拉长,在两者间形成环状凹陷,称为病理缩复环。可见该环逐渐上升达脐平或脐上,压痛明显。

(3)膀胱受压充血,出现排尿困难及血尿。

(4)因宫缩过强、过频,胎儿触不清,胎心率加快或减慢或听不清。

(5)胎心监护显示重度变异减速或延长减速。

2.子宫破裂

(1)不完全性子宫破裂:子宫肌层部分或全层破裂,但浆膜层完整,宫腔与腹腔不相通。多见于子宫下段剖宫产切口瘢痕破裂,常缺乏先兆破裂症状,仅在不全破裂处有压痛,体征也不明显。若破裂口累及两侧子宫血管可导致急性大出血或形成阔韧带内血肿,查体可在子宫一侧扪及逐渐增大且有压痛的包块,多有胎心率异常。

(2)完全性子宫破裂:子宫肌壁全层破裂,宫腔与腹腔相通,称为完全性子宫破裂。继先兆子宫破裂症状后,产妇突感下腹一阵撕裂样剧痛,子宫收缩骤然停止。腹痛稍缓和后,待羊水、血液进入腹腔,又出现全腹持续性疼痛,并伴有低血容量休克的征象,胎心胎动消失。阴道检查可有鲜血流出,胎先露部升高,开大的宫颈口缩小。

四、诊断要点

典型子宫破裂根据病史、症状、体征容易诊断。结合前次剖宫产史、子宫下段压痛、胎心异常、胎先露部上升、宫颈口缩小等均可确诊。B型超声检查能协助确定破口部位及胎儿与子宫的关系。胎心率加快或减慢或听不清,胎心监护显示重度变异减速或延长减速。

五、鉴别要点

1.胎盘早剥

常伴有妊娠期高血压疾病史或外伤史,子宫呈板状硬,胎位不清,阴道出血与贫血程度不成正比,B型超声检查常有胎盘后血肿或胎盘明显增厚。

2.难产并发腹腔感染

有产程长、多次阴道检查史,腹痛及腹膜炎体征;阴道检查胎先露部无上升、宫颈口无回缩;查体及 B 型超声检查发现胎儿位于宫腔内、子宫无缩小;患者常有体温升高和白细胞计数增多。

六、治疗

发现先兆子宫破裂时,应立即采取有效措施抑制子宫收缩,并尽快行剖宫产术。

子宫破裂一旦诊断,无论胎儿是否存活,均应在纠正休克、防治感染的同时行剖腹探查术,手术原则是简单、迅速,能达到止血目的。根据产妇的全身情况、子宫破裂的程度与部位、产妇有无生育要求、手术距离发生破裂的时间长短以及有无感染而决定采取不同的手术方式。子宫破裂时间短、裂口小且边缘整齐、无明显感染、需保留生育功能者,可行裂口修补术。破裂口较大且撕裂不整齐或感染明显者,应行子宫次全切除术。子宫裂口延及宫颈口者可考虑做子宫全切术。前次下段剖宫产瘢痕裂开,产妇已有小孩,应行裂口吻合术,同时行双侧输卵管结扎术。剖腹探查除注意子宫破裂的部位外,应仔细检查膀胱、输尿管、宫颈和阴道,如发现有裂伤,应同时行这些脏器的修补术。对个别产程长、感染严重病例,是否需做全子宫切除术或次全子宫切除术或仅缝合裂口加双侧输卵管结扎术,需视具体情况而定。

术前、术中、术后大剂量有效抗生素防治感染。子宫破裂应尽可能就地抢救,必须转院者,除抗休克治疗外,尚应包扎腹部,减少震动的情况下转送。

七、子宫破裂的预后评估

其预后与是否及时得到抢救与处理有很大关系。国内报道子宫破裂孕产妇死亡率约 12%,国外报道在工业化国家为 5%,而在发展中国家高达 55%,近年有下降。大约三分之二的子宫破裂继发于瘢痕子宫,复发性子宫破裂与妊娠期和围生期患病率高相关。尽管子宫破裂修补是治疗子宫破裂的可行方法,但是再次妊娠复发性子宫破裂发生概率增加,尤其是沿子宫纵轴方向破裂和距上次破裂时间很短而再次妊娠者发生再次破裂的风险增加。

八、预防

为避免子宫破裂的发生及提高子宫破裂的治愈率,仍应加强计划生育宣传及实施,做好预防保健工作,严格掌握药物(催产素、前列腺素等)引产及剖宫产指征,产时严密观察,禁止暴力压腹,避免损伤较大的阴道助产,提高产科质量。只有采取综合的措施,才能更好地预防子宫破裂的发生,保障母婴安全。

预防子宫破裂有如下措施:①加强产科医务人员职业道德及操作技术的培训,培养爱岗敬业精神。规范剖宫产术式,有建议子宫行子宫下段切口,且切口缝合 2 层较缝合 1 层发生子宫破裂风险低。②加强高危孕产妇管理,尤其是对瘢痕子宫孕妇的管理,落实提早住院,B 超了解子宫切口瘢痕情况,及时发现瘢痕子宫隐性破裂;但超声预测的阳性值仍存在争议,国外有学者认为孕晚期子宫下段瘢痕处 3.5mm 发生子宫破裂风险低。

对剖宫产再孕者,下列情况禁忌阴道试产:①前次剖宫产为子宫体部切口,子宫下段纵切口或 T 形切口。②前次妊娠剖宫产指征依然存在。③二次以上剖宫产史或原切口感染史。

④前次手术方式不详。⑤剖宫产不足 2 年再次妊娠。⑥既往有子宫破裂史。超声观察子宫瘢痕处有胎盘附着,易致胎盘植入、粘连出血及子宫破裂。⑦有不适于阴道分娩的内外科合并症或产科并发症。⑧妊娠妇女及家属拒绝阴道试产。⑨不具备抢救急症患者的条件。

具备阴道试产者产程中通过胎心监护和 B 超严密监测子宫瘢痕变化,由于发生先兆子宫破裂时多伴有胎儿供血受阻而致胎心不规则或消失,因此分娩期持续胎心监护及时发现胎心变化,结合体征可早期诊断先兆子宫破裂,及时施行剖宫产。另外,对子宫破裂的高危人群如:早产或过期产,足月引产产妇,超重的产妇,需严密观察,严防子宫破裂的发生。

第四节　子宫翻出

子宫翻出又称子宫内翻是指子宫底部向宫腔内陷入,甚至自宫颈翻出的病变,这是一种分娩期少见而严重的并发症。多数发生在第三产程,如处理不及时,往往因休克、出血,产妇可在 3~4 小时内死亡。国内报道子宫翻出病死率可达 62% 左右。

一、病因

引起急性子宫翻出的病因较多,常常是多种因素共同作用的结果,但其先决条件必须有子宫壁松弛和子宫颈扩张,其中第三产程处理不当(约占 60%),胎儿娩出后,过早干预,按压子宫底的手法不正确,强行牵拉脐带等,导致子宫底陷入宫腔,黏膜面翻出甚至脱垂于阴道口外。其促成子宫翻出的因素有:

(1)胎盘严重粘连、植入子宫底部,同时伴有子宫收缩乏力或先天性子宫发育不良,助产者在第三产程处理时,强拉附着于子宫底的胎盘脐带的结果,此时如脐带坚韧不从胎盘上断裂,加上用力撤压松弛的子宫底就可能发生子宫翻出。

(2)脐带过短或缠绕:胎儿娩出过程中由于脐带过短或脐带缠绕长度相对过短,过度牵拉脐带也会造成子宫翻出。

(3)急产宫腔突然排空:由于产程时间短,子宫肌肉尚处于松弛状态,在产程中因咳嗽或第二产程用力屏气,腹压升高,也会导致子宫翻出。

(4)产妇站立分娩:因胎儿体重对胎盘脐带的牵拉作用而引起子宫翻出。

(5)妊娠高血压疾病时使用硫酸镁时使子宫松弛,也会促使子宫翻出;有人报道植入性胎盘也会促使子宫翻出。

二、分类

1.按发病时间分类

(1)急性子宫翻出:子宫翻出后宫颈尚未缩紧,占 75% 左右。

(2)亚急性子宫翻出:子宫翻出后宫颈已缩紧,占 15% 左右。

(3)慢性子宫翻出:子宫翻出宫颈回缩已经超过 4 周,子宫在翻出位置已经缩复但仍停留在阴道内,占 10% 左右。

2.按子宫翻出程度分类

(1)不完全子宫翻出:子宫底向下内陷,可接近宫颈口或越过但还存在部分子宫腔。

(2)完全性子宫翻出:子宫底下降于子宫颈外,但还在阴道内。

(3)子宫翻出脱垂:整个子宫翻出暴露于阴道口外。

三、临床表现

子宫翻出可引起迅速的阴道大量流血,处理不及时,可致产妇死亡。子宫翻出产妇突觉下腹剧痛,尤其胎盘未剥离牵拉脐带更加重腹痛,遂即产妇进入严重休克状态,有时休克与出血量不成正比,出现上述现象时,应考虑到有子宫翻出的可能。

而慢性子宫翻出多因急性子宫翻出时未能及时发现,而后就诊的,此时的症状多表现为:

(1)产后下腹坠痛,或阴道坠胀感。

(2)大小便不畅。

(3)产后流血史或月经过多。

(4)因子宫翻出感染,出现白带多而有臭味,甚至流脓液,严重者有全身感染症状,发热、白细胞升高等。

(5)因阴道流血而致继发性贫血。

四、诊断与鉴别诊断

在分娩第三产程有用手在下腹部推压子宫底或用手牵拉脐带的经过,产妇在分娩后突然下腹剧痛,出现休克,尤其与出血量不相称时,因考虑有子宫翻出的可能。当翻出子宫已脱垂于阴道口外时,诊断并不困难,但当胎盘未剥离已发生子宫翻出时有时会误诊为娩出的胎盘,再次牵拉脐带时即引起剧痛,此时应及时做阴道、腹部双合诊。

1.诊断

(1)腹部检查:下腹部摸不到宫底,或在耻骨联合后可触及一个凹陷。

(2)阴道检查:在阴道内可触及一球形包块,表面为暗红色、粗糙的子宫内膜,在包块的根部可触及宫颈环。如胎盘尚未剥离而完全黏附于翻出的宫体时,常易误诊为胎儿面娩出的胎盘,牵引脐带时可引起疼痛。

根据病史及检查可做出子宫翻出的诊断。

2.鉴别诊断

子宫翻出应与子宫黏膜下肌瘤以及产后子宫脱垂相鉴别。

(1)子宫黏膜下肌瘤:系子宫肌瘤向子宫黏膜面发展,突出于子宫腔,如黏膜下肌瘤蒂长,经子宫收缩可将肌瘤排除宫颈而脱出于阴道内。妇科检查时,盆腔内有均匀增大的子宫,如子宫肌瘤达到宫颈口处并且宫口较松,手指进入宫颈管可触及肿瘤;已经排出宫颈外者则可看见到肌瘤,表面为充血暗红色的黏膜所包裹,有时有溃疡及感染。如用子宫探针自瘤体周围可探入宫腔,其长短与检查的子宫大小相符,急性子宫翻出往往发生在分娩期,患者有疼痛、阴道流血及休克等临床表现。认真仔细观察鉴别并无困难。

（2）子宫脱垂：患者一般情况良好，妇科检查时可见脱出的包块表面光滑，并可见子宫颈口，加腹压时子宫脱出更加明显，内诊检查时可触摸到子宫体。

五、治疗

采用何种措施主要根据患者的全身状况、翻出时间、感染程度、有无生育要求，是否合并其他生殖系统肿瘤等选择。

1.保留子宫

（1）经阴道徒手复位：适合急性子宫内翻，宫颈口未回缩。取膀胱截石位，导尿；宫颈过紧者，可以使用镇静药或宫缩抑制药，如硫酸镁、地西泮、哌替啶等，或肌内注射阿托品；必要时全身麻醉；用拳头法轻柔复位；复位后使用宫缩药加强宫缩，必要时宫腔填塞；术后注意预防出血及产褥感染。

（2）经腹手术复位：包括经腹组织钳牵拉子宫复位术（Huntington 术）、经腹子宫后壁子宫切开复位术（Haultain 术）、经腹子宫前壁子宫切开复位术（Dobbin 术）。全身麻醉；以经腹组织钳牵拉子宫复位术为基础，松解、扩大子宫翻出后形成的"杯口"狭窄环，松解方法包括全身麻醉、子宫松弛药物和手法松解，松解后采用两把组织钳由"杯口"下 2cm 处逐渐上提翻出至子宫壁直到完全复位。Haultain 和 Dobbin 术式分别切开子宫前或后壁，以扩大或松解"杯口"的狭窄环，切口要求位于"杯口"上，纵形切口，复位后缝合切口。

2.子宫切除手术

经腹或经阴道行部分或全子宫切除术。

第五节　弥散性血管内凝血

一、概述

1.定义

DIC 是发生在多种疾病基础上，由致病因素激活凝血和（或）纤溶系统，导致全身微血栓形成、凝血因子大量消耗，并继发纤溶亢进，引起全身出血及微循环衰竭的临床综合征。在西方国家，产科并发 DIC 的发生率为 0.3‰～1‰。瑞士研究发现近十年血栓性疾病造成的孕产妇死亡逐渐增多。

2.病因及发病机制

妊娠期妇女体内多种凝血因子含量及活性增加，血小板、凝血酶原以及纤维蛋白原也相应增多。纤维蛋白原含量可达 4～6g/L，较非孕期增加 50％；且胎盘、羊水等组织中含有的凝血活酶，也可通过胎盘进入母血。因此，妊娠期妇女凝血功能增强，纤溶系统功能相对降低。妊娠期血液的高凝状态，虽有利于产后胎盘剥离面的止血，但当妊娠合并或并发其他因素时，在此基础上较易发生 DIC。产科 DIC 常见病因如下：

（1）围产期感染：以感染性流产、围产期生殖道感染多见。感染所致细菌、毒素以及免疫复合物入血,发生绒毛膜羊膜炎以及败血症,启动内源性凝血系统并促进血小板聚集、释放促凝物质。

(2)稽留流产或胎死宫内:滞留宫内的坏死胎盘及死胎组织发生自溶,并释放组织因子及凝血酶,导致纤维蛋白原减少性凝血功能改变。死胎滞留并发 DIC 多为慢性或亚急性,发生率为 1%～2%。若死胎组织滞留超过 4 周以上,约有 25% 的妇女发生低纤维蛋白原血症,滞留超过 5 周发生率可达 50%。

(3)胎盘早剥:胎盘早剥是产科 DIC 主要的原因之一,约 10% 的胎盘早剥患者可发生 DIC,占产科 DIC 的 20%～37%。胎盘早剥的原因较多,但多发生于子痫前期患者,因螺旋小动脉痉挛性收缩,蜕膜缺血缺氧损伤坏死,释放凝血活酶,胎盘后血肿消耗纤维蛋白原,出现低纤维蛋白血症,纤维蛋白原<1～1.5g/L 则可能有出血倾向及脏器栓塞。

(4)羊水栓塞:羊水栓塞的发生率为 1/8000～1/80000,约占产科 DIC 的 6%～8%,羊水内含有上皮细胞、胎脂、胎粪等物质具有促凝作用,进入母血后可启动内、外源性凝血系统,促进血小板聚集及活化,微血栓形成,并激活纤溶系统,使纤维蛋白降解同时溶解纤维蛋白原。并且母体对羊水中抗原物质的过敏反应以及羊水颗粒物对血管的收缩作用和血管活性物质的释放均可诱发和加重 DIC 的发生。羊水栓塞导致的 DIC 为急性 DIC。

(5)失血性休克:产科出血所致的 DIC 约占 29%～44%,失血性休克时凝血因子短时间被消耗,组织严重缺血缺氧,大量酸性代谢产物堆积,并且血管内皮受损激活内源性凝血系统,损伤的组织释放凝血活酶,可迅速发展为 DIC。

(6)妊娠期高血压疾病:妊娠期高血压疾病所致 DIC 约占 8%～14%,高血压患者血管痉挛,微小血管狭窄,血流量改变,血管壁通透性增加,血液浓缩等致全身组织器官发生缺氧,血管内皮损伤,凝血因子明显改变,通过多种途径激活凝血系统,导致慢性 DIC 的发生。

(7)妊娠期肝脏疾病:妊娠期肝脏疾病所致 DIC 约占 8%～12%,重症肝炎或急性脂肪肝患者肝脏功能受损,凝血因子合成减少,出血、凝血时间明显延长,极易引起出血导致慢性 DIC 的发生。

综上所述,产科 DIC 主要是通过产科相关疾病激活机体凝血系统,促使纤维蛋白沉积,进而致使器官的衰竭以及伴随血小板、凝血因子的消耗,最终导致临床出血。

3.分期与分型

DIC 的发生过程中,凝血及纤溶是维持平衡血凝系统的两大关键因素,生理情况下两者处于动态平衡之中,一旦这一平衡打破,则导致血管内微血栓形成、凝血因子减少及纤溶亢进等改变。理论上,根据 DIC 发生发展过程和病理生理特点一般可分为三期:高凝期、消耗性低凝期、继发性纤溶亢进期。根据 DIC 发生发展速度以及表现形式可分为急性、亚急性、慢性。

二、诊断

1.存在诱因

存在容易导致 DIC 的基础疾病和诱因,如血管损伤性疾病、凝血因子消耗等。

2.临床表现

(1)出血:阴道持续流血或手术创面持续出血是产科 DIC 子宫出血最常见的特征。其他多部位、自发性、广泛性出血也是 DIC 的典型临床表现,包括:皮肤瘀点、瘀斑,牙龈出血,鼻出血,手术部位、针刺部位出血,深部组织血肿,消化道、泌尿道、颅内出血等。

(2)休克:起病突然,早期未发现明确病因,常常伴有全身多发性出血倾向,但休克程度与出血量往往不相符,可出现重要脏器功能障碍,抗休克治疗效果不佳。

(3)微血管栓塞:微血管中微血栓形成,阻塞受累器官,致使组织缺氧、坏死,导致功能障碍,临床表现依受累器官、受累范围以及病程及严重程度不同而存在差异。发生于皮肤黏膜部位的浅层栓塞表现为皮肤发绀、坏死、脱落以及黏膜坏死、溃疡形成。发生于心、肝、肾、脑等深部栓塞可引起相应器官的功能障碍,如心梗、呼吸困难、蛋白尿、肝大、腹水等,脑垂体坏死出血可导致席汉综合征、闭经等。上述脏器功能衰竭的临床表现,常以综合的表现形式存在,广泛的微血栓形成也是多脏器功能衰竭的重要因素。

(4)微血管病性溶血:患者可出现不明原因的与出血量不成比例的贫血症状,可伴有寒战、高热、血红蛋白尿、黄疸等。外周血可出现形态各异的红细胞碎片。

(5)抗凝治疗有效。

3.实验室检查

(1)目前,实验室 DIC 的诊断标准多针对非妊娠期患者,但可以借鉴。

①同时有以下 3 项以上异常:a.血小板计数<$100×10^9$/L 或呈进行性下降(肝病、白血病患者血小板<$50×10^9$/L);b.血浆纤维蛋白原含量<1.5g/L(肝病<1.0g/L,白血病<1.8g/L),并呈进行性下降,或>4.0g/L;c.血浆鱼精蛋白副凝试验(3P)阳性,或血浆纤维蛋白降解产物(FDP)>20mg/L(肝病时>60mg/L)或血浆 D-二聚体水平增高(阳性)。

②凝血酶原时间(PT)延长或缩短 3 秒以上(肝病患者延长 5 秒以上),或部分凝血活酶时间(APTT)缩短或延长 10 秒以上。

③疑难或特殊病例应有下列 1 项以上异常:a.纤溶酶原含量及活性降低;b.抗凝血活酶(AT)含量、活性以及血管性血友病因子(vWF)水平降低(不适用于肝病);c.血浆因子Ⅷ:C 抗原活性<50%(与严重肝病所致的出血鉴别时有价值);d.血浆凝血酶-抗凝血酶原复合物(TAT)或凝血酶原碎片 1+2(F1+2);e.血浆纤溶酶-纤溶酶抑制物复合物(PIC)浓度升高;f.血尿纤维蛋白肽 A(FPA)水平升高。

④基层医疗单位或紧急情况下,具备以下 3 项以上实验异常,可诊断 DIC:a.血小板计数<$50×10^9$/L 或呈进行性下降;b.血浆纤维蛋白原含量<1.5g/L,并呈进行性下降;c.3P 试验阳性或 FDP>20mg/L(肝病时>60mg/L)或血浆 D-二聚体水平增高;d.PT 延长或缩短 3 秒以上,或呈动态变化;e.外周血破碎红细胞>10%;f.不明原因的血沉降低(<15mm/h)或血沉应增快的疾病其值正常。

(2)国际血栓与止血学会颁布的 DIC 评分系统可作为诊断参考工具(表 8-5-1)。

表 8-5-1　ISTHDIC 诊断评分系统

临床显性 DIC 评分系统
风险评估:患者是否存在发生 DIC 的基础疾病
如果有:继续评分

如果没有:不适用于此评分系统

全部的凝血指标检查(PT、血小板计数、纤维蛋白原、纤维蛋白相关指标)

评分标准:

(1)血小板计数($>100\times10^9$/L=0,$<100\times10^9$/L=1,$<50\times10^9$/L=2)

(2)升高的纤维蛋白指标(例如 D-二聚体、纤维蛋白降解产物)

(无升高=0,一般升高=1,明显升高=2)

(3)PT 延长(<3 秒=0,>3 秒但<6 秒=1,>6 秒=2)

(4)纤维蛋白原水平(>1g/L=0,<1g/L=1)

计算得分:

≥5 合并显性 DIC:每天重复评分

<5 提示非明显 DIC:1～2 天后重复评分

(3)产科 DIC 严重性分期系统可作为诊断参考工具(表 8-5-2)。

表 8-5-2　产科 DIC 严重性分期系统

DIC 严重性	检查发现
1 期	
代偿期	FDPs↑,血小板↓
2 期	
失代偿期但可控制出血	FDPs↑,纤维蛋白原↓
血小板↓↓	
凝血因子Ⅴ和Ⅷ↓	
3 期	
无法控制的大量出血	FDPs↑↑,血小板↓↓
凝血因子全部消耗,特别是纤维蛋白原	

三、积极治疗原发病及时去除诱因

应综合判断发生 DIC 的可能诱发因素,确定正确的治疗方案,积极去除病因是治疗 DIC 的首要原则。产科 DIC 患者应密切监测凝血功能的变化,根据凝血功能改变,选择合适的产科处理措施及时去除病因。对产前合并 DIC 的患者,病情发展迅速且短期内难以结束分娩者应积极手术终止妊娠;对死胎患者,应尽快采取清宫或引产术排出死胎,死胎排出后,病情即可得到缓解,不必使用抗凝疗法;对胎盘早剥患者,可根据具体情况选择引产或剖宫产术及时终止妊娠。产科 DIC 患者术前应予人工破膜,尽可能使羊水流出以降低子宫容积,减少组织凝血活酶继续进入母体循环,如出血严重,立即子宫切除。羊水栓塞起病急,来势凶猛,除积极进行全身抢救外,应采取果断的产科处理措施,发生于胎儿娩出前者,在改善机体内环境的同时,可行剖宫产术或产钳吸引术迅速结束分娩；发生于术中或术后有严重子宫出血者，应及时考虑做子宫切除术或双侧子宫动脉栓塞术。

四、改善微循环（早期）

DIC 早期处于高凝血状态，应积极改善微循环，解除血管痉挛，可有效早期预防 DIC 的发生。右旋糖酐可降低红细胞和血小板的黏附性，减少血小板聚集，有利于受损内皮的修复，具有抗凝血酶作用。以右旋糖酐 500mL＋丹参 20mL 输注，可有效降低血黏度，促进血液循环，改善组织血供。

五、抗凝治疗

急性羊水栓塞时 DIC 发生较急，多在数分钟内出现严重症状，如急性呼吸衰竭、低血压、子宫强烈收缩及昏迷等，应及时给予肝素治疗。低分子质量肝素（LMWH）与普通肝素相比较具有较多优点，近年来已普遍应用于临床，但是否影响胎儿尚待探讨。

（一）肝素

可抑制凝血活酶和凝血酶的形成，是 DIC 时常用的抗凝剂，剂量应个体化。

1.适应证与禁忌证

适应证：①严重出血且 DIC 诱因不能迅速去除者；②DIC 高凝期或不能确定分期者，可先给肝素后用抗纤溶药物及补充凝血因子，或同时应用上述几种制剂；③慢性及亚急性 DIC 者。

禁忌证：①颅内或脊髓内出血；②伴有血管损伤及新鲜创面，如消化性溃疡；③肝病并DIC；④DIC 后期，以纤溶为主者。

2.肝素用量与用法

用法：首次剂量 1mg/kg 静脉推注，以后 0.5mg/kg，每 6 小时静脉滴注 1 次，1 小时内滴完，疗程宜短，一般 1～2 天。预防 DIC 时剂量宜小，0.25～0.5mg/kg，每 12 小时皮下注射 1次。治疗期间一般以试管法对凝血时间进行监测，凝血时间以 20 分钟为宜，如＞30 分钟，提示肝素过量，应停用。如出血加重，以鱼精蛋白静脉注射中和肝素，一般按 1∶1 用药，每次不超过 50mg。有人不主张使用，有人主张在应用纤溶抑制剂基础上使用。

肝素的分级标准及方法：

微剂量	10～25mg/d
小剂量	50～120mg/d
中剂量	121～300mg/d
大剂量	＞300mg/d
超大剂量	＞500mg/d

（1）间歇滴注法：肝素 0.5～1mg/（kg·次）（1mg＝125IU），首次用量为 4000～6000IU（32～50mg），加入 5％葡萄糖液 250mL，静脉滴注，在 30～60 分钟内滴完。每 4～6 小时静脉滴注 1 次，用试管法凝血时间来监测肝素用量。紧急时可稀释后静推。

（2）持续滴注法：首剂用肝素 50mg，以后每 24 小时用肝素 100～200mg，加入 5％葡萄糖中持续缓慢滴注,仍用试管法凝血时间来监测肝素用量。

(3)小剂量肝素治疗:目前治疗 DIC 新观点。间歇静脉给药或持续静脉滴注。主张肝素剂量 6000～12000 单位(50～100mg)/d。也有人提出每 2 小时 1 次,每次用 500 单位静脉给药。小剂量肝素治疗的优点多数人认为有以下几点:①可较长时间用药;②可防止输液过多和出血的不良反应;③小剂量肝素对内、外科疾病并发的 DIC 有良效。

(4)微量肝素的治疗:近年有人采用每次静脉注射 500IU(250～750IU 即 4～6.25mg),每 6 小时 1 次。用前测试管法凝血时间,若凝血时间 12～15 分钟,肝素可减至 250IU;若大于 20 分钟,则停止注射 1 次。或皮下小剂量肝素来治疗 DIC,当患者持续出血时给予肝素钙 80IU/kg体重,每 6 小时 1 次,有时可发现低剂量肝素钙皮下注射在治疗 DIC 表现出的疗效可能好于大剂量肝素静脉注射。小剂量肝素皮下注射优于静脉注射,具有最小的出血性;与大剂量一样有效。

(5)低分子肝素治疗 DIC 作用特点:分子量＜10000(平均分子量 4000)具有抗凝作用较弱,而抗栓作用较强的特点。其药理作用特点:①抗因子 Ⅹa 活性强,而抗凝血酶活性弱;②有促进纤溶的作用;③增强血管内皮细胞的抗血栓作用。常用剂量为低分子肝素钠(75～150)AⅩaIU/(kg·d),一次或分两次皮下注射,连用3～5 天。

(6)肝素治疗注意事项

禁忌证:①既往有严重遗传性或获得性出血性疾病如血友病等;②有明显的出血倾向或潜在性出血性疾病;③近期有咯血、呕血、脑出血或可疑脑出血或高血压病等;④手术后短期内或有巨大的出血创面而未完全止血者;⑤严重肝病、多种凝血因子合成障碍者。

注意事项:①肝素监护最常用指标 APTT,正常值为(40±5)s。②肝素治疗使其延迟60%～100%为最佳剂量变。③经常性查血生化,及时纠正酸中毒,必要时补充叶酸及维生素 K。④严密观察肝素出血的不良反应,最早出血常为肾脏和消化道出血,剂量应尽可能个体化。

(7)肝素过量的处理:若肝素仅是轻度过度,不一定需要处理,通过加大输注凝血因子或新鲜血的用量和速度,就可以逐步纠正,因为肝素的半衰期较短,仅 9 小时。若是明显的肝素过量所致的出血,则可以用鱼精蛋白中和。剂量:1mg 鱼精蛋白中和 1mg 肝素。必须指出鱼精蛋白是促凝物质,在急性 DIC 时主要用于中和过量的肝素,决不能作为一般的止血药。而使用不当,可导致凝血加重,血栓(包括较大血管)广泛形成,加重 DIC 患者脏器功能障碍而死亡。

3.产科 DIC 肝素剂量及用法

我们归纳广州地区在产科 DIC 治疗中的体会,归纳有以下几点:①活动的 DIC 与不能直接去除原因的 DIC 是使用肝素的适应证,如 DIC 已非活动性、继发性纤溶已成为主要矛盾时,使用肝素要慎重。②产科引起 DIC 的疾病中,病因大都能及时去除,为治疗 DIC 的有利条件。③在 DIC 早期,导致出血原因的主要因素是血小板减少和 FDP 增加,故肝素的应用必须及时,特别是在起病急骤的羊水栓塞患者,及时应用肝素是必要的。

肝素首次剂量一般用 25～50mg,加入葡萄糖液 100～250mL,静脉滴注,30～60 分钟滴完,总量为 75～100mg。栓塞患者早期用肝素或许能为以后的抢救争得时机和主动。在应用肝素过程中每 2～4 小时应测凝血时间(试管法)。凝血时间延长至 15～30 分钟最为合时,如凝血时间<12 分钟、>30 分钟则提示肝素用量不足或过量。

胎死宫内,有凝血功能障碍的患者,在采取排空子宫措施之前设法使凝血功能恢复正常,在血管床完整的条件下,DIC 所耗损的凝血因子(特别是纤维蛋白原)有恢复的机会,可给少量的肝素(25mg/d)经 48 小时的处理,消耗的凝血因子可恢复至有效的止血水平,应停用肝素开始引产。

理论上胎盘早剥高凝期可应用小剂量肝素,但临床上所见胎盘早剥多以凝血因子消耗特别是纤维蛋白原减少明显,一般不需用肝素而是补充凝血因子,终止妊娠阻断 DIC 多能奏效。且胎盘早剥发生后,即时终止妊娠常可避免、阻断 DIC 的发生。一般认为胎盘早剥发生后 6 小时可发生 DIC。

妊娠期高血压疾病、感染性休克、重症肝炎并发 DIC 等非急性 DIC,以积极治疗原发病、输新鲜血、新鲜冰冻血浆、补充凝血因子等措施、去除病因,则可阻断 DIC 发展、发生,常不需使用肝素。

产科 DIC 肝素应用参考意见如下。

(1)急性 DIC 羊水栓塞,肝素 25～50mg 加入生理盐水 100mL 静脉滴注,以后,根据血凝功能观察再给 15～20mg,每日总量不超过 75mg。

(2)去除病因后 DIC 无发展,肝素应迅速减少或停用严防过度出血。

(3)肝功能障碍肝素不能被灭活、排泄,改用 25mg 肝素加新鲜血 200mL 或新鲜冰冻血浆。

(4)慢性 DIC、预防 DIC 或不肯定 DIC 肝素用 15～20mg/d 或 12.5mg/d,量要少。

(5)酸中毒抑制肝素活性、肝素耐受量增加。

(6)监护肝素指标

①凝血时间(试管法)25～30 分钟为适量,<12 分钟肝素用量不足,>30 分钟肝素过量,以 20%鱼精蛋白对抗。

②PT(凝血酶时间)延长一倍为适量,APW 延长 60%～100%,CT(凝血时间)不宜超过 30 分钟。

(7)低分子右旋糖酐:低分子右旋糖酐 500～1000mL/d,可解除红细胞和血小板聚集,并可疏通微循环、扩充血容量,用于早期 DIC 及轻症患者。

(8)AT-Ⅲ:可加强肝素的抗凝效果,文献报道可按 AT-Ⅲ 30U/(kg·d),1～2 次/天用药,连用 3～5 天。日本学者采用静脉输注抗凝血酶治疗急性 DIC 取得了明显效果。

(9)阿司匹林:阿司匹林通常用量是 1.2～1.5g/d。

(10)抗血小板药物:DIC 时均有血小板凝集活化,使用肝素联合抗血小板药有利于阻断 DIC 的进展。常用的药物有噻氯匹定 250mg,2 次/天。双嘧达莫 400～600mg/d 分 4～6 次静脉滴注。

(二)补充凝血因子及血小板

DIC 时大量凝血因子被消耗,造成消耗性出血,及时补充凝血因子是治疗 DIC 的重要措施。经验证明,补充凝血因子不会加重体内凝血过程。多数学者认为在抗凝治疗的基础上给予适当的凝血因子补充较为适宜,目前多用成分输血,凝血因子的补充此项治疗措施几乎所有急性 DIC 患者均需要。

新近的观点认为在活动性未控制的 DIC 患者,输下列成分是安全的。

1.血小板浓缩液(血小板悬液)

血小板计数低于$(30\sim50)\times10^9/L$ 时补充血小板,24 小时 12U(单采),使血小板迅速达到安全水平。剂量至少 1IU/10kg 体重。

2.新鲜全血、新鲜血浆或新鲜冷冻血浆

有补充血容量的作用,还可补充被消耗的凝血因子,新鲜的冰冻血浆不但含有纤维蛋白原,更含有所有的凝血因子,天然的抗凝血物质(如蛋白 C 及抗凝血酶),剂量至少 15mL/kg体重。最好在有中心静脉压监护下进行补充,以达到有效补给量而又不致发生心肺并发症。

3.纤维蛋白原及冷沉淀物

当纤维蛋白原<1.5g/L,可输注纤维蛋白原或冷沉淀,可在肝素化的前提下使用。纤维蛋白原首次剂量 2.0~4.0g,静脉滴注,24 小时内给予 8.0~12.0g,每输入 1g 可使血中纤维蛋白原浓度升高 0.5g/L,纤维蛋白原的半衰期较长,一般每 3 天用药 1 次;冷沉淀物含有纤维蛋白原和因子Ⅷ,可有效提高血中纤维蛋白原水平,每单位冷沉淀包括 200mg 的纤维蛋白原。若输注新鲜血浆不能维持纤维蛋白原超过 1.5g/L,则应加输冷沉淀。

4.AT-Ⅲ

有学者强调早期补充 AT-Ⅲ 的必要性,特别是在肝素治疗开始时,它既可以提高肝素疗效,又可以恢复正常的凝血与抗凝的平衡。国外有单独 AT-Ⅲ 制剂,国内已有产品,亦可用正常人血浆或全血代替。

补充凝血因子应在成功抗凝治疗及 DIC 过程停止后仍有持续出血(DIC 过程停止的指征是观察 AT-Ⅲ 水平被纠正),则凝血因子缺乏具有高度可能性,此时补充凝血因子既必要又安全,凝血因子补充的量的指标应视病情而定,一般认为成功抗凝治疗以后,输注血小板及凝血因子剂量,应使血小板计数$>80\times10^9/L$,凝血酶原时间<20 秒,纤维蛋白原>1.5g/L。若未达到上述标准,应继续补充凝血因子和输注血小板。

(三)注射维生素 K

注射维生素 K 140mg/d,有利于维生素 K 依赖凝血因子合成。如 DIC 病因未去除,可与小量肝素及凝血酶原复合物并用。

(四)纤溶抑制剂

应用于 DIC 晚期,如不能确定血管内凝血过程是否已中止,可同时应用小剂量肝素。抗纤溶疗法不提倡给产科 DIC 患者单独使用抗纤维蛋白溶解药物,除非有客观证据表明体内凝血过程完全停止,同时纤溶仍有亢进。常用纤溶抑制剂有以下几种。

1.6-氨基己酸

首剂 4~6g 溶于 100mL 生理盐水或葡萄糖液中 15~30 分钟内滴完,以后每小时 1g,可持续 12~24 小时。口服每次 2g,3~4 次/天,可连续服用数日。

2.对羧基苄胺(止血芳酸)

每次 100~200mg,加 5% 葡萄糖或生理盐水,每日最大剂量 600~800mg。口服每次

250～500mg,1 日 2～3 次。每天最大剂量为 2g。

3.氨甲环酸

静脉注射或静脉滴注,每次 250～500mg,每日 1～2 次,每日总量 1～2g。口服 0.25g,3～
4 次/天。

(五)肾上腺皮质激素

DIC 时无常规应用指征,应视原发病情况而定。对各种变态反应性疾病或合并有肾上腺
皮质功能不全者可应用。疗效标准:痊愈:①基础疾病及诱因消除或控制;②DIC 的症状与体
征消失;③实验室指标恢复正常。好转:上述指标中一项未达标准或两项未能完全达到标准
者。无效:上述指标均未能达标或患者因 DIC 死亡。

第九章 产褥期并发症

第一节 晚期产后出血

分娩24小时后,在产褥期内发生的子宫大量出血,称为晚期产后出血。以产后1~2周发病最常见,亦有迟至产后2月余发病者。阴道流血少量或中等量,持续或间断,亦可表现为急骤大量流血,同时有血凝块排出。产妇多伴有寒战、低热,且常因失血过多导致贫血或失血性休克。

一、病因与临床表现

1.胎盘、胎膜残留

为阴道分娩最常见的原因,多发生于产后10日左右,黏附在宫腔内的残留胎盘组织发生变性、坏死、机化,形成胎盘息肉,当坏死组织脱落时,暴露基底部血管,引起大量出血。临床表现为血性恶露持续时间延长,以后反复出血或突然大量流血。检查发现子宫复旧不全,宫口松弛,有时可见有残留组织。

2.蜕膜残留

蜕膜多在产后1周内脱落,并随恶露排出。若蜕膜剥离不全长时间残留,影响子宫复旧,继发子宫内膜炎症,引起晚期产后出血。临床表现与胎盘残留不易鉴别,宫腔刮出物病理检查可见坏死蜕膜,混以纤维素、玻璃样变的蜕膜细胞和红细胞,但不见绒毛。

3.子宫胎盘附着面复旧不全

胎盘娩出后其附着面即刻缩小,附着部位血管即有血栓形成,继而血栓机化,出现玻璃样变,血管上皮增厚,管腔变窄、堵塞。胎盘附着部边缘有内膜向内生长,底蜕膜深层残留腺体和内膜重新生长,子宫内膜修复,此过程需6~8周。若胎盘附着面复旧不全可引起血栓脱落,血窦重新开放,导致子宫出血。多发生在产后2周左右,表现为突然大量阴道流血,检查发现子宫大而软,宫口松弛,阴道及宫口有血块堵塞。

4.感染

以子宫内膜炎症多见。感染引起胎盘附着面复旧不良和子宫收缩欠佳,血窦关闭不全导致子宫出血。

5.剖宫产术后子宫切口裂开

引起切口愈合不良造成出血的主要原因:

(1)子宫下段横切口两端切断子宫动脉向下斜行分支,造成局部供血不足。术中止血不良,形成局部血肿或局部感染组织坏死,致使切口不愈合。多次剖宫产切口处菲薄,瘢痕组织多造成局部供血不好,影响切口愈合。因胎头位置过低,取胎头时造成切口向下延伸撕裂,出现伤口对合不好而影响愈合。

(2)横切口选择过低或过高:①横切口过低:宫颈侧以结缔组织为主,血供较差,组织愈合能力差,且靠近阴道,增加感染机会;②横切口过高:切口上缘宫体肌组织与切口下缘子宫下段肌组织厚薄相差大,缝合时不易对齐,愈合不良。

(3)缝合技术不当:组织对位不佳;手术操作粗暴;出血血管缝扎不紧;切口两侧角部未将回缩血管缝扎形成血肿;缝扎组织过多过密,切口血液循环供应不良等,切口均可发生愈合不良。

(4)切口感染:因子宫下段横切口与阴道靠近,术前有胎膜早破、产程延长、多次阴道检查、前置胎盘、术中出血多或贫血,易发生切口感染。

上述因素均可因肠线溶解脱落,血窦重新开放,出现大量阴道流血,甚至引起休克。

6.其他

产后子宫滋养细胞疾病、子宫黏膜下肌瘤等,均可引起晚期产后出血。

二、诊断

1.病史

若为阴道分娩,应注意产程进展及产后恶露变化,有无反复或突然阴道流血病史;若为剖宫产,应了解手术指征、术式及术后恢复情况。

2.症状和体征

(1)阴道流血:胎盘胎膜残留、蜕膜残留引起的阴道流血多在产后 10 日发生。胎盘附着部位复旧不良常发生在产后 2 周左右,可以反复多次阴道流血,也可突然大量阴道流血。剖宫产子宫切口裂开或愈合不良所致的阴道流血,多在术后 2～3 周发生,常常是子宫突然大量出血,可导致失血性休克。

(2)腹痛和发热:常合并感染,伴发恶露增加,恶臭。

(3)全身症状:继发性贫血,严重者因失血性休克危及生命。

(4)体征:子宫复旧不佳可扪及子宫增大、变软,宫口松弛,有时可触及残留组织和血块,伴有感染者子宫明显压痛。

3.辅助检查

(1)血常规:了解贫血和感染情况。

(2)B 型超声检查:了解子宫大小、宫腔有无残留物及子宫切口愈合情况。

(3)病原菌和药敏试验:宫腔分泌物培养、发热时行血培养,选择有效广谱抗生素。

(4)血 hCG 测定:有助于排除胎盘残留及绒毛膜癌。

(5)病理检查:宫腔刮出物或切除子宫标本,应送病理检查。

三、治疗

1.预防为主

(1)加强孕前、孕期检查,强化健康意识。医务人员对于孕产妇加强监护管理,特别是高危产妇、多次流产者。

（2）加强心理疏导。产妇入院后的过度焦虑使产妇大脑皮质功能紊乱，引发子宫收缩乏力，产程延长导致产后出血。

（3）做好分娩期的处理。第三产程避免强牵拉脐带，胎盘胎膜娩出后需仔细检查，注意其完整性，疑有胎盘残留需及时刮宫。

（4）降低剖宫产率，是当今妇产科医护人员共同关注的问题。剖宫产后的患者除子宫出血外尚有伤口感染出血，发生产后出血的危险性更大，止血困难，因此，必须掌握剖宫产适应证，做好剖宫产患者的术前、术中、术后的观察，严格无菌操作，观察伤口愈合情况，遵医嘱给予抗生素预防感染，尽可能地降低剖宫产率，预防晚期产后出血的发生。

（5）积极治疗产后出血。对于出现的产后出血，协助医师边抢救边查明原因，及时查找出血的原因，采取相应的治疗措施，以防晚期产后出血的发生。

（6）产褥期鼓励患者尽早下床活动，有利恶露的排出，坚持母乳喂养，这些有利于降低晚期产后出血的发生率。

（7）产褥期禁止性生活。

2.治疗

对症处理。

（1）药物治疗：少量或中量阴道流血，应给予足量的广谱抗生素和子宫收缩药；大量阴道流血者，需积极抗休克治疗。

（2）刮宫术：疑有胎盘、胎膜及蜕膜残留、宫腔积血或胎盘附着部位子宫复旧不良者，需在抗感染、抗休克治疗的同时进行刮宫处理。术前做好备血、建立静脉通路及开腹手术准备，术中动作要轻柔，减少对子宫的损伤，刮出物送病理检查，以明确诊断，刮宫后继续使用抗生素和子宫收缩药。

（3）髂内动脉结扎术：是一种安全有效的妇产科大出血的急救止血方法，在无法控制的严重盆腔出血时能迅速有效地止血。

（4）经皮髂内动脉栓塞术或选择性子宫动脉栓塞术：必须在有条件的医院进行，该方法安全、可靠、损伤小，可通过造影准确了解盆腔出血部位和出血情况，应用生物海绵选择性地进行栓塞治疗，止血迅速，但治疗前提是患者生命体征平稳，血流动力学稳定。尤其适用于因子宫切口愈合不良引起的晚期产后出血保守治疗无效者。

（5）子宫切除术：目前应用较少，往往是经过上述非手术治疗无效的，再次发生大出血者，应行子宫切除术，尤其是剖宫产术后晚期产后出血者，若为子宫切口裂开应行子宫次切术（手术切缘应在剖宫产切口下方）或子宫全切术。而保留子宫，清创缝合术仅适于有生育要求、子宫切口周围组织坏死范围小、炎症反应轻者。

（6）若为肿瘤引起的阴道流血，应做相应的处理。

四、病情及疗效评价

（1）查患者生命体征，判断血流动力学是否稳定，有无休克。

（2）B超判断宫腔内是否有残留物及剖宫产切口愈合情况。

（3）血常规、血凝、CRP、血生化等实验室检查。

治愈指标：各项生命体征正常，贫血基本纠正；阴道流血停止，子宫收缩好。

第二节　产褥感染

产褥感染指分娩及产褥期生殖道受病原体侵袭，引起局部或全身感染，其发病率约6%。产褥病率指分娩24小时以后的10日内，每日测量体温4次，间隔时间4小时，有2次体温达到或超过38℃。产褥病率常由产褥感染引起，但也可由生殖道以外感染如急性乳腺炎、上呼吸道感染、泌尿系统感染、血栓静脉炎等原因所致。

一、病因

1.诱因

正常女性阴道对外界致病因子侵入有一定防御能力。其对入侵病原体的反应与病原体的种类、数量、毒力和机体的免疫力有关。阴道有自净作用，羊水中含有抗菌物质。妊娠和正常分娩通常不会给产妇增加感染的机会。只有在机体免疫力与病原体毒力及数量之间平衡失调时，才会导致感染的发生。产妇体质虚弱、营养不良、孕期贫血、孕期卫生不良、胎膜早破、羊膜腔感染、慢性疾病、产科手术、产程延长、产前产后出血过多、多次宫颈检查等，均可成为产褥感染的诱因。

2.病原体种类

正常女性阴道内寄生大量微生物，包括需氧菌、厌氧菌、真菌、衣原体和支原体，可分为致病微生物和非致病微生物。有些非致病微生物在一定条件下可以致病称为条件病原体，但即使致病微生物也需要达到一定数量或机体免疫力下降时才会致病。

（1）需氧菌：①链球菌：以β-溶血性链球菌致病性最强，能产生致热外毒素与溶组织酶，使病变迅速扩散导致严重感染。需氧链球菌可以寄生在阴道中，也可通过医务人员或产妇其他部位感染而进入生殖道。其临床特点为发热早，寒战，体温＞38℃，心率快，腹胀，子宫复旧不良，子宫或附件区触痛，甚至并发脓毒血症。②杆菌：以大肠埃希菌、克雷伯菌属、变形杆菌属多见。这些菌常寄生于阴道、会阴、尿道口周围，能产生内毒素，是菌血症和感染性休克最常见的病原菌，在不同环境对抗生素敏感性有很大差异。③葡萄球菌：主要致病菌是金黄色葡萄球菌和表皮葡萄球菌。前者多为外源性感染，容易引起伤口严重感染，因能产生青霉素酶，易对青霉素耐药。后者存在于阴道菌群中，引起的感染较轻。

（2）厌氧菌：①革兰阳性球菌：消化链球菌和消化球菌存在于正常阴道中。当产道损伤、胎盘残留、局部组织坏死缺氧时，细菌迅速繁殖，若与大肠埃希菌混合感染，会有异常恶臭气味。②杆菌属：常见的厌氧性杆菌为脆弱类杆菌。这类杆菌多与需氧菌和厌氧性球菌混合感染，形成局部脓肿，产生大量脓液，有恶臭味。感染还可引起化脓性血栓性静脉炎，形成感染血栓，脱落后随血液循环到达全身各器官形成脓肿。③芽胞梭菌:主要是产气荚膜梭菌,产生外毒素,毒素可溶解蛋白质而能产气及溶血。产气荚膜梭菌引起感染,轻者为子宫内膜炎、腹膜炎、脓毒血症,重者引起溶血、黄疸、血红蛋白尿、急性肾衰竭、循环衰竭、气性坏疽,甚至死亡。

(3)支原体与衣原体:解脲支原体及人型支原体均可在女性生殖道内寄生,引起生殖道感染,其感染多无明显症状,临床表现轻微。

此外,沙眼衣原体、淋病奈瑟菌均可导致产褥感染。

3.感染途径

(1)外源性感染:指外界病原体进入产道所致的感染。可通过医务人员消毒不严或被污染衣物、用具、各种手术器械及产妇临产前性生活等途径侵入机体。

(2)内源性感染:寄生于正常孕妇生殖道的微生物,多数并不致病,当抵抗力降低和(或)病原体数量、毒力增加等感染诱因出现时,由非致病微生物转化为致病微生物而引起感染。内源性感染比外源性感染更重要,因孕妇生殖道病原体不仅可导致产褥感染,而且还能通过胎盘、胎膜、羊水间接感染胎儿,导致流产、早产、胎儿生长受限、胎膜早破、死胎等。

二、病理及临床表现

发热、疼痛、异常恶露,为产褥感染三大主要症状。产褥早期发热的最常见原因是脱水,但在2～3日低热后突然出现高热,应考虑感染可能。由于感染部位、程度、扩散范围不同,其临床表现也不同。依感染发生部位,分为会阴、阴道、宫颈、腹部伤口、子宫切口局部感染,急性子宫内膜炎,急性盆腔结缔组织炎、腹膜炎,血栓静脉炎,脓毒血症等。

1.急性外阴、阴道、宫颈炎

分娩时会阴部损伤导致感染,以葡萄球菌和大肠杆菌感染为主。会阴裂伤或会阴侧切伤口感染,表现为会阴部疼痛,坐位困难,可有低热。局部伤口红肿、发硬、伤口裂开,压痛明显,脓性分泌物流出,较重时可出现低热。阴道裂伤及挫伤感染表现为黏膜充血、水肿、溃疡、脓性分泌物增多。感染部位较深时,可引起阴道旁结缔组织炎。宫颈裂伤感染向深部蔓延,可达宫旁组织,引起盆腔结缔组织炎。

2.子宫感染

包括急性子宫内膜炎、子宫肌炎。病原体经胎盘剥离面侵入,扩散至子宫蜕膜层称为子宫内膜炎,侵入子宫肌层称为子宫肌炎,两者常伴发。若为子宫内膜炎,子宫内膜充血、坏死,阴道内有大量脓性分泌物且有臭味。若为子宫肌炎,腹痛,恶露增多呈脓性,子宫压痛明显,子宫复旧不良,可伴发高热、寒战、头痛,白细胞明显增高等全身感染症状。

3.急性盆腔结缔组织炎和急性输卵管炎

病原体沿宫旁淋巴和血行达宫旁组织,出现急性炎性反应而形成炎性包块,同时波及输卵管,形成急性输卵管炎。临床表现为下腹痛伴肛门坠胀,可伴寒战、高热、脉速、头痛等全身症状。体征为下腹明显压痛、反跳痛、肌紧张;宫旁一侧或两侧结缔组织增厚、压痛和(或)触及炎性包块,严重者整个盆腔形成"冰冻骨盆"。淋病奈瑟菌沿生殖道黏膜上行感染,达输卵管与盆腹腔,形成脓肿后,高热不退。患者白细胞持续增高,中性粒细胞明显增多,核左移。

4.急性盆腔腹膜炎及弥漫性腹膜炎

炎症继续发展,扩散至子宫浆膜,形成盆腔腹膜炎。继而发展成弥漫性腹膜炎,全身中毒症状明显,高热、恶心、呕吐、腹胀,检查时下腹部明显压痛、反跳痛。腹膜面分泌大量渗出液,纤维蛋白覆盖引起肠粘连,也可在直肠子宫陷凹形成局限性脓肿,若脓肿波及肠管与膀胱,会出现腹泻,里急后重与排尿困难。急性期治疗不彻底可发展成盆腔炎性疾病后遗症而导致不孕。

5.血栓性静脉炎

盆腔内血栓性静脉炎常侵及子宫静脉、卵巢静脉、髂内静脉、髂总静脉及阴道静脉,厌氧菌为常见病原体。病变单侧居多,产后1~2周多见,表现为寒战、高热,症状可持续数周或反复发作。局部检查不易与盆腔结缔组织炎相鉴别。下肢血栓性静脉炎常继发于盆腔静脉炎,多发生在股静脉、腘静脉及大隐静脉,表现为弛张热,下肢持续性疼痛,局部静脉压痛或触及硬索状,使血液回流受阻,引起下肢水肿,皮肤发白,习称"股白肿"。病变轻时无明显阳性体征,彩色多普勒超声检查可协助诊断。

6.脓毒血症

感染血栓脱落进入血液循环可引起菌血症,继续发展可并发脓毒血症和迁徙性脓肿(肺脓肿、肾脓肿)。若病原体大量进入血液循环,繁殖并释放毒素,可形成严重脓毒血症、感染性休克或及多器官功能衰竭,表现为持续高热、寒战、全身明显中毒症状、多器官受损,甚至危及生命。

三、诊断

1.病史

详细询问病史及分娩全过程,对产后发热者,首先考虑为产褥感染,再排除引起产褥病率的其他疾病。

2.全身及局部检查

仔细检查腹部、盆腔及会阴伤口,确定感染部位和严重程度。

3.辅助检查

超声检查、CT,磁共振等检测手段能够对感染形成的炎性包块、脓肿,做出定位及定性诊断。检测血清C-反应蛋白升高,有助于早期诊断感染。

4.确定病原体

通过宫腔分泌物、脓肿穿刺物、后穹窿穿刺物作细菌培养和药物敏感试验,必要时需作血培养和厌氧菌培养。病原体抗原和特异抗体检测可以作为快速确定病原体的方法。

四、鉴别诊断

主要与上呼吸道感染、急性乳腺炎、泌尿系统感染相鉴别。

五、治疗

1.支持治疗

加强营养,严重贫血者可酌情输血或血浆,以增加抵抗力。产妇取半卧位,有利于恶露引流和使炎症局限于盆腔内。产褥期应保持会阴清洁。

2.切开引流

会阴伤口或腹部切口感染时,应及时行切开引流术;疑盆腔脓肿时,若位置低、突向阴道后穹窿时,可经阴道切开引流,若位置较深可经腹切开引流。

3.胎盘胎膜残留处理

胎盘胎膜残留者应在抗感染的同时,清除宫腔内残留物。患者急性感染伴高热,应有效控制感染和体温下降后,再彻底刮宫,避免因刮宫引起感染扩散和子宫穿孔。

4.应用抗生素

未确定病原体时依据临床表现及临床经验选用广谱高效抗生素,待细菌培养和药敏试验结果后再作调整,抗生素应用应足剂量足疗程。中毒症状严重者,酌情短期给予肾上腺皮质激素,提高机体应激能力。

5.血栓静脉炎的治疗

一旦可疑血栓性静脉炎,应尽早请专科医生会诊,按会诊意见处理。在应用抗生素的同时可酌情选择使用下列抗凝药物:

(1)肝素钠150U/(kg·d)加入5%葡萄糖液500mL,静脉滴注,每6小时1次,体温下降后改为每日2次,连用4~7日。

(2)尿激酶40万U加入0.9%氯化钠液或5%葡萄糖液500mL中,静脉滴注10日,用药期间需监测凝血功能,同时还可口服双香豆素、阿司匹林等。

6.手术治疗

子宫严重感染,经积极治疗无效,体温持续不降、感染中毒症状不改善;脓肿持续存在甚至增大,脓肿破裂;或出现不能控制的出血、败血症或脓毒血症时,应及时在抗菌药物治疗的同时行手术治疗。

六、注意事项

(1)产褥感染重在预防。注意细菌培养指导合理应用抗生素,同时给予对症支持治疗。

(2)掌握会阴切开指征和剖宫产手术技术是预防切口感染的关键。

(3)胎盘胎膜残留感染伴发高热,可先将残留物取出,待有效控制感染和体温下降后,再彻底刮宫。

(4)医患沟通时强调产褥感染严重时可危及产妇生命,一经诊断应积极治疗。

第三节　产褥期抑郁

一、概述

产褥期抑郁症(PPD)是产褥期的心理行为异常,国内报道产后一周内南方地区发病率约为 15.6%,北方地区发病率约为 7.6%,常在产后 6 周内首次发病,有悲伤、沮丧、哭泣、孤独、恐惧、焦虑、易怒、自责、生活能力下降、对生活缺乏信心等表现,同时伴有头晕、乏力、食欲缺乏等躯体症状,严重者出现精神错乱或嗜睡状态,甚至有自杀倾向。多数患者经过心理调整不治而愈,少数患者症状加剧,甚至发展为严重的精神疾病。因此,提高产后抑郁症的早期识别及时予以心理疏导,必要时早期干预是避免其继续发展,减少由此导致的母婴伤害的关键。

产褥期抑郁症的病因不明,可能与产褥期神经内分泌激素的改变、心理因素的调整、妊娠和分娩因素的诱发和环境社会因素的干扰等多方面的因素有关,导致产妇心理调适能力下降,不能适应产褥期身心角色的转换,诱发情感和精神的错位。

二、临床表现

产褥期抑郁症的临床表现具有多样性,焦虑、失眠、激动及意识错乱为早期表现,典型表现可分为:

1.情绪改变

心情压抑、沮丧、情绪淡漠、不愿见人或不愿与人交流等情绪低下表现;或表现为恐惧、焦虑、哭闹、易怒等情绪过激表现。

2.自我评价过低

自暴自弃、自罪感,与周围亲人关系不协调,甚至充满敌意。

3.生活态度消沉

对生活缺乏信心,遇事皆感觉毫无意义,常伴有食欲缺乏、睡眠障碍、易疲劳、性欲下降、思维低下、主动性降低等,严重者甚至绝望或有自杀倾向。

4.精神神志改变

个别患者出现嗜睡、昏睡或精神错乱等精神神志改变。

三、临床诊断

产褥期抑郁症诊断尚无统一的诊断标准。目前临床使用的诊断和自我筛查各有标准,且互有长短;但在诊断前排除器质性疾病是诊断的前提和重要基础。

1.产褥期抑郁症的诊断标准

美国精神病学会在《精神疾病的诊断与统计手册》一书中,制订了产褥期抑郁症的诊断标准(表 9-3-1),为经典的诊断标准代表,但因该诊断标准中多项指标具有主观性,可能影响诊断的正确性。

表 9-3-1　美国精神病学会制订的产后抑郁症的诊断标准

1.在产后 2 周内出现下列 5 条或 5 条以上的症状,首先必须具备(1)、(2)两条
(1)情绪抑郁
(2)对全部或多数活动明显缺乏兴趣或愉悦感
(3)体重显著下降或增加
(4)失眠或睡眠过度
(5)精神运动性兴奋或阻滞
(6)疲劳或乏力
(7)遇事皆感觉毫无意义或有自罪感
(8)思维能力减退或注意力涣散
(9)反复出现死亡想法
2.在产后 4 周内发病

2.爱丁堡产后抑郁量表

爱丁堡产后抑郁量表(EPDS)是目前临床最常用的诊断标准,用于产后 6 周内进行调查,包括 10 项内容,每项内容分为 4 级等级(0～3 分),总分相加＞13 分者可诊断为产后抑郁症。

3.产后抑郁筛查量表

产后抑郁筛查量表(PDSS)是一种自评量表,共有 7 个因素,每个因素中有 5 个条目组成,将每个条目分为 5 个等级(0～4 分),总分相加≥60 分作为筛查 PPD 患者的临界值,总分≥80 分作为筛查严重 PPD 患者的临界值,筛查产后抑郁症的敏感性为 94％,特异性为 98％;且对于抑郁症程度的判断优 EPDS 和 Beck 抑郁量表。

四、治疗

1.治疗原则

在保障孕产妇和婴儿安全的前提下,在综合治疗的基础上按程度分级治疗,并注重全病程治疗。

2.心理治疗

根据患者的个性特征、心理状态、发病原因给予个体化的心理辅导,解除致病的心理因素;增强患者的自信心,提高患者的自我价值意识。

3.药物治疗

需要药物治疗时,建议请专科医生会诊指导用药。

(1)抗抑郁药物

①选择性 5-羟色胺再摄取抑制剂(SSRIs):是 PPD 的一线治疗药物。对于哺乳妇女应慎用药物。研究发现舍曲林对哺乳安全性较高,但尚缺乏远期影响资料的研究结果。

②其他抗抑郁药:除三环类抗抑郁药(TCAs)及选择性 5-羟色胺及去甲肾上腺素再摄取抑制剂(SNRIs)文拉法辛属慎用外,其他药物不建议服用。

（2）其他药物：如抗焦虑药和镇静催眠药物、抗精神病药、情感稳定剂、雌激素等。PPD 患者若需要抗精神病药或情感稳定剂治疗，往往提示病情较重，很难维持对婴儿的正常哺乳，因而不推荐此类产妇进行母乳喂养。

4.物理疗法及其他疗法

（1）物理疗法：包括改良电痉挛治疗及重复经颅磁刺激。如具有强烈自杀及伤害婴儿倾向时可作为首选治疗。

（2）其他疗法：运动疗法、光疗、音乐治疗、饮食疗法等也被用来辅助 PPD 的治疗。与药物及心理治疗相比，这些治疗的可行性及可及性更好。

5.产后访视

产后访视一般安排在产后 1～10 日内进行，包括心理咨询、营养指导、卫生指导、健康宣教、母乳喂养技术等。

五、注意事项

（1）围产期抑郁常不被发现，应给予重视。产后抑郁应注意检查甲状腺功能，排除甲状腺功能减退。

（2）本病预后良好，约 70% 患者于 1 年内治愈，但 50% 以上会在 1～5 年内再次发作，子代的认知能力可能受到一定影响。

（3）医患沟通中指出本病对母儿双方均可产生危害，以预防为主，强调家人与社会的关怀与照顾。

第十章　儿科常见病的中西医诊疗

第一节　新生儿疾病

一、新生儿肺炎

新生儿肺炎是新生儿的常见病,也是引起新生儿死亡的重要病因,需及早诊断和正确处理。新生儿肺炎可发生在产前、产时或产后,按病因的不同可分为感染性肺炎和吸入性肺炎。前者系由细菌、病毒、衣原体、原虫等引起,后者因吸入羊水、胎粪、乳汁等所致。

本病属中医"初生不乳""初生不啼""百晬嗽"等范畴,南宋《小儿卫生总微论方·难乳论》已论及本病证候。

(一)西医

1.诊断要点

(1)病史:母孕期曾受病毒(如巨细胞病毒、单纯疱疹病毒、风疹病毒等)、原虫、细菌等感染,病原体通过胎盘、羊膜侵袭胎儿。产程中有羊膜早破和羊水吸入史,产道内细菌如大肠埃希菌可上行感染。或产后有与呼吸道感染患者接触史。

(2)症状:多不典型,差异很大。主要症状是口周发绀、口吐泡沫、气促、呼吸困难、体温不稳定、少哭或不哭、拒乳等。有时类似"感冒"症状,如鼻塞、呛奶等。严重的患儿或早产儿体温常不升,多为非特征性表现如拒食、嗜睡或激惹、面色差、体重不增,多无咳嗽,不久渐出现气促、鼻翼扇动、呻吟、呼吸困难等。

(3)体征:反应差,呼吸频率增快,超过60次/分,有三凹征、明显的胸式呼吸、面色发绀、呼吸困难甚至呼吸暂停等。肺部体征常不典型,听诊呼吸音可粗糙、减低或闻及湿啰音。

(4)检查:血常规,X线检查,病原体检查能进一步明确诊断。

①血常规:大多数细菌感染,血中白细胞总数增高,以中性粒细胞增加为主。

②X线检查:细菌性肺炎呈斑片状或斑点状改变,大小不均,以两下肺为主,其中金黄色葡萄球菌肺炎易合并脓气胸,X线检查可见肺大疱;病毒性感染常有间质性肺炎改变;衣原体肺炎以间质性肺炎伴局灶性浸润较多。

③病原学检查:生后即胃液涂片,或取血标本、呼吸道分泌物(痰、鼻咽部分泌物)进行涂片、培养和对流免疫电泳等检测有助于病原学诊断。

2.治疗原则

(1)一般治疗:室温保持在20℃左右为宜,相对湿度55%～65%。应尽量母乳喂养。保持呼吸道通畅。

(2)抗病原体治疗:细菌性肺炎可参照败血症选用抗生素。

(3)氧气疗法:有低氧血症时可用鼻导管、面罩、头罩或鼻塞持续气道正压(CPAP)给氧,使动脉血 PaO_2 维持在6.65～10.7kPa(50～80mmHg)。呼吸衰竭时可行机械通气。

(4)对症支持治疗:退热镇静,祛痰、止咳、平喘,纠正水、电解质及酸碱平衡紊乱,纠正低血糖、低血钙。每日输液总量60～100mL/kg,输液速度应缓慢,以免发生心力衰竭及肺水肿。酌情使用血浆、清蛋白等,以提高机体免疫功能。

3.治疗方案

(1)推荐方案:革兰阳性球菌感染用青霉素每次5万～10万 U/kg,2～3次/天;革兰阴性杆菌感染用氨苄西林每次50mg/kg,2～3次/天,静脉滴注。

(2)可选方案:革兰阳性球菌感染可用第二代头孢菌素:头孢呋辛每次50mg/kg,2～3次/天,静脉滴注。革兰阴性杆菌感染可用第一代头孢菌素:头孢噻肟每次50mg/kg,2～3次/天,静脉滴注。

4.临床经验

抗生素的选用应以药敏试验为依据,病原菌明确前可根据经验选择,首选β-内酰胺类抗生素;衣原体肺炎首选红霉素;单纯疱疹病毒性肺炎可用阿昔洛韦,巨细胞病毒性肺炎可用更昔洛韦。抗生素治疗应在体温正常后5～7天停药,过早停药会导致细菌不能根除,感染易复发。一周以内的新生儿,尤其是早产儿肝肾功能不成熟,一定要注意药物的不良反应,给药次数宜减少,每12～24小时给药1次。本病容易诱发心力衰竭和呼吸衰竭,应加强监护。

(二)中医

1.病因病机

中医学认为本病的发生多因素体不足,母体染邪,外感邪毒所致。

(1)素体不足:新生儿脏腑娇嫩,肺气未充,若先天不足,胎元未壮者,御邪无力,易被邪伤。

(2)母体染邪:孕母妊娠后期感染细菌或病毒及分娩过程中产道分泌物感染均可引起新生儿发病。

(3)秽毒犯肺:小儿初生,秽毒恶汁清除不及,入口犯肺。"秽血"下咽、"乳汁过多,吞咽不及而呛者"等也是新生儿肺炎的重要发生途径。

(4)风寒侵袭:小儿形气未充,元阳不足,严冬出生、感冒受寒或寒温失调均易引起发病。

(5)风热外受:初生小儿,肺脏娇嫩,易受风热之邪侵袭,犯于肺系而发病。

2.辨证论治

新生儿肺炎宜按虚实论治。实证治以宣肺、开肺;虚实夹杂者,在清热宣肺的同时兼以扶正;病程后期有肺脾两虚证者宜健脾益气。病属危重者,宜辨病与辨证相结合治疗。

(1)风寒闭肺证

①主症:咳嗽无力或不咳嗽,喉间痰鸣,口吐白沫,气息急促,鼻翼扇动,点头呼吸,哭声低微,面色无华,口周微绀,体温正常,舌淡红,苔白,指纹红,达风关。

②治法：疏风散寒，扶正宣肺。

③处方：二拗汤合生脉散加味。麻黄 2g，杏仁 2g，甘草 3g，桔梗 1g，陈皮 3g，人参 3g，麦冬 3g，五味子 3g，茯苓 6g。加减：表寒重加荆芥 3g，防风 3g；痰多加莱菔子 3g，半夏 3g；喘憋加葶苈子 2g，紫苏子 3g；咳甚加紫菀 3g，百部 2g；正气不虚去人参、麦冬。

（2）风热闭肺证

①主症：发热，咳嗽气急，喉中痰鸣，咽部红肿，口吐白沫，鼻翼扇动，不思吮乳，舌质红，苔黄，指纹紫。

②治法：疏风清热，化痰宣肺。

③处方：麻杏石甘汤加味。麻黄 2g，杏仁 2g，石膏（先煎）3g，甘草 2g，半夏 2g，黄芩 1g，鱼腥草 3g。加减：热甚加栀子 1g；痰多加紫苏子 3g，海浮石 3g；咳甚加枇杷叶 3g，桑白皮 3g；口干舌燥加玄参 2g，生地黄 3g。

（3）邪毒闭肺证

①主症：高热或体温不升，咳嗽，呼吸浅快，鼻翼扇动，口吐白沫，啼哭无力，面色灰暗，烦躁不安，唇干不润，舌红，苔薄黄，指纹淡紫。

②治法：宣肺化痰，清热解毒。

③处方：宣肺散合射干汤加减。黄芩 2g，射干 1g，紫菀 3g，麻黄 1g，款冬花 3g，茯苓 3g，甘草 3g。加减：唇干烦躁加麦冬 3g，白芍 6g；咳嗽加杏仁 2g，桔梗 2g；热重加金银花 6g；气息短浅加白参 6g；唇绀加丹参 3g，红花 3g；黄疸加茵陈 3g，栀子 1g，车前草 3g；腹胀加枳实 3g；神昏加郁金 3g，石菖蒲 2g；抽搐加僵蚕 2g，钩藤 3g。

（4）气虚血瘀证

①主症：不哭，不乳，精神萎靡，反应差，面色苍白或青灰，口唇指甲发绀，呼吸浅快或不规则，双吸气或呼吸暂停，四肢厥冷，腹胀，舌淡紫，少苔，指纹紫暗。

②治法：益气生脉，通阳活血。

③处方：生脉散加味。人参 2g，麦冬 2g，五味子 2g，黄精 3g，茯苓 3g，桔梗 1g，桂枝 1g，桃仁 1g，黄芩 1g。加减：肢端青紫加红花 2g，丹参 3g；腹胀加枳壳 3g；抽搐加白僵蚕 3g，钩藤 3g；昏迷加石菖蒲 2g，郁金 3g。

（5）肺脾两虚证

①主症：轻微咳嗽，喉中痰鸣，吮乳乏力，神情倦怠，面色苍白，舌质淡，苔薄白，指纹淡滞。

②治法：健脾益气，培土生金。

③处方：人参五味子汤加减。人参 2g，茯苓 3g，炒白术 2g，炙甘草 1g，五味子 1g。加减：咳嗽甚加紫菀 2g，款冬花 1g；汗多加黄芪 3g，防风 1g；痰多加陈皮 2g，半夏 1g，川贝母 1g。

3.中成药处方

（1）贝羚散：每次 0.3g，2 次/天。组成：羚羊角、川贝母、青礞石、人工牛黄、猪胆酸、硼砂、麝香、沉香。功效：清热解毒，宣肺化痰。主治：邪毒闭肺证。

（2）炎琥宁注射液（穿心莲提取物）：肌内注射或静脉滴注，2 次/天。功效：清热解毒。主治：邪毒闭肺证。

（三）中西医结合

1.思路

新生儿肺炎是新生儿期病死率较高的疾病。近年来,大量的中西医结合临床研究证实中西医结合治疗效果确切,能积极处理并发症,并且能够减少西药的不良反应。

(1)病原体治疗:感染性肺炎的治疗在于消灭病原体,控制病情发展,减轻症状,防止并发症,从而达到临床治愈的目的。西医认为针对病原菌选用有效抗生素治疗是新生儿肺炎治愈的关键,根据药敏实验合理用药尤为重要。中药亦有较佳疗效,特别是在治疗病毒性肺炎和真菌性肺炎方面效果显著。对于轻症肺炎病原学诊断不明时,先以中药治疗为主。一旦病原菌确定,应选用抗生素加强治疗。

(2)对症支持治疗:加强呼吸道管理,及时吸尽呼吸道分泌物,保持呼吸道通畅。吸氧,纠正水、电解质和酸碱平衡,补充营养等支持疗法。配合中药清热解毒,宣肺化痰促进痰液排出。肺炎后期中药调理亦有利于增强机体免疫力,预防复发,使患者早日康复。

2.处方

(1)处方一:急性期革兰阳性球菌感染用青霉素 5 万～10 万 U/kg,2～3 次/天,静脉滴注;急性期革兰阴性杆菌感染用氨苄西林每次 50mg/kg,2～3 次/天,静脉滴注。结合中医辨证论治。

(2)处方二:急性期革兰阳性球菌感染用头孢呋辛,每次 50mg/kg,2～3 次/天,静脉滴注;急性期革兰阴性杆菌感染用头孢噻肟,每次 50mg/kg,2～3 次/天,静脉滴注。结合中医辨证论治。

（四）注意事项

(1)孕妇要做好产前检查,避免胎膜早破,妊娠后期要预防各种感染。

(2)分娩时避免产程延长,避免胎膜早破。

(3)新生儿要注意保暖,保持患儿适当体位,头部稍高,利于呼吸,痰多者可翻身拍背、体位引流、超声雾化、及时吸痰等。

(4)保持居室环境清洁,空气新鲜,避免各种感染。

(5)喂养时耐心细致,少量多次,避免呛入呼吸道。

(6)随时注意观察患儿的面色、呼吸等变化,如有苍白、气急,及时采取治疗措施。

二、新生儿败血症

新生儿败血症指病原体侵入新生儿血液循环,并在其中繁殖和产生毒素所造成的全身炎症反应综合征,有时还在体内产生迁移病灶。常见的病原体为细菌,也可为真菌、病毒或原虫等。细菌性败血症发生率占活产婴儿的 1‰～10‰,病死率为 13％～50％。本病症状常隐匿且无特异性,不易早期诊断,须提供警惕,以便及时发现。

中医无败血症的病名。本病的发生主要是外感邪毒内侵血分而致,故属于中医邪毒内陷、疮毒走黄等病。

（一）西医

1.诊断要点

(1)病史:常有产前、产时与感染有关的病史,如孕妇发热、消毒不严接生史、胎膜早破、羊水浑浊、发臭、产程延长等。常有气管插管、脐血管或周围静脉插管史。出生后常有"挑马牙"等黏膜损伤史或皮肤、脐部等感染史。

(2)症状：新生儿患病时大多无特异性症状，患败血症时亦缺乏典型表现，主要症状为少吃(或吸吮无力)、少哭(或哭声低微)、少动(或全身虚弱)、反应低下(或精神萎靡、嗜睡)、体温不升(或随外界温度波动)、体重不增或黄疸迅速加重(可为此病的唯一表现)等。

(3)体征：皮肤黏膜可见瘀点、瘀斑、病理性黄疸、肝脾大、皮肤黏膜化脓性病灶或深部脓肿及浆液腔积脓。

(4)检查：非特异性检查、病原菌检查、其他血清学诊断能进一步明确诊断。

①外周血象：血白细胞总数$<5×10^9$/L 或$>20×10^9$/L，未成熟白细胞所占比例$≥0.2$，血小板计数$<100×10^9$/L 有诊断价值。

②病原学检查：a.细菌培养。可取血标本、脑脊液、尿、气道分泌物进行涂片、培养，阳性有助于诊断。b.病原菌抗原检测。采用对流免疫电泳、乳胶凝集试验、血凝抑制试验等方法有助于寻找感染源。

③急相蛋白：C-反应蛋白很灵敏，在感染 6～8 小时内即上升，8～60 小时达高峰，感染控制后迅速下降。此外，可测定触珠蛋白等其他急相蛋白。

2.治疗原则

(1)一般治疗：注意保暖，维持水、电解质平衡及补充热量，及时纠正酸中毒及缺氧，局部感染灶(如脐部及皮肤)的处理等。

(2)抗生素治疗。用药原则：①早用药。怀疑败血症的患儿不必等血培养结果即用抗生素治疗。②静脉、联合给药。在病原菌未明前选用兼顾革兰阳性球菌及阴性杆菌的广谱抗生素，明确病原菌后根据其药敏试验调整用药。③疗程足。血培养阴性，病情好转后继续治疗 5～7 天；血培养阳性，疗程至少 10～14 天；有并发症者要治疗 3 周以上。④注意药物不良反应。1 周以内的新生儿，尤其是早产儿肝肾功能不成熟，一定要注意药物的不良反应，给药次数宜减少，每12～24 小时给药 1 次，1 周后每8～12 小时给药 1 次。氨基糖苷类抗生素可能产生耳毒性，不主张用于新生儿。如为铜绿假单胞菌，常选羧苄西林、哌拉西林或头孢他啶。厌氧菌感染首选甲硝唑。耐酶链球菌、金黄色葡萄球菌可用万古霉素。

(3)对症治疗：①休克时输注新鲜血浆或全血；应用多巴胺；②有黄疸给予蓝光治疗；③有脑水肿及时给予降颅压处理；④纠正酸中毒和低氧血症。

(4)支持治疗：少量多次输血或输血浆以增加机体的抵抗力。

(5)免疫疗法：静脉注射免疫球蛋白，每日 300～500mg/kg，连用 3～5 天以增强抗感染能力。

3.治疗方案

(1)推荐方案

①大肠埃希菌败血症：氨苄西林加用头孢噻肟。氨苄西林：日龄<7 天，用 100mg/(kg·d)，分 2 次静脉滴注；日龄>7 天，用 150mg/(kg·d)，分 3 次静脉给药。头孢噻肟剂量：日龄<7天，用 100mg/(kg·d)分 2 次静脉滴注；日龄>7 天，用 150mg/(kg·d)，分 3 次静脉给药。

②金黄色葡萄球菌败血症：苯唑西林、氯唑西林或双氯西林。体重<2000g：日龄<7 天，

50mg/(kg·d),分 2 次给药,>7 天,100mg/(kg·d),分 3 次给药;体重>2000g:日龄<7 天,75mg/(kg·d),分 3 次给药,>7 天,150mg/(kg·d),分 4 次应用,均用静脉给药。亦可用第二代头孢菌素如头孢呋辛,剂量为 50～100mg/(kg·d),分 2 次静脉给药。

③链球菌败血症:青霉素,20 万～40 万 U/(kg·d),分 2～3 次,静脉给药。

④厌氧菌败血症:甲硝唑,日龄<7 天,15mg/(kg·d),分 2 次静脉应用。>7 天,15～30mg/(kg·d),分 2～3 次静脉给药。

⑤耐药菌感染所致败血症:万古霉素,日龄<7 天,20～30mg/(kg·d),分 2 次应用;>7 天,30～45mg/(kg·d),分 3 次应用。注意监测肝肾功能及血常规。

(2)可选方案

①大肠埃希菌败血症:头孢曲松,50～100mg/(kg·d),1 次/天,静脉给药。

②金黄色葡萄球菌败血症:头孢呋辛,日龄<7 天,100mg/(kg·d),分 2 次静脉滴注;>7 天,150mg/(kg·d),分 3 次静脉给药。

临床经验:本病西医治疗的关键是早期联合使用抗生素,最好在药敏的指导下使用。病原菌未明前,可结合当地菌种流行病学特点和耐药情况选择两种抗生素联合使用,病原菌明确后根据药敏选择用药,药敏不敏感但临床有效者可不换药。抗生素的剂量要足,疗程要长;同时应密切监护,防止并发症的出现。

(二)中医

1.病因病机

中医学认为本病主要为毒邪侵及营血所致。初生儿脏腑娇嫩、藩蓠疏薄,卫表不固,邪毒或从口鼻、皮肤而入,内侵营血,化热化火,邪陷心包。本病病在血分,五脏与之有关。

(1)邪毒炽盛:毒邪盛于体内化热化火,热极生风,亦可邪入心包,邪毒入营伤络,而致气不摄血。

(2)毒陷正虚:正虚邪盛,邪毒内陷,正不胜邪时,正气不支而致。

(3)余邪未清:疾病的后期,邪气尚未完全去除,正气尚未完全恢复。

2.辨证论治

新生儿败血症早期正盛邪实,治疗应以祛邪为主,病情进展,正气渐虚,治疗当以扶正祛邪,回阳固脱。

(1)邪毒炽盛证

①主症:多见于足月儿,主要表现为正盛邪实。证见发热烦躁,哭闹不安,皮肤黏膜可见出血点或黄染,腹胀,肝脾大,甚则神昏、惊厥。舌质红,苔黄少津,脉数,指纹紫滞。

②治法:清热解毒,清营凉血。

③处方:清营汤加味。水牛角 2g,生地黄 3g,玄参 1g,麦冬 3g,丹参 1g,当归 2g,金银花 2g,连翘 1g,蒲公英 2g,竹叶 3g,黄连 1g,板蓝根 2g,茵陈 3g,地锦 2g。加减:伴有惊厥、昏迷者,可加用安宫牛黄丸或止痉散。

(2)毒陷正虚证

①主症:多见于早产儿,小于胎龄儿或体质较差的足月儿。主要表现为正虚邪盛。证见精神萎靡,不吃不哭,体温不升,肤色苍白、青灰或明显黄染,或有出血点,甚则气息微弱,四肢厥

冷。舌质淡红,苔薄白,脉细无力,指纹淡红或隐而不显。

②治法:益气解毒,扶正祛邪。

③处方:参附汤加味。人参 2g,附片 1g,黄芪 3g,当归 1g,金银花 3g,玄参 1g,麦冬 2g,丹参 1g,板蓝根 3g,茵陈 2g,地锦 2g。

(3)余邪未清证

①主症:多见于疾病恢复期。证见低热或不规则间歇发热,嗜睡或哭闹不安,吮乳较少,较易出汗,尿较黄,面色苍黄或苍白。舌质较红、少津,苔薄黄或薄白,脉细数,指纹淡紫或滞。

②治法:养阴清热,益气健脾。

③处方:竹叶石膏汤加减。竹叶 2g,丹参 1g,紫花地丁 2g,生石膏 3g,麦冬 2g,山药 3g,人参 2g,地锦 2g。

3.中成药处方

(1)清开灵注射液:每次 2～5mL,加入 5％葡萄糖 50～100mL 中静脉滴注,1 次/天。组成:胆酸、珍珠母(粉)、猪去氧胆酸、栀子、水牛角(粉)、板蓝根、黄芩苷、金银花。功效:清热解毒,醒神开窍。主治:昏迷抽搐者。

(2)茵栀黄注射液:每次 5mL,用 10％葡萄糖 20mL 稀释静脉滴注,1 次/天。组成:茵陈提取物、栀子提取物、黄芩苷、金银花。功效:清热,解毒,利湿。主治:黄疸伴肝脾大者。

(3)紫雪丹:每次 0.2～0.3g,2 次/天,口服。组成:石膏、寒水石、磁石、滑石、犀角(代)、羚羊角(代)、木香、沉香、玄参、升麻、甘草、丁香、朴硝、硝石、麝香、朱砂。功效:清热解毒,镇痉息风,开窍定惊。主治:抽搐者。

(三)中西医结合

1.思路

新生儿败血症是新生儿期严重的感染性疾病,目前治疗本病仍以西药为主。近 30 多年来的实验与临床研究证实,有不少中药具有广谱抗菌作用,如金银花、连翘、板蓝根、蒲公英、穿心莲、黄连、黄柏、地棉、栀子、紫花地丁、龙胆草、十大功劳、大蒜、牛黄、牡丹皮等。板蓝根、蒲公英、穿心莲与玄参还有拮抗细菌内毒素的作用,可以减轻实验动物由内毒素所导致的内脏损害,中西医结合"菌""毒"并治能提高疗效。

(1)中西药联合消炎灭菌:三黄汤(小檗碱、黄芩、土大黄)与氨苄西林联合应用,对铜绿假单胞菌与大肠埃希菌效果可提高十几倍。治疗金黄色葡萄球菌脓毒血症,在抗生素疗效不满意的情况下,加用五味消毒饮、黄连解毒场、清瘟败毒饮等方加减后,症状明显减轻,体温下降;有黄疸者加用茵栀黄注射液;有瘀斑或肝脾大者,加赤芍、红花、川芎等;邪盛正衰者加人参效果良好。以上研究说明中医药治疗败血症,可弥补西医药的不足。

(2)西药杀菌,中药缓解症状:久用抗生素,在新生儿期很易并发二重感染,且常可引起某些耐药菌株的产生。而具有抗菌作用的中药种类很多,且毒性低、不良反应少,通常经辨证后以复方的形式给药,有利于减少耐药菌株的发生。若与抗生素交替使用,也可减少抗生素的不良反应,因此在临床施治中常以此种方式进行治疗,获得了满意的效果。

2.处方

(1)处方一:西医常规治疗的基础上,使用清开灵注射液,每次 2～5mL,加入 5％葡萄糖溶液 50～100mL 中静脉滴注,1 次/天。

(2)处方二:西医常规治疗的基础上,使用茵栀黄注射液:每次 5mL,用 5％葡萄糖溶液 20mL 稀释静脉滴注,1 次/天。

(四)注意事项

(1)保护性隔离。避免交叉感染,当体温过高时,可调节环境温度,打开包被等物理方法或多喂水来降低体温,新生儿不宜用药物、酒精擦浴或冷盐水灌肠等刺激性强的降温方法。体温不升时,及时给予保暖措施。

(2)保证营养供给,喂养时要细心,少量、多次给予哺乳,保证机体的需要。吸吮无力者,可鼻饲喂养或结合病情考虑静脉营养。

(3)清除局部感染灶,如脐炎、鹅口疮、脓疱疮等,促进局部病灶早日痊愈,防止感染蔓延扩散。

(4)严密观察病情变化,加强巡视,监测 T、P、R、BP 的变化,如出现面色发灰、哭声低弱、尖叫、呕吐频繁等症状时,做好抢救准备。

(5)清开灵注射液稀释后必须在 4 小时内用完,偶有高热、寒战、药疹等过敏反应,应及时停药并对症处理。

三、新生儿黄疸

新生儿黄疸是因胆红素在体内积聚而引起的皮肤黏膜或其他器官黄染。若新生儿血中胆红素超过5～7mg/dL 即可出现肉眼可见的黄疸。新生儿黄疸可分为生理性和病理性。当血中未结合胆红素过高时,可引起胆红素脑病(核黄疸),可留有不同程度的神经系统后遗症,重者甚至死亡。属于中医学"胎黄"或"胎疸"范畴。

我国 50％足月儿及 80％早产儿可见黄疸,新生儿黄疸占新生儿时期所患疾病的 30％～50％。多见于早产儿、多胎儿、素体虚弱的新生儿。中医认为其发生与先天禀赋不足,后天调护失当有关,西医学认为与早产、低出生体重、喂养、缺氧、酸中毒、败血症、颅内外出血等有关。延迟喂养、呕吐、寒冷、胎粪排出较晚等因素可加重生理性黄疸,新生儿溶血症、先天性胆道闭锁、婴儿肝炎综合征、败血症等可造成病理性黄疸。

我国古代文献中最早将胎黄称之为胎疸,首见于《诸病源候论》,元代医家曾世荣在《治幼心书》中明确提出胎黄这一病名,并描述了胎黄的症状。"胎黄"作为独立病名首见于 20 世纪 50 年代出版的全国中医院校统编二版教材《中医儿科学》,并于 1995 年由国家中医药管理局颁布的中医药行业标准《中医病证诊断疗效标准》中所确定。

(一)中医病因病机

新生儿病理性黄疸的原因很多,主要为胎禀湿蕴,如湿热郁蒸、寒湿阻滞,久则气滞血瘀。胎中禀赋脾胃湿热或寒湿内蕴,肝失疏泄,胆汁外溢而致面目、肌肤发黄,日久则气滞血瘀而黄疸日深难退。

胎黄的病位主要在肝胆、脾胃,其发病机理主要为脾胃湿热或寒湿内蕴,肝失疏泄,胆汁外溢而致发黄,日久则气滞血瘀,脉络瘀阻。湿热与寒湿是胎黄的主要致病因素,孕母素体湿盛或内蕴湿热之毒,遗于胎儿,或因胎产之时,出生之后,婴儿感受湿热邪毒。或因小儿先天禀赋不足,脾阳虚弱,湿浊内生;或生后为湿邪所侵。另外,部分小儿禀赋不足,脉络阻滞,或湿热蕴结肝经日久,气血郁阻而发黄。热为阳邪,故湿热所致者黄色鲜明如橘皮,热毒炽盛,黄疸可迅速加深。寒为阴邪,寒湿所致者,黄色晦暗如烟熏,气滞血瘀所致者,因气机不畅,肝胆疏泄失常,络脉瘀积而致,故黄色晦暗,伴肚腹胀满,右胁下结成痞块。此外,尚有因先天缺陷如先天畸形、肿瘤、狭窄、炎症、寄生虫等所致胆道不通,胆液不能疏泄,横溢肌肤而发黄。若热毒炽盛,湿热化火,邪陷厥阴,则会出现神昏、抽搐之险象。若正气不支,气阳虚衰,可成虚脱危证。

(二)西医病因病理

1.病因

新生儿生理性黄疸的原因主要是新生儿的生理特点所致,新生儿病理性黄疸的主要原因可分为感染因素和非感染因素。

(1)感染性因素

①新生儿肝炎:多由病毒引起的宫内感染所致。常见有乙型肝炎病毒、巨细胞病毒、风疹病毒、单纯疱疹病毒、肠道病毒及 EB 病毒等。

②新生儿败血症:细菌、病毒、螺旋体、衣原体、支原体和原虫等引起的重症感染皆可致溶血,但以金黄色葡萄球菌及大肠杆菌引起的败血症多见。

(2)非感染因素

①新生儿溶血病:系指母婴血型不合引起的同族免疫性溶血。我国以 ABO 血型不合最常见;其次为 Rh 血型不合引起的溶血病。

②胆管阻塞:先天性胆道闭锁和先天性胆总管囊肿,使肝内或肝外胆管阻塞,结合胆红素排泄障碍,导致病理性黄疸。

③肠肝循环增加:先天性肠道闭锁、先天性幽门肥厚、巨结肠、饥饿和喂养延迟等均可使胎粪排泄延迟,使胆红素重吸收增加。母乳性黄疸,可能与母乳中的 β-葡萄糖醛酸苷酶进入患儿肠内,使肠道内未结合胆红素生成增加有关,见于母乳喂养儿。

④遗传代谢性疾病:红细胞酶缺陷病如葡萄糖-6-磷酸脱氢酶(G-6-PD)、丙酮酸激酶和己糖激酶缺陷均可影响红细胞正常代谢;红细胞形态异常类疾病,如遗传性球形红细胞增多症、遗传性椭圆形红细胞增多症、遗传性口形红细胞增多症等;血红蛋白病如 α 地中海贫血;暂时性家族性高胆红素血症;遗传性高未结合胆红素血症;先天性代谢缺陷性疾病,如半乳糖血症、果糖不耐受症、酪氨酸血症、糖原累积病Ⅳ型、脂质累积病、先天性甲状腺功能低下等。

⑤药物因素:某些药物如磺胺、水杨酸盐、维生素 K_3、吲哚美辛、西地兰等,可与胆红素竞争 Y、Z 蛋白的结合位点。

2.病理

病理性黄疸的发生是由于各种致病因素导致新生儿体内胆红素代谢异常,致未结合胆红素和(或)结合胆红素在体内积聚,浸润皮肤、巩膜及其他机体组织而出现全身发黄。若血清未结合胆红素过高,则可透过血-脑屏障,使基底核等处的神经细胞黄染、坏死,发生胆红素脑病,又称核黄疸。胆红素脑病的病理学特征:一种表现为整个脑部弥漫性黄染,另一种黄染主要局限于脑核区域,如基底节、下丘脑、苍白球、纹状体和各种脑干核、小脑也可受累,特别是齿状核和小脑蚓部。

(三)诊断要点及进展

1.诊断和诊断进展

新生儿黄疸的诊断以新生儿出生不久出现全身皮肤、黏膜、巩膜黄染,黄疸指数明显升高为主要表现。由溶血所致者可出现不同程度的贫血、肝脾大等,重者可出现抽搐、角弓反张,甚则呼吸暂停;由胆道闭锁所引起的黄疸,大便常呈灰白色;由肝炎所致者黄疸和大便颜色有动态变化,转氨酶升高;由感染所致者可出现发热或体温不升、体温波动,同时伴有感染中毒症状。

根据《实用新生儿病学》第 3 版拟订的新生儿病理性黄疸的诊断标准为:生后 24 小时出现黄疸,胆红素浓度 $>102\mu mol/L$;足月儿血清胆红素 $>220.6\mu mol/L$,早产儿 $>255\mu mol/L$;血清结合胆红素 $>34\mu mol/L$;血清胆红素每天上升 $>85\mu mol/L$;黄疸持续时间较长,超过 $2\sim4$ 周,或进行性加重。

根据《中医病证诊断疗效标准》中胎黄诊断依据:

(1)黄疸出现早(出生 24 小时内),发展快,黄色明显,可消退后再次出现,或黄疸出现迟,持续不退。肝脾常见肿大,精神倦怠,不欲吮乳,大便或呈灰白色。

(2)血清胆红素、黄疸指数显著增高。

(3)尿胆红素阳性及尿胆原试验阳性或阴性。

(4)母子血型测定,以排除 ABO 或 Rh 血型不合引起的溶血性黄疸。

(5)肝功能可正常。

(6)肝炎综合征应做肝炎相关抗原抗体系统检查。

2.辅助检查

(1)肝功能检查:测定血清总胆红素、间接胆红素、直接胆红素水平,新生儿黄疸患儿出现明显增高。

(2)改良 Coombs 试验:有助于明确是否存在自身免疫性溶血及其类型。

(3)母子血型测定:可检测因 ABO 或 Rh 血型不合引起的溶血性黄疸,明确溶血的类型。

(4)肝炎相关抗原抗体系统检查:怀疑肝炎综合征者应做乙肝、丙肝、TORCH 检测,明确病原体感染的类型。

(5)血培养:对怀疑由感染所引起的黄疸应做血培养检测,以明确病原体。

(6)B 超或 CT:疑为先天性胆道闭锁者可做 B 超或 CT 检查,以协助诊断。

(7)基因筛查:对先天性代谢性缺陷病的诊断有帮助。

(8)脑干听觉诱发电位:可准确无创地评价外周和脑干听觉旁路的功能状态,有助于早期发现胆红素脑病并及时治疗,有研究证实,在新生儿高胆红素血症的急性期,TSB 中等度升高$(171\sim342\mu mol/L)$即可导致脑干听觉诱发电位的一过性改变,并呈亚临床经过,可通过光疗或换血来逆转。因此脑干听觉诱发电位是一种简单易行、准确可靠的评估胆红素神经毒的好方法。

3.鉴别诊断

(1)生理性黄疸:由于新生儿胆红素的代谢特点,$50\%\sim60\%$的足月儿和 80% 的早产儿出现生理性黄疸,血清总胆红素峰值足月儿不超过 220.5μmol/L(12.9mg/dL),早产儿不超过 256.5μmol/L(15mg/dL),结合胆红素不超过 25μmol/L(1.5mg/dL)。临床表现为:①一般情况良好;②足月儿生后 2~3 天出现黄疸,4~5 天达高峰,5~7 天消退,但最迟不超过 2 周;早产儿黄疸多于生后 3~5 天出现黄疸,5~7 天达高峰,7~9 天消退,最长可延迟到 3~4 周。③每日血清胆红素升高<85μmol/L(5mg/dL)。

（2）母乳性黄疸:母乳性黄疸现已成为新生儿黄疸的重要原因之一,其发生率由过去的0.5%~2%上升到近来的 30%,母乳性黄疸可分为早发型与晚发型,真正的母乳性黄疸是指晚发型,其原因尚未明确,可能是由于母乳中有未识别的因子,增加了肠道未结合胆红素的吸收,对晚发型中、重度者可暂停母乳喂养2~3 天,大多数黄疸可明显下降,继续母乳喂养不会导致黄疸再发。

（四）类证鉴别

不同疾病所引起的病理性黄疸:由于不同疾病所引起的黄疸往往具有原发疾病表现,临床要注意区分。

（五）中医治疗

1.中医辨治思路

临床上首辨别生理性和病理性,继之八纲辨证,对病理性黄疸进辨其阴阳。起病急,病程短,肤黄色泽鲜明,舌苔黄腻者,常由湿热引起,表现为湿热郁蒸为阳黄。起病缓慢,黄疸日久不退,色泽晦暗,便溏色白,舌淡苔腻者,常因寒湿和脾阳虚弱引起,或由阳黄失治转化而来,表现为寒湿阻滞伴有虚寒之象为阴黄;若肝脾大明显,腹壁青筋显露,为瘀积发黄,同样属于阴黄。在病程中,若黄疸急剧加深,四肢厥冷,脉微欲绝,为胎黄虚脱之证;若黄疸显著,伴有尖叫抽搐,角弓反张,为胎黄动风;均属胎黄变证。

治疗原则为利湿退黄。根据阳黄与阴黄的不同,分别治以清热利湿退黄和温中化湿退黄。瘀积发黄者佐以化瘀消积。胎黄动风者加以清热息风,胎黄虚脱者急予回阳固脱。动风与虚脱皆属危重证候,应中西医结合治疗,以降低病死率及减少后遗症。由于初生儿脾胃薄弱,故治疗过程中应顾护后天脾胃之气,不可过用久用苦寒之剂,以防苦寒败胃,克伐正气。

2.中医辨治进展

在新生儿病理性黄疸的辨证过程中还需注意虚实的辨证。由于病因不同,禀赋有异,所以病证发生发展过程中有寒热之区别,其病机属性亦有虚实不同,寒湿阻滞者往往病程较长,中阳不振,多属虚证。湿热郁蒸所致发黄,一般病程较短,多属实证。瘀积发黄者,黄疸逐渐加深,胖肚腹胀满、腹壁青筋显露,多属虚中夹实之证。

随着研究的深入,有学者对于新生儿病理性黄疸提出了一些新的治法,如:①清热解毒护肝法:清热解毒的药物可起到控制感染、消退黄疸、保护肝脏的作用,在治疗过程中可能出现的轻度腹泻,对加快粪中胆红素排出体外,减少肠肝循环也将到一定的作用。②甘寒利湿法:有学者认为阳黄常用的茵陈蒿汤苦寒之品多,既易伤胃,又易伤阳,对稚阴稚阳的新生儿来说,容易矫枉过正,可改为甘寒利湿组方治之。③疏肝活血法:根据"黄疸必伤血,治黄要活血"的原则和新生儿"脏腑娇嫩"的生理特点,治疗时可以疏肝活血为立法,方中除活血化瘀药外可加用疏肝理气和胃之品,有助于清除黄疸;④利胆化瘀法:新生儿黄疸湿阻、气滞与血瘀三者互为因果,形成恶性循环,所以采用利胆化瘀之法,有利于疏通毛细胆管,促进胆汁排泄。⑤补益气血法:小儿稚弱,黄疸病程迁延日久,气血虚弱,面色苍白,当补益气血,扶正祛邪,治疗宜以健脾益气之四君子汤贯穿始终,使脾土健运而固本。

3.辨证施治

(1)常证

①湿热郁蒸:面目皮肤发黄,色泽鲜明如橘,哭声响亮,不欲吮乳,口渴唇干,或有发热,大便秘结,小便深黄,舌质红,苔黄腻。治疗原则为清热利湿。方用茵陈蒿汤加减。

②寒湿阻滞:面目皮肤发黄,色泽晦暗,持久不退,精神萎靡,四肢欠温,纳呆,大便溏薄色灰白,小便短少,舌质淡,苔白腻。治疗原则为温中化湿。方用茵陈理中汤加减。

③气滞血瘀:面目皮肤发黄,颜色逐渐加深,晦暗无华,右胁下痞块质硬,肚腹膨胀,青筋显露,或见瘀斑、衄血,唇色黯红,舌见瘀点,苔黄。治疗原则化瘀消积。方用血府逐瘀汤加减。

(2)变证

①胎黄动风:黄疸迅速加重,嗜睡、神昏、抽搐,舌质红,苔黄腻。治疗原则为平肝息风,利湿退黄。方用羚角钩藤汤加减。

②胎黄虚脱:黄疸迅速加重,伴面色苍黄、水肿、气促、神昏、四肢厥冷、胸腹欠温,舌淡苔白。治疗原则为大补元气,温阳固脱。方用参附汤合生脉散加减。

4.中医其他疗法

(1)中成药:①茵陈五苓丸:每次 3g,煎水喂服,每日 1～2 次。用于湿热郁蒸证。②茵栀黄注射液:稀释后静脉滴注。用于湿热郁蒸证。③紫雪丹:每次 0.1～0.2g,温开水调服,1 日 1 次,用于胎黄动风证。

(2)药物外治:①黄柏 30g。煎水去渣,水温适宜时,让患儿浸浴,反复擦洗 10 分钟,擦干身体,保暖,予婴儿按摩,1 日 1～2 次。②茵陈 20g,栀子 10g,大黄 2g,生甘草 3g。煎汤 20mL,保留灌肠,或直肠滴注。每日或隔日 1 次。

(3)推拿疗法:胆红素脑病后遗症见肢体瘫痪,肌肉萎缩者,可用推拿疗法,每日或隔日 1 次。方法:在瘫痪肢体上以攘法来回擦 5～10 分钟,按揉松弛关节 3～5 分钟,局部可用搓法搓热,并在相应的脊柱部位搓攘 5～10 分钟。

(4)针灸疗法:胆红素脑病后遗症患儿可配合针刺疗法,1 日 1 次,补法为主,捻转提插后不留针。3 个月为 1 个疗程。取穴如下:①百会、风池、四神聪、通里。用于智力低下。②哑门、廉泉、涌泉、神门。用于语言障碍。③肩髃、曲池、外关、合谷。用于上肢瘫痪。④环跳、足三里、解溪、昆仑。用于下肢瘫痪。⑤手三里、支正。用于肘关节拘急。⑥合谷透后溪。用于指关节屈伸不利。⑦大椎、间使、手三里、阳陵泉。用于手足抽动。

(六)西医治疗

病理性黄疸的治疗原则在于降低血清胆红素,防止胆红素脑病的发生,纠正贫血,阻止溶血。生理性黄疸不需治疗,若黄疸较重,可静脉补充适量葡萄糖,采用光照疗法或给予肝酶诱导剂;病理性黄疸,应针对病因进行治疗。

1.病因治疗

(1)新生儿肝炎以保肝治疗为主,供给充分的热量及维生素。禁用对肝脏有毒的药物。

（2）先天性胆道闭锁的治疗，强调早期诊断，早期手术。

（3）新生儿败血症一般应联合应用抗生素静脉给药治疗，早用药，足疗程，同时注意药物的不良反应。

（4）对可能发生新生儿溶血症的胎儿拟采取：提前分娩、血浆置换、宫内输血、给予孕妇服用酶诱导剂等治疗。

2.新生儿治疗

（1）光照疗法：是降低血清未结合胆红素简单而有效的方法。以波长 425～475nm 的蓝光作用最强。日光灯或太阳光也有一定疗效。光疗常用的设备有光疗箱、光疗灯、光疗毯等。

适应证：①任何原因的高未结合胆红素血症，胆红素达干预标准。已明确为新生儿溶血病，尤其是 Rh 溶血病，一旦出现黄疸，即可光疗。②有核黄疸高危因素放宽指征。③换血前后均应进行光疗。应注意对眼、生殖器的保护，双眼戴上黑色眼罩，会阴、肛门用尿布遮掩；注意观察温度、湿度并适当补充水分。

光疗时可出现发热、腹泻、皮疹等不良反应同，一般不严重，停止光疗后消失，蓝光可分解体内核黄素，进而降低红细胞谷胱甘肽酶活性，加重溶血，故适当补充核黄素；当血中结合胆红素 $>68\mu mol/L(4mg/dL)$ 并伴有血清谷丙转氨酶和碱性磷酸酶增高时，光疗可致皮肤呈青铜色，即青铜症，应停止光疗，青铜症可自行消退。

（2）药物治疗：①供给白蛋白；②纠正代谢性酸中毒；③肝酶诱导剂；④静脉用免疫球蛋白；⑤琼脂；⑥金属卟啉等。

（3）换血疗法

①作用：a.换出部分血中游离抗体和致敏红细胞，减轻溶血；b.换出血中大量胆红素，防止发生胆红素脑病；c.纠正贫血，改善携氧，防止心力衰竭。

②指征：大部分 Rh 溶血病和个别严重的 ABO 溶血病。符合下列条件之一者即应换血：a.产前已明确诊断，出生时脐血总胆红素 $>68\mu mol/L(4mg/dL)$，血红蛋白低于 120g/L，伴水肿、肝脾大和心力衰竭者；b.生后 12 小时内胆红素每小时上升 $>12\mu mol/L(0.7mg/dL)$ 者；c.总胆红素已达到 $>342\mu mol/L(20mg/dL)$ 者；d.不论血清胆红素水平高低，已有胆红素脑病的早期表现者；e.小早产儿，合并缺氧、酸中毒者，或上一胎溶血严重者，应适当放宽指征。

③方法：a.血源：Rh 溶血病应选用 Rh 系统与母亲同型、ABO 系统与患儿同型的血液，紧急或找不到血源时也可选用 O 型血；b.换血量：150～180mL/kg，大约可换出 85% 的致敏红细胞和 60% 的胆红素及抗体。c.途径：一般选用脐静脉等其他较大静脉进行换血，也可选用脐动、静脉或外周动、静脉进行同步换血。

（4）其他治疗：防止低血糖、低体温，纠正缺氧、贫血、水肿和心力衰竭等。

3.西医治疗进展

（1）微生态制剂治疗：在常规治疗的基础上加用微生态制剂治疗，能明显缩短黄疸消退时间及降低血清胆红素，从而可以减少胆红素脑病的发生。微生态制剂能促进肠道菌群平衡，建立正常菌群，从而促使结合胆红素还原成尿胆原，随粪便排出。此外，双歧杆菌可促进肠细胞成熟，提高肠道的消化吸收功能，促进肠管的蠕动，减少便秘的发生；定植的双歧杆菌还具有生物屏障作用和免疫调节作用，增强机体的抗感染能力；对血清胆红素水平的降低起了一定的间接作用。

（2）基因治疗：日本学者在深入研究血红素加氧酶同工酶氨基酸序列中活性部位后，试用定点诱变方法，将具有催化活性的某一氨基酸残基替代，使血红素加氧酶同工酶失去对底物血红蛋白的催化活性，只具有结合活性，从而减少胆红素产量以预防新生儿黄疸。

（七）中西医结合治疗

1.中西医结合治疗思路

新生儿黄疸是新生儿最常见的疾病。但因病因不同，病情轻重程度不一，临床治疗要分清轻重缓急，选择合适的治疗方式。病理性黄疸轻症，可适当给予光疗，配合中医辨证治疗，重症时注意监测，同时积极查找原因，尽量减少并发症的发生；重症时或有并发症者，则以西医急救治疗为主，同时配合中药。对于胆红素脑病恢复期或后遗症期患儿可采用中药、推拿、针灸等治疗。

随着近年来临床上辨证与辨病相结合理论研究的深入，胎黄也提出了病证结合的分证方法。如肝前性黄疸，多由未结合胆红素产生过多，此类虽然起病急，但其证候以虚证为多，甚至易于发生胎黄虚脱。肝细胞性黄疸，可因肝细胞对胆红素的摄取、结合、运转或排泄这几个环节中任何一个或几个发生障碍而导致黄疸，一些疾病常同时存在血中结合和未结合胆红素均升高。本病以湿热郁蒸证多见，但也有属寒湿阻滞证，以及久病转为气滞血瘀证者。肝后性黄疸，胆红素产生与结合均正常，但由于胆道阻塞，结合胆红素不能排出而反流入血，使血中结合胆红素升高，本病以气滞血瘀辨证多见，其次也有属于寒湿阻滞证者。

对于可能发生新生儿溶血症的母亲，在孕期严密监测抗体效价，同时结合羊水胆红素水平测定，适当给予中药辨证治疗，一旦抗体效价逐渐升高到 1：32 或 1：64 以上，且胎肺已成熟，可考虑提前分娩。

新生儿病理性黄疸在西医治疗的同时配合中药及中成药等辨证治疗，有利于降低血清胆红素，改善临床症状，促进其早日康复。

2.中西医结合治疗现状及进展

目前新生儿病理性黄疸的治疗，轻症可单纯以中药为主，大多数病例往往在西医治疗的基础上加用中药治疗。中药一般根据辨证选用传统的中药汤剂或中成药治疗，也可选用中成药静脉注射，或中药熏洗、药浴、针灸、按摩等。中药注射液茵栀黄注射液为临床常用的药物。

（八）中西医结合临床研究思路及评价

小儿病理性黄疸重症易出现胆红素脑病、贫血心衰等一系列症状，西医可迅速控制病情、缓解症状，最大限度地抢救患儿生命。中医中药对于轻症黄疸、肝细胞性黄疸、阻塞性黄疸手术后的调治有其特色和优势，另外对于胆红素脑病恢复期和后遗症期的治疗也可最大限度地体现中医学的特色和优势。现代中西医结合的研究不能停留在单纯的西药加中药模式，而应从治疗思路、病因、症状、中药药理等多方面切入。

改变剂型是目前关于中药研究较为热门的领域，汤剂难以喂服，并不是非常适合新生儿。传统中药可以吸纳现代医学的给药方式及剂型的改革，如茵栀黄注射液等已广泛在临床上运用，另外还可采用直肠给药等方法。

中华医学会儿科分会新生儿学组于 2010 年提出的新生儿黄疸干预标准：

1.我国足月健康新生儿不同日龄胆红素百分位值

2000 年发表的我国足月健康新生儿不同日龄胆红素百分位值是制定日龄干预标准的基

本依据。足月新生儿总胆红素值≥第95日龄百分位值为干预标准。存在高危因素,足月新生儿总胆红素值≥第75日龄百分位值足月新生儿总胆红素值时,也可以考虑干预。

2.高危因素

高危因素指临床上常与重度高胆红素血症并存的因素。高危因素越多,发生重度高胆红素血症机会愈大。2001年"新生儿黄疸干预推荐方案"指出新生儿溶血、窒息、缺氧、酸中毒、脓毒血症、高热、低体温、低蛋白血症、低血糖等,易形成胆红素脑病,如有上述一个或多个的高危因素应尽早干预。下列为2004年美国儿科学会对≥35周重症高胆红素血症的高危因素认识,可供参考(以重要性顺序排列)。

(1)主要危险因素:①出院前总胆红素值处于高危区;②在生后24小时内发现黄疸;③血型不合伴直接抗人球蛋白试验阳性、其他溶血病(如G-6PD缺陷)、呼气末一氧化碳浓度增高;④胎龄35～36周;⑤以前同胞接受光疗;⑥头颅血肿或明显瘀斑;⑦单纯母乳喂养,尤其因喂养不当,体重丢失过多;⑧东亚种族后裔。

(2)次要危险因素:①出院前总胆红素值处于中等危险区上部;②胎龄37～38周;③出院前有黄疸;④之前同胞有黄疸;⑤糖尿病母亲所生的巨大儿;⑥母亲年龄≥25岁;⑦男性。

(3)危险性降低的因素(这些因素与较少发生明显黄疸有关,以重要性顺序排列):①总胆红素值或经皮胆红素值处于低危区;②胎龄≥41周;③纯人工喂养;④非洲种族后裔;⑤生后72小时出院。

四、新生儿缺氧缺血性脑病

新生儿缺氧缺血性脑病(HIE)是指各种围生期窒息引起的部分或完全缺氧、脑血流减少或暂停而导致胎儿或新生儿脑损伤。其有特征性的神经病理生理改变和临床症状,如病变在大脑半球者其中50%～70%可发生惊厥,特别是足月儿。惊厥最常见的表现形式为轻微发作型或多灶性阵挛型,严重者为强直型,同时有前囟隆起等脑水肿症状和体征。病变在脑干、丘脑者,可出现中枢性呼吸衰竭、瞳孔缩小或扩大、顽固性惊厥等脑干症状,并且常在24～72小时病情恶化或死亡。

本病主要是由于缺血缺氧导致颅脑损伤,其发病与季节、气候无明确相关性。早产儿发生率明显高于足月儿,但由于足月儿在活产新生儿中占绝大多数,故以足月儿多见。据统计,我国新生儿HIE发生率约为活产儿的3%～6%,其中15%～20%在新生儿期死亡,存活者中20%～30%可能遗留不同程度的神经系统后遗症。HIE是引起新生儿急性死亡和慢性神经系统损伤的主要原因之一,是目前国内外研究的热点。

本病中医常以"惊风""胎惊""胎痫"来论治,急性期轻症辨证一般属风邪内动,中度者一般属气虚胎惊,重度者辨证多属阳气衰脱。恢复期辨证多属气虚、血瘀、痰阻,后遗症期大多归属于五迟五软或胎痫,辨证常分为肝肾亏虚、脾肾两亏、肝强脾弱、痰瘀阻滞等。近年来中医药对本病的研究重在恢复期和后遗症期的诊治,急性期主要是以西医的抢救为主,关于中成药注射剂在急性期的应用亦有报道。

(一)中医病因病机

病因可分为先天和后天两个方面。先天主要为父母精血亏虚,或孕期调护失宜、禀赋不足或胎元受损。后天主要是分娩不顺,导致窒息缺氧,颅脑损伤。

病机主要与五脏虚损有关,以脾、肝、肾三脏关系最为密切。脾为后天之本,气血津液生化之源,主肌肉四肢,藏意。脾气虚,不能上荣于心,神智不开,思维迟钝,则体格发育及智能发育均滞后;肝藏血,主筋,出谋略。肝血不足,血不养脑,神志失职,谋虑失常,肝失濡养,筋弱失养,虚风内动则拘急或弛缓;肾主骨生髓,上充于脑,藏志,出技巧,为生长发育根本。肾气虚损,脑髓空虚,大脑失养,临床上则可表现为反应迟钝,目光呆滞,肢体活动不协调。

另外,本病的发生也可由分娩不顺,窒息缺氧,颅脑损伤,以致风痰内蕴,因痰生风,因风而惊,则见抽搐、惊厥反复发生。

(二)西医病因病理

1.病因病理

缺氧是发病的核心,其中围生期窒息是最主要的原因,即一切引起围生期缺氧的因素都可能引起新生儿 HIE。另外,出生后肺部疾患、心脏病变及严重失血或贫血等严重影响氧合状态的新生儿疾病也可引起脑损伤而发生 HIE。本病的发病机制是一个十分复杂的过程,是由多种机制综合作用所致的一系列连锁反应的结果。大量的研究证实大多数神经元不是坏死于缺氧缺血时,而是坏死于缺氧缺血几小时、甚至几天后,这种迟发性的细胞死亡可以通过干预缺血缺氧的进程来预防和减轻。

2.发病机制

(1)脑血流改变:当缺氧缺血为部分性或慢性时,体内血液出现重新分配,以保证心、脑的血液供应。随着缺氧时间延长,这种代偿丧失,脑血流最终因心功能受损、全身血压下降而锐减,出现第 2 次血流重新分配,大脑半球血流减少,以保证代谢最旺盛部分,如基底神经节、脑干、丘脑及小脑的血液供应。而大脑皮质矢状旁区及其下部的白质(大脑前、中、后动脉的边缘带)则易受损。如窒息为急性完全性,则上述代偿机制不会发生,脑损伤可发生在基底神经节等代谢最旺盛的部位,而大脑皮质不受影响,甚至其他器官也不会发生缺血损伤。这种由于脑组织内在特性的不同而具有对损害特有的高危性称选择性易损区。足月儿的易损区在大脑矢状旁区的脑组织;早产儿的易损区位于脑室周围的白质区。缺氧和高碳酸血症还可导致脑血管自主调节功能障碍,形成"压力被动性脑血流",即脑血流灌注完全随全身血压的变化而波动。当血压增高时,脑血流过度灌注可致颅内血管破裂出血;当血压下降、脑血流减少时,则引起缺血性脑损伤。

(2)脑血管自主调节功能障碍:脑血管具有自主调节功能,但新生儿的自主调节功能较差,尤其是早产儿。缺氧缺血和高碳酸血症时可导致血管自主调节功能障碍,形成压力被动性脑血流,即脑血流灌注随全身血压的变化而波动。当血压升高时,脑血流过度灌注可致颅内血管破裂出血,当血压下降,脑血流减少时,则引起缺血性脑损伤。

(3)脑组织代谢改变:葡萄糖是人类脑组织能量的最主要来源。但脑组织储存糖原很少。缺氧时,由于脑组织无氧酵解增加,组织中乳酸堆积,能量产生急剧减少,最终因能量衰竭,出现一系列使损害进一步恶化而导致脑细胞死亡的瀑布样反应:①细胞膜上钠-钾泵、钙泵功能不足,使 Na^+、水进入细胞内,造成细胞毒性脑水肿;②Ca^{2+} 通道开启异常,大量 Ca^{2+} 进入细胞内导致脑细胞不可逆的损害,同时还可激活某些受其调节的酶,引起胞浆膜磷脂成分分解,从而进一步破坏脑细胞膜的完整性及通透性;③当脑组织缺血时,ATP 降解,腺苷转变为次黄嘌呤,当脑血流再灌注期重新供氧,次黄嘌呤在次黄嘌呤氧化酶作用下产生氧自由基;④能量持续衰竭时,兴奋性氨基酸尤其是谷氨酸在细胞外聚积产生毒性作用,进一步诱发上述生化反应,引起细胞内 Ca^{2+} 超载,自由基生成增多,以及脑血流调节障碍等陆续发生,最终导致脑细胞水肿、凋亡和坏死。

3.病理

病变的范围和分布主要取决于损伤时脑成熟度、严重程度及持续时间。①脑水肿:为早期主要的病理改变;②选择性神经元死亡及梗死:足月儿主要病变在脑灰质,包括脑皮质(呈层状坏死)、海马、基底核、丘脑、脑干和小脑半球,后期表现为软化、多囊性变或瘢痕形成;③出血:包括脑室、原发性蛛网膜下隙、脑实质出血;④早产儿主要表现为脑室周围白质软化和脑室周围室管膜下-脑室内出血。

4.病情分类

根据病情分为轻中重三度:①轻度:易激惹,肌张力正常,拥抱反射正常或易诱发,无惊厥;②中度:嗜睡或抑制,肌张力轻度低下,吸吮反射、拥抱反射减弱,约半数出现惊厥;③重度:昏迷,肌张力极度低下,反射消失,瞳孔不等大,惊厥频繁,呼吸不规则、暂停,甚至出现呼吸衰竭。

(三)诊断要点及进展

1.诊断和诊断进展

临床表现:患儿有严重的宫内窘迫或出生时重度窒息史,出生后 12~24 小时内出现神经系统症状,如:意识障碍、肌张力改变、原始反射异常、惊厥或脑干受损表现等,即可诊断为 HIE。

由中华医学会儿科学会新生儿学组制定的足月儿 HIE 诊断标准如下:①有明确的可导致胎儿宫内窘迫的异常产科病史,以及严重的胎儿宫内窘迫表现[胎心率<100 次/分,持续 5 分钟以上和(或)羊水Ⅲ度污染],或在分娩过程中有明显窒息史。②出生时有重度窒息,指 Apgar 评分 1 分钟≤3 分,并延续至 5 分钟时仍≤5 分;或出生时脐动脉血气 pH≤7。③出生后不久出现神经系统症状,并持续 24 小时以上。④排除电解质紊乱、颅内出血和产伤等原因引起的抽搐,以及宫内感染、遗传代谢性疾病和其他先天性疾病所引起的脑损伤。

同时具备以上 4 条者可确诊,第 4 条暂时不能确定者可作为拟诊病例,目前尚无早产儿 HIE 诊断标准。

国外诊断标准:由美国妇产科学会(ACOG)和美国儿科学会(AAP)1996 年联合制定,一共 4 项,缺一不可。包括:①出生时脐动脉血 pH<7;②Apgar 评分 0~3 分持续 5 分钟以上;③意识、肌张力、反射改变和惊厥等中枢神经系统症状体征;④生后短期内出现多脏器(心血管、胃肠、肺、血液或肾脏)功能障碍。

2.辅助检查

(1)影像学诊断

①颅脑超声检查:HIE 时可见普通回声增强,脑室变窄或消失,提示脑水肿;脑室周围高回声区,对见于侧脑室外角的后方,可能有脑室周围白质软化;散在的高回声区,提示散在的脑实质缺血;局限性高回声区,提示该部位有缺血性损伤。

②CT 检查:待患儿生命体征稳定后检查,一般出生后 4~7 天为宜,轻度表现为散在、局灶性低密度影分布于两个脑叶;中度表现为低密度影超过两个脑叶,白质与灰质的对比度模糊;重度表现为大脑半球弥漫性低密度影,白质与灰质界线消失,侧脑室变窄。正常新生儿尤其是早产儿脑水分多,髓鞘发育不成熟,存在广泛的低密度影,因此低密度的诊断 CT 应在 18Hu 以下。

③磁共振成像(MRI)也是一种有价值的放射学工具,不仅能检出急性期新生儿缺氧缺血性脑损伤(HIBD)的存在、分布和严重性,而且能判断最终预后,还能发现髓鞘形成是否延迟或异常,以判断神经发育情况。

(2)HIE 的脑功能的检查

①脑电图检查:在生后 1 周内检查,表现为节律紊乱、低波幅背景波上棘慢波爆发或持续弥漫性慢活动;出现"爆发抑制""低电压",甚至"电静息",则为重度 HIE。

②脑干诱发电位:听觉诱发电位、视觉诱发电位、躯体诱发电位在 HIE 时可表现为出波延迟、潜伏期长、波幅变平及波脱失。

③多普勒超声脑血流速度(CBV)测定:可在 HIE 病程早期(72 小时内)开始检查。有助于了解脑灌注情况,高 CBV 提示存在脑血管坏死、低灌注,甚至无灌注。

(3)HIE 的脑代谢检测

①磁共振频谱(MRS):MRS 是一种无创伤性检测体内化学成分(如脑组织的 ATP、磷酸肌酸、乳酸等)的方法,能在活体上测得脑组织的代谢情况,比 MRI 能更早期敏感地反映缺血缺氧脑损伤的程度。

②近红外光谱测定技术(NIRS):NIRS 是近年来国外新兴的光学诊断技术,可直接测出脑组织中氧合血红蛋白及还原血红蛋白的变化,实际了解脑内氧合情况,间接反映脑血流动力学状况及细胞内生物氧化过程。

(4)HIE 的血生化检查:S-100 蛋白和脑型肌酸磷酸激酶存在于神经组织的不同部位,HIBD 后 6~72 小时其血液和脑脊液中的升高和脑损害程度呈正相关,能敏感地作为 HIE 早期诊断和评估预后的标志物。

(5)腰椎穿刺:无周生期窒息史,需要排除其他疾病引起的脑病时可行腰椎穿刺,进行脑脊液常规、生化及脑特异性肌酸激酶检测。

3.鉴别诊断

本病应与先天性病毒感染、遗传代谢性疾病及寄生虫感染等疾病引起的神经系统疾病鉴别。

(四)类证鉴别

后遗症期须与多发性抽动症鉴别,抽动症常为单侧肌群抽动,动作幅度较小,并可能伴发声性抽动。患者能有意识地暂时控制其发作,睡眠中消失,情绪紧张可导致发作加重。同时,脑电图、头颅 CT、MRI 等影像学检查无明显异常,新生儿期无明显缺血缺氧病史。

(五)中医治疗

1.中医辨治思路

本病辨证重在脏腑,旨在辨虚实阴阳,虚证者以肺、脾、肾三脏为主,具体表现为阴虚、气虚、阳虚为主。属于实证者多表现为风邪内动、痰瘀阻络。治疗以扶正祛邪为原则,属于风邪内动者祛风安神定惊为主,气虚胎惊者益气定惊为主,阳气衰脱者开窍定惊、回阳救逆为法。

2.中医辨治进展

中医文献记载中"胎惊""胎痫""胎搐""胎怯""胎弱"等病症与急、慢性缺氧导致的 HIE 临床一致;从血管性认知障碍的病症特点来看,应属于"文痴""善忘""痴呆""神呆""愚痴"等病证范畴。其病机主要是肾虚髓亏为本,同时涉及五脏,血瘀痰浊阻滞为标,气虚血瘀是重要的发病机制。《素问·调经论》云:"血并于下,气并于上,乱而善忘"。《灵枢·决气》有"脑髓消"之称。由于本病发生在新生儿期,是临床新生儿期常见的危重急症,运用汤药较为困难,因此近年来关于本病急性期运用中药汤剂治疗的研究报道较少,大多集中在急性期中成药注射剂的运用,以及恢复期和后遗症期的康复治疗,中药主要通过活血化瘀类、补气活血类、益气养阴类、清热开窍类等四类药物治疗 HIE。

3.辨证施治

(1)风邪内动:生后即哭闹不安,物动则恐,声响即动,肢体拘紧,下颌抖动,吮乳如常,面色虚白,前囟不填,舌质淡红,指纹在风关内。治疗原则为安神定惊,方用钩藤汤加减。

(2)气虚胎惊:生后嗜睡,对外反应淡漠,肢体松软,时而手足抽掣,翻眼,肌紧握拳,面青缩腮,前囟稍填,舌质黯红,指纹达风关以上。治疗原则为益气定惊,方用参蛤散加减。

(3)阳气虚衰:生后昏睡,甚则昏迷,肢体松软或拘紧,频作惊搐,一啼气绝,遍体皆紫,复时四肢厥冷。前囟满填,舌质淡白或紫黯,指纹可达命关。治疗原则为开窍定惊,回阳救逆,方用苏合香丸合参附汤加减。

4.中医其他疗法

针灸及推拿疗法为本病后遗症期主要治疗方法。

(六)西医治疗

原则上应进行以下 4 方面的努力:①增加脑血流;②控制和消除脑水肿;③对抗缺氧缺血性瀑布;④恢复缺血缺氧区尚存活但无功能的神经元功能。

1.支持疗法

维持良好的通气功能是支持疗法的核心,保持 $PaO_2 > 7.98kPa(60mmHg)$、$PaCO_2$ 和 pH 在正常范围。可酌情予以不同方式的氧疗,严重者可用机械通气。但应避免 PaO_2 过高和 $PaCO_2$ 过低。维持脑和全身良好的血液灌注是支持疗法的关键措施,避免脑灌注压过高或过低。低血压可用多巴胺,也可加用多巴酚丁胺。维持血糖正常高值(4.16~5.55mmol/L,75~100mg/dL)以保持神经细胞代谢所需能量。

2.控制惊厥

首选苯巴比妥,负荷量为 15~20mg/kg,静脉缓慢推注,12 小时后给予维持量 3~5mg/(kg·d),每日分 2 次给药,惊厥不能控制者加用地西泮,每次 0.1~0.3mg/kg 静脉滴注,或加用 10%水合氯醛 50mg/kg 灌肠。

3.治疗脑水肿

避免输液过量是预防和治疗脑水肿的基础。每日液体总量不超过 60~80mL/kg。颅内压增高时,首选利尿剂呋塞米静脉注射;严重者可用 20%甘露醇静脉注射,每 4~6 小时 1 次,连用 3～5 天。一般不主张使用糖皮质激素。重度 HIE 出现呼吸不规则、瞳孔改变等脑干症状时可使用纳洛酮 0.05～0.1mg/kg 静脉注射,用 2～3 天或至症状消失。

4.其他疗法

(1)生后 3 天后的治疗:继续维持机体内环境稳定,并使用改善脑血流和促进脑细胞代谢的药物,可给予胞二磷胆碱、脑活素、神经节苷脂、磷酸肌酸或 1,6 二磷酸果糖等静脉滴注,尤其是对有症状的中度及重度 HIE 患儿维持治疗非常重要。

(2)新生儿期后的治疗:早期干预和治疗对促进脑细胞的恢复,防治后遗症发生是有帮助的。包括运动功能的康复训练,营养脑细胞的药物及适当的高压氧治疗。特别对疑有脑瘫早期表现的患儿应尽早开始康复训练,并定期评估,坚持足够的疗程。

5.西医治疗进展

(1)维持组织最佳的氧合、通气和灌流,尽量避免血压的剧烈波动。对窒息新生儿通常习惯用高浓度氧复苏,近来有研究证实即使使用空气复苏同样有效,吸入 100% 氧反可增加氧自由基产生和导致脑血管收缩,甚至可致桥脑下角坏死。重度窒息儿 $PaCO_2$ 常升高,应改善通气,但要防治 $PaCO_2$ 过低而致脑血流减少,尤其是早产儿可造成脑室周围白质软化。近年来还发现轻度高碳酸血症有神经保护作用。严重缺氧的新生儿出生时常由低血压,可给予小～中剂量多巴胺和多巴酚丁胺,维持收缩压在 50mmHg 以上,也有利于改善肾脏的灌流和心肌收缩力。但由于缺氧后脑血流自主调节功能障碍,应尽量避免血压的剧烈波动而致颅脑出血。

(2)维持适当的血糖水平:关于血糖水平与脑损伤的关系仍有争议。在新生儿缺氧时应维持血糖水平在正常水平内(70～120mg/dL)。

(3)适量限制入液量和控制脑水肿,对脑水肿的处理应从控制液体量入手。若有明显颅高压症状和体征,可予甘露醇治疗,甘露醇虽能减轻脑水肿,但不能改善最终脑损伤的程度,此与成年动物实验结果不同,成年动物脑水肿可加重组织坏死,早期使用甘露醇可减轻 HIE 的损伤程度,而新生动物(包括人类新生儿)颅压高时,由于可通过颅缝和囟门内部减压,对脑灌注的影响不大,因此缺氧缺血后预防性应用甘露醇无明显神经保护作用。地塞米松对血管源性脑水肿有效,但不能减轻细胞毒性脑水肿。HIE 时脑水肿包括细胞毒性和血管源性两种,但以前者为主。

(4)及时控制惊厥:首选苯巴比妥,若无效可改用苯妥英钠。苯巴比妥不仅可镇静止痉,且可降低脑代谢率,改善脑血流,减轻脑水肿,还有清除自由基的作用。

(5)亚低温疗法:目前主要的方式有选择性头部亚低温(冰帽系统)和全身亚低温(冰毯系统)两种方式。选择性头部亚低温使鼻咽部温度维持在 33.5～34℃(目标温度),可接受温度为 33～34.5℃,同时直肠温度维持在 34.5～35℃。全身亚低温使直肠温度维持在 33.5～34℃(目标温度),可接受温度为 33～34.5℃。亚低温治疗开始愈早愈好,最好在生后 6 小时以内,治疗时间多为 72 小时。治疗期间,严密监测生命体征及血液、呼吸、循环等系统功能。

①适应证:胎龄≥36 周和出生体重≥2500g,并且同时存在下列情况:a.有胎儿宫内窘迫的证据;b.有新生儿窒息的证据;c.有新生儿 HIE 或 aEEG 脑功能监测异常的证据。

胎儿宫内窘迫的证据至少包括以下 1 项:a.急性围产期事件,如胎盘早剥或脐带脱垂或严重胎心异常变异或迟发减速;b.脐血 pH<7.0 或 BE>16mmol/L。

新生儿窒息的证据(满足以下 3 项中的任意 1 项):a.5 分钟 Apgar 评分≤5 分;b.脐带血或生后 1 小时内动脉血气分析 pH≤7.0 或 BE≤－16mmol/L;c.需正压通气至少 10 分钟。

新生儿 HIE 诊断依据中华医学会儿科学分会新生儿学组制定的新生儿 HIE 诊断标准。

aEEG 脑功能监测异常的证据,至少描计 20 分钟并存在以下任意 1 项:a.严重异常:上边界电压≤$10\mu V$;b.中度异常:上边界电压>$10\mu V$ 和下边界电压<$5\mu V$;c.惊厥。

②具体用法

a.临床实施前的准备:新生儿放置在远红外辐射式抢救台或暖箱中。关闭远红外辐射式抢救台或暖箱电源。新生儿尽量裸露,除去新生儿身体部位一切可能的加温设施。监测心电、氧饱和度、血压和体温,aEEG 监测脑功能。建立动、静脉通路。完善治疗前检查。

b.置温度探头-直肠温度探头:插入直肠 5cm 左右,并固定于定于大腿一侧。鼻咽部温度探头:放置长度相当于鼻孔至耳垂的距离,蝶形胶布固定。食道温度探头:放置长度相当于鼻孔至耳垂,然后向下至剑突的距离再减去 4cm,蝶形胶布固定。放置皮肤温度探头于腹部,监测皮肤温度。特别提示温度探头放置后应标记位置,作为操作后无滑脱的检验指示。

c.选择合适的冰帽或冰毯:冰帽应大小适中,覆盖头部,应不遮盖眼睛;冰毯应大小适中,覆盖躯干和大腿。特别提示冰帽或冰毯均不能覆盖新生儿颈部。

d.初始治疗:如果新生儿体温已经在亚低温治疗的可接受温度范围内,直接进入维持治疗状态;如果新生儿体温没有达到可接受的温度范围,开始诱导亚低温治疗,1~2 小时达到亚低温治疗的目标温度(33.5~34℃);直肠温度降至可接受温度范围的最低限度(33℃)时,应开启暖箱或远红外辐射式抢救台电源给予维持体温。

e.维持治疗:达到亚低温治疗的目标温度后转为维持治疗 72 小时。连续监测皮肤、鼻咽部或食道温度:开始每 15 分钟记录 1 次,直至达到目标温度后 1 小时,然后每 2 小时记录 1 次,复温期间每小时记录 1 次。监测新生儿体温低于或高于目标温度 1℃以上或新生儿出现烦躁、颤抖等应通知主治医师。每 4 小时检查新生儿皮肤 1 次,每 2 小时变动 1 次体位。冰毯或冰帽应保持干燥。测定血气的化验单应标注当时新生儿的体温。亚低温治疗期间,根据临床需要可继续给予其他对症支持治疗措施。亚低温期间新生儿皮肤可能发暗或呈灰色,如果氧饱和度正常,不需特殊处理。如果新生儿存在持续低氧血症(经过积极呼吸支持治疗后,SaO_2 仍低于 80%)或持续低血压(积极支持治疗和给予血管活性药物后,平均动脉压仍低于35mmHg),应考虑停止亚低温治疗。亚低温治疗期间,心率会降至 90 次/分以下,亚低温治疗仪报警设置应调整为低于 80 次/分,如果心率持续降低或出现心律失常,应及时处理或停止亚低温治疗。开始亚低温治疗后出现不良反应,应终止亚低温治疗,按照复温流程进行复温。

f.复温方法:自然复温法:关闭亚低温治疗按钮,关闭远红外辐射式抢救台电源或暖箱电源,逐渐开始复温。人工复温法:设定鼻咽部温度或直肠温度为每 2 小时升高 0.5℃。复温期间每小时记录 1 次鼻咽部温度或直肠温度,直至温度升至 36.5℃。

(6)神经营养因子:实验证实在 HIE 的高兴奋阶段后,有内源性神经营养因子的表达增加,这可能是一种内源性的神经保护机制。因此应用外源性神经营养因子改善细胞周围环境,促进受损神经细胞修复和再生的研究已日益受到重视。其中研究较多的是碱性成纤维细胞生长因子和胰岛素样生长因子,然而就其能否通过血脑屏障到达病变部位及确切的疗效尚待深入研究。

（7）早期康复干预：0～2岁的小儿脑处于快速发育的灵敏期，可塑性极强，因此早期康复干预，尽早对 HIE 患儿进行感知刺激（如视觉、听觉、触觉，前庭运动刺激法和动作训练，并从身心、行为、情绪、喂养等综合治疗基础上进行早期干预，可促进脑结构和功能代偿，有利于患儿恢复和减轻后遗症。

（8）神经干细胞（NSCs）移植的新动向：实验研究已证实 NSCs 广泛存在于胚胎及成人神经系统内，并且在体内或体外能分裂、繁殖、成熟、分化形成神经元、星形胶质细胞和少突胶质细胞，对损伤的脑组织表现出较大的修复作用。为临床治疗神经系统退行性疾病带来了新的生机。

（七）中西医结合治疗

1.中西医结合治疗思路

新生儿缺血缺氧性脑病是新生儿临床最常见的疾病之一，也是导致新生儿急性死亡和慢性神经损伤的主要疾病，病情轻重程度不一，临床治疗要分清轻重缓急，选择合适的治疗方式。一般急性期危重病症的抢救以西医治疗为主，可以结合中医安神、益气、定惊、开窍、回阳救逆等法。恢复期和后遗症期的治疗以康复为主，在西医康复干预的同时，结合中医辨证施治，给予汤药内服、外用、针灸、推拿、按摩等多种疗法的运用，最大限度地减轻脑损伤，恢复神经系统功能。

2.中西医结合治疗现状及进展

目前新生儿缺血缺氧性脑病的中西医结合治疗可采用西医抢救及对症处理、早期干预康复联合中医中药及多种康复手段的治疗方案。中药可选用中药汤剂或中成药治疗，中药注射液目前亦有较多使用，如安宫牛黄丸和醒脑静脉注射射液具有芳香开窍、醒脑止惊、清热解毒、凉血行气的作用，可改善脑细胞的水盐代谢，增强细胞耐缺氧能力，促进意识恢复的功能，同时对脑水肿和颅内高压有较好的治疗效果；血塞通注射液具有活血化瘀、降低血小板聚集、促进脑血流和改善脑代谢等作用；黄芪注射液具有稳定细胞膜，改善细胞营养和细胞微粒体功能，降低细胞耗氧量，延长细胞存活时间；清开灵注射液可直接作用于中枢神经系统，促使各种腺体分泌，纠正脑代谢紊乱，改善脑循环，减轻脑水肿，增强脑细胞对缺氧缺血耐受力，减少脑内 ATP 消耗，从而调节网状结构，促进昏迷患儿得以迅速清醒，从而改善临床症状。

（八）中西医结合临床研究思路

中西医结合临床研究旨在中西医互补，扬长避短。西医可迅速控制病情，抢救生命，西医的治疗目前也比较强调早期综合性治疗措施的干预。进入恢复期和后遗症期，类似中医气虚、阳虚、血瘀、痰阻等，可按中医辨证治疗。中医针对恢复期和后遗症期的治疗有优势，可改善症状，有利于脑功能的修复，现代中西医结合的研究不能停留在单纯的西药配合中药模式，而应从治疗思路、症状、药理等多方面切入。

早期干预和康复治疗是目前研究较多的领域。传统中医药可以吸纳现代医学的优势和方式，西药也可以遵循中医经络理论，通过穴位给药而改变原本的给药途径，如药物穴位注射等。

第二节 支气管哮喘

支气管哮喘简称哮喘,是一种以嗜酸性粒细胞、肥大细胞和 T 淋巴细胞等多种炎性细胞参与的气管慢性炎症,为多基因遗传病。发病机制复杂,呼吸道高反应性是哮喘的基本特征,呼吸道慢性变应性炎症是哮喘的基本病变。是儿童期最常见的慢性呼吸道疾病。

本病属中医"哮喘"范畴,系素体肺、脾、肾三脏不足,痰饮留伏,遇到诱因,触动伏痰,阻塞气管所致。

一、西医

(一)诊断要点

1.病史

反复喘息的病史,特别是有下面所列的任何普通易感性或触发因素,如吸入过敏原(室内:尘螨、动物毛屑及排泄物、蟑螂、真菌等;室外:花粉、真菌等);食入过敏原(牛奶、鱼、虾、鸡蛋和花生等);呼吸道感染(尤其是病毒及支原体感染);强烈的情绪变化;运动和过度通气;冷空气;药物(如阿司匹林等);职业粉尘及气体等。

2.症状

咳嗽和喘息呈阵发性发作,以夜间和清晨为重。发作前可有流涕、打喷嚏和胸闷,发作时烦躁不安,呼吸增快,呼吸困难、呼气相延长伴有喘鸣声。严重患儿出现端坐呼吸,耸肩喘息,以呼气性困难更为显著,面色苍白,鼻翼扇动,口唇及指甲青紫,全身冒冷汗,辅助呼吸肌收缩,自诉胸闷、气短,甚至说话时字词不能连续。

3.体征

胸部体征表现为在中度至重度哮喘吸气时出现"三凹征",在呼气时因胸部内压增高,肋间隙反见凸出,颈静脉怒张,肺部满布哮鸣音,严重者气道广泛堵塞,哮鸣音反可消失,称"闭锁肺",是哮喘最危险的体征。叩诊两肺呈过清音,心浊音界缩小,提示已发生肺气肿,并有膈下移,甚至可触及肝、脾,严重病例可并发心力衰竭。肺部粗湿啰音时隐时现,在剧烈咳嗽后或体位变化时可消失,提示湿啰音的产生是由位于气管内的分泌物所致。在发作间歇期可无任何症状和体征,有些病例在用力咳嗽时才可听到哮鸣音。桶状胸是慢性严重持续哮喘气道阻塞的表现,郝氏沟是吸气时横膈及前外侧胸部严重反复收缩的后果。此外在体格检查时还应注意有无鼻炎、鼻窦炎和湿疹。

4.检查

(1)胸部 X 线检查:在哮喘发作期多数患儿肺部呈单纯性过度充气及伴血管阴影增加,缓解期大多正常。合并感染如肺炎时肺部有浸润,发生其他合并症时可出现不同征象,如气胸、纵隔气胸、肺大疱及肺结核等。

(2)痰液嗜酸性粒细胞(EOS):痰中及血中 EOS 上升。

(3)肺部 CT:必要时可用于鉴别诊断及判断其并发症或严重度,并观察疗效。

（4）肺功能检查：可用肺功能仪测量肺活量、用力肺活量和时间肺活量；峰流速仪测定峰流速。

（5）过敏原测试：皮肤点刺实验检查过敏原是发现和明确哮喘的诱发因素和协助诊断最基本、简便、快捷的方法。血清特异性 IgE 测定也很有价值，血清总 IgE 测定只能反映是否存在特应质。

（二）治疗原则

要坚持长期、持续、规范、个体化治疗原则。抗变态反应性炎症治疗应越早越好。

（1）发作期治疗重点为抗炎、平喘，以便快速缓解症状。

（2）缓解期应坚持长期抗炎、降低气道高反应性、防止呼吸道重塑、避免触发因素、做好自我管理，以防止症状加重或反复。

（三）治疗方案

1.哮喘急性发作期治疗

（1）推荐方案：①沙丁胺醇或特布他林，口服或雾化吸入，每日 2～3 次。②泼尼松，口服，每日 2～3 次，连用 7 天。

（2）可选方案：甲泼尼龙，静脉滴注，每日 2～3 次，连用 7 天。

（3）局部用药：吸入型溴化异丙托品，吸入，1～2 揿/次，3 次/天。

2.哮喘慢性持续期治疗

（1）推荐方案：吸入型布地奈德、丙酸氟替卡松和丙酸倍氯米松，100～400μg/d，每 3 个月评估病情，调整治疗方案。孟鲁司特 4mg，口服，1 次/天。每晚 1 次。

（2）可选方案：缓释茶碱，每次 3～5mg/kg，口服，3 次/天。

（3）局部用药：色甘酸钠，2mg、5mg/揿气雾剂（每次 2 揿），3 次/天。

（四）临床经验

（1）由于哮喘病因复杂，病程长，目前比较公认的观点是：通过哮喘管理计划的 6 个步骤有效控制哮喘。①教育患者配合哮喘管理计划，与医生建立伙伴关系；②用临床症状及客观的肺功能指标来评价和监测哮喘的严重程度；③回避式控制哮喘的触发因素；④制定管理哮喘的个体化医疗方案；⑤制定控制哮喘发作的医疗计划；⑥提供定期随访保健。

（2）哮喘的控制目标：①最少或没有症状，包括夜间症状；②最少的哮喘发作；③无急诊情况；④最低限度的使用 β_2 受体激动剂；⑤体力活动和运动不受限；⑥肺功能接近正常；⑦最少或没有药物不良反应。

二、中医

（一）病因病机

中医学认为本病的发生主要在于痰饮久伏，触遇诱因而发，有外因和内因两种。

1.肺脾肾虚，痰饮留伏

小儿因先天禀赋不足，或因后天调护失养，或病后体弱，导致肺、脾、肾三脏功能不足，肺不能布散津液，脾不能运输精微，肾不能蒸化水液，致水液敷布、排泄失常，凝聚为痰饮，发为本病,或痰饮留伏,成为反复发病的基础。

2.感受外邪,接触异物

感受外邪,邪入肺经,肺失宣肃,肺气不利,引动伏痰,痰气交阻于气道,痰随气升,气因痰阻,相互搏击,气机升降不利,发为哮喘;此外,吸入花粉、油漆等异常气味,接触尘螨、绒毛等异物,嗜食海鲜鱼虾、咸酸厚味等发物,活动过度或情绪激动等,也都能刺激机体,触动伏痰,阻于气道,影响肺的通降功能,而诱发哮喘。

(二)辨证论治

1.发作期

(1)寒性哮喘

证候:咳嗽气喘,喉间哮鸣,痰多白沫,形寒肢冷,鼻流清涕,面色淡白,恶寒无汗,舌淡红,苔白滑,脉浮滑。

辨证要点:除喘咳气促、喉间哮鸣痰吼等哮喘发作的表现之外,还有风寒在表之象,如恶寒无汗、鼻流清涕、脉浮紧等。

(2)热性哮喘

证候:咳嗽喘息,声高息涌,喉间哮吼痰鸣,咳痰稠黄,胸膈满闷,身热面赤,口干咽红,尿黄便秘,舌红苔黄,脉滑数。

辨证要点:以咳嗽喘急,声高息涌,咳痰稠黄,身热咽红,舌红苔黄为特征。

(3)外寒内热

证候:喘促气急,咳嗽痰鸣,鼻塞喷嚏,流清涕,或恶寒发热,咳痰黏稠色黄,口渴,大便干结,尿黄,舌红,苔白,脉滑数或浮紧。

辨证要点:以外有风寒之表证,内有痰热之里证为要点。外寒重者见恶寒怕冷,头痛身重,喷嚏,鼻塞流清涕;内热重者见热势较高,口渴引饮,咳痰黏稠色黄,便秘等症。

(4)肺实肾虚

证候:病程较长,哮喘持续不已。喘促胸满,动则喘甚,面色欠华,畏寒肢冷,神疲纳呆,小便清长,常伴咳嗽痰多,喉中痰吼,舌淡苔薄腻,脉细弱。

辨证要点:多见于禀赋不足及哮喘久病不愈患儿,表现正虚邪恋,虚实夹杂,上盛下虚。上盛肺实可见喘促胸满,咳嗽痰鸣;下虚肾亏可见喘息无力,动则尤甚,畏寒肢冷。

2.缓解期

(1)肺脾气虚

证候:多反复感冒,气短自汗,咳嗽无力,神疲懒言,形瘦纳差,面白少华,便溏,舌质淡,苔薄白,脉细软。

辨证要点:以肺脾两脏气虚诸症为辨证要点;肺虚则气短、咳嗽无力;脾虚则纳差、便溏。

(2)脾肾阳虚

证候:动则喘促咳嗽,气短心悸,面色苍白,形寒肢冷,脚软无力,腹胀纳差,大便溏泄,舌质淡,苔薄白,脉细弱。

辨证要点:偏肾阳虚者动则喘促咳嗽,面色苍白,形寒肢冷,脚软无力;偏阳虚者腹胀纳差,大便溏薄。

（3）肺肾阴虚

证候：咳嗽时作，喘促乏力，咳痰不爽，面色潮红，夜间盗汗，消瘦气短，手足心热，夜尿多，舌质红，苔花剥，脉细数。

辨证要点：见于咳喘久病不愈，肺肾两亏，阴虚内热的患儿。偏肺阴虚者可见干咳少痰，喘促乏力；偏肾阴虚者可见消瘦气短，夜尿多。

（三）中医外治辨证施治

1.穴位敷贴

适用于小儿哮喘各个证型。

药物组成：苏子、细辛各 10g，炒白芥子、红花、甘遂各 5g。

具体操作：以上药物共研成细末，用温开水调成膏状，加之少许生姜汁，根据不同证型分别敷贴于肺俞、定喘、大椎、肾俞、足三里，每穴贴药时间为 3～6 小时，5～7 天为 1 疗程。如寒性哮喘取膻中、肺俞、风门、定喘等；热性哮喘取大椎、大杼、膻中、中府等；虚实夹杂哮喘取肺俞、膈俞、脾俞、肾俞、膻中等。

2.耳穴压豆

适用于哮喘各个证型。

主穴：肝、肺、气管、神门。

配穴：肺脾虚弱者可加脾，肾不足者可加肾。

具体操作：用酒精棉球消毒局部耳廓，然后将王不留行籽粘于小胶布上，按压在上述穴位上，用拇指、示指持续按揉，使局部有明显胀、热、痛感觉为止。每次贴压一侧耳穴，左右耳穴轮流贴压，每次耳穴压豆 1 周，5～7 次为 1 疗程。

3.拔罐疗法

适用于各个证型。

部位：背部膀胱经、肺俞。

具体操作：让患儿俯卧，沿督脉及膀胱经行闪罐法，顺背部经脉循行方向走罐 3～5 次，然后在双肺俞穴位处留罐 5 分钟，每日治疗 1 次，5～7 天 1 疗程。

4.针灸疗法

取穴：①发作期：定喘、天突、内关。咳嗽痰多者，加膻中、丰隆。②缓解期：大椎、肺俞、足三里、肾俞、关元、脾俞。

具体操作：每次取 3～4 穴，留针 5～10 分钟，每个穴位灸 3～5 分钟，隔日 1 次。

5.艾灸疗法

主穴：肺俞、风门、足三里。

配穴：肺脾气虚者加中脘、脾俞；脾肾阳虚者加关元、肾俞、脾俞；痰多者加天突、膻中。

具体操作：采用艾条温和灸法，每穴灸 5 分钟，每天 1 次，连续灸治 1～2 周。

（四）中成药处方

1.小青龙口服液

每服 10mL，每日 2 次。组成：麻黄、桂枝、白芍、干姜、细辛、甘草、半夏、五味子。功效：解表化饮，止咳平喘。主治：寒性哮喘。

2.哮喘宁颗粒

每服 10g，每日 2 次。组成：黄芩、牡丹皮、桂枝、甘草。功效：宣肺止咳，清热平喘。主治：热性哮喘。

3.蛤蚧定喘丸

每服 6g，每日 2 次。组成：蛤蚧、瓜蒌子、紫菀、鳖甲（醋制）、黄芩、甘草、麦冬、黄连、百合、紫苏子、石膏、苦杏仁、石膏（煅）。功效：滋阴清肺，止咳平喘。主治：肺肾两虚，阴伤痰热者。

4.百花定喘片

每服 2～4 片，每日 2 次。组成：牡丹皮、桔梗、北沙参、百合、石膏、天冬、麦冬、麻黄、陈皮、苦杏仁、前胡、紫菀、款冬花、五味子、黄芩、天花粉、薄荷脑。功效：疏风解热，止嗽定喘。主治：肺热阴伤者。

三、中西医结合

从临床治疗支气管哮喘的角度来看，把握住何种情况用西药，何种情况辨证施治，何种情况中西药合用是中西医结合治疗支气管哮喘的重点之一，也是影响临床疗效的主要因素。

1.急性期西药为主，中药为辅，迅速控制症状

西医在急性期控制症状方面，常用的治疗药物主要有糖皮质激素、β_2 受体激动剂、茶碱、抗胆碱能药物，以及抗变态反应治疗药物，如白三烯调节剂、非皮质激素类抗炎药（色甘酸钠等）、抗组胺药（酮替酚、氯雷他定等）、免疫调节剂（甲氨蝶呤、环孢素等），对于迅速控制急性发作症状具有显著疗效，但也有一定的不良反应。中医方面可在急性期仅有轻度发作或先使用西药控制症状后，予以止咳化痰，解痉平喘之方药，如射干麻黄汤或定喘汤等能减轻患儿痛苦、缩短病程、提高疗效。

2.缓解期中药为主，调节机体免疫，减少发病次数

西药在预防和减少复发方面，糖皮质激素虽然具有一定作用，但长期使用，不良反应多，且其仅能改善气道局部的病变，而对特应性素质、血清 IgE 增高和外周血嗜酸细胞增多等哮喘的全身免疫异常则无影响。中医在哮喘缓解期强调治本，以补益肺脾肾虚为主，可以增强患者内分泌功能与免疫功能，改善局部微循环障碍，具有较西医更好的优势，对于预防其病程久延与反复发作，具有很好的疗效，为西医所不及。比如中医药治疗以调理阴阳与激素配合使用，既发挥中医固本治疗的优势，又直接发挥皮质激素的长效作用，同时能防止激素的不良反应的产生。

四、注意事项

（1）避免接触过敏原，如花粉、油漆、虾、蟹等致敏物质。

（2）注意气候变化，冬季外出防止受寒，要预防外感诱发哮喘。

（3）加强自我管理教育，将防治哮喘的知识教给患儿家长及家属，调动他们的抗病积极性，更好地配合治疗和预防。

（4）鼓励患儿积极参加日常活动和体育锻炼，增强体质。

（5）吸药技术掌握不好，将影响治疗效果，因此需指导患者正确掌握吸药技术。

（6）制定个体化的治疗方案，将最佳的治疗方案提供给患者，教会患者自己控制哮喘，并能预防严重哮喘发作。

（7）与哮喘患者建立良好的医患关系，保持经常联系，有利于对患者进行有效管理，监测病情。

（8）注意心理护理，关心、安慰患儿，减少心理压力及恐惧感，增强战胜疾病的信心。

第三节　肺炎

肺炎是由不同病原体或其他因素引起的肺部感染，临床以发热、咳嗽、痰鸣、气促及肺部湿啰音为主要临床表现，严重者可见呼吸困难、面色苍白、口唇青紫等。属于中医学"肺炎喘嗽"的范畴。

肺炎的发病与年龄、季节、地域、病原体种类等因素密切相关。可发生于任何年龄，多见于3岁以下婴幼儿，年龄越小，发病率越高，病情越重。四季均可发病，北方冬春季节、南方夏秋季节多见；肺炎支原体、流感病毒感染多见于冬春季节，呼吸道合胞病毒感染多见春季，腺病毒感染冬季较多。病毒性肺炎在1～3岁儿童中患病率最高，支原体肺炎在3～7岁儿童中最多。总发病率北方略高于南方，病毒性肺炎南方略高于北方。局部地区还可表现出某种病原体感染高发趋势。

世界卫生组织（WHO）将小儿肺炎列为全球重要儿科疾病之一，每年约有400万5岁以下儿童死于肺炎，其中绝大多数是发展中国家的儿童，2/3为婴儿。我国卫生部将其列为儿科重点防治的四病之一。据统计，我国每年约有30万5岁以下儿童死于肺炎，病死率占婴儿全部死亡率的23.9%，是造成婴儿死亡的第一位原因，亦是住院患儿单病种统计占首位的病种。

肺炎的中医证型分布特点与年龄、发病阶段、地域、病原体等多因素有关。5岁以下患儿以痰热闭肺证为主，5岁以上以风热闭肺证为主。发病初期以风热闭肺证、痰热闭肺证为主，中后期部分患儿可由实证向虚证转变，后期以阴虚肺热证和肺脾气虚证最多见。在肺炎初期，南方与北方证型的分布无明显差异，均以风热闭肺和痰热闭肺两证为主。肺炎中后期，北方以阴虚肺热多见，南方以肺脾气虚居多。肺炎支原体、腺病毒感染中痰热闭肺较常见，呼吸道合胞病毒感染多见风热犯肺和痰热闭肺。

"肺炎喘嗽"之名首见于清代谢玉琼所著的《麻科活人全书》，该书所指的"肺炎喘嗽"只是麻疹变证的一个证候名称。书中描述麻疹兼见"喘而无涕，兼之鼻煽"。"肺炎喘嗽"作为独立病名首见于20世纪50年代出版的全国中医院校统编教材《中医儿科学》（第2版），并于1995年由国家中医药管理局颁布的中医药行业标准《中医病证诊断疗效标准》中所确定。

一、中医病因病机

肺炎喘嗽的病因分为外因、内因两大类。外因责之于感受风邪，包括风寒、风热，或由其他疾病传变而来;内因则为小儿形气未充,肺脏娇嫩,痰浊内蕴。

外邪由表入里,侵犯肺卫,肺之宣降失常,清肃之令不行,肺气郁闭,痰阻气道,从而发热、咳嗽、痰壅、气促、鼻煽。若邪在肺卫不解,化热入里,炼液成痰,痰热互结,闭阻肺络,肺气郁闭,则出现本病典型临床表现如发热、咳嗽、气促、鼻煽、痰鸣等。若毒热之邪郁闭于肺,肺热壅盛,灼津耗液,可见高热、咳剧、烦躁、喘促等。肺与大肠相表里,肺失肃降,大肠之气不得下行,则出现腹胀、便秘等腑实证候。若邪热炽盛,内陷厥阴,引动肝风,则出现高热、神昏、抽搐等邪陷厥阴之变证;气为血之帅,若肺气郁闭,影响及心,致血行不畅,脉道涩滞,则出现唇甲发绀、舌有瘀斑等气滞血瘀证候,甚或心失所养,心气不足,心阳虚衰,而出现面白肢冷,呼吸急促,心烦不安,右胁下痞块增大,脉微欲绝等重危之象。病情严重者,可出现内闭外脱。体质虚弱或邪毒炽盛之患儿,病情常迁延难愈,日久伤阴、耗气,逐步转为肺阴耗伤、肺脾气虚等证。

病位主要在肺,病理机制为肺气郁闭,主要的病理产物是痰。

二、西医病因病理

1.病因病理

肺炎的病因可分为感染性因素和非感染性因素。

(1)感染因素:发达国家的小儿肺炎病原以病毒为主,发展中国家的病原以细菌为主。细菌中以肺炎双球菌多见,其次为金黄色葡萄球菌,较少见溶血性链球菌、流感杆菌、大肠杆菌、肺炎杆菌、绿脓杆菌等。病毒主要包括腺病毒、呼吸道合胞病毒、流感病毒、副流感病毒以及柯萨奇病毒等。近年来,肺炎支原体、衣原体有增多的趋势。临床还可见细菌和病毒、支原体混合感染者。

(2)非感染因素:常见有吸入性肺炎、坠积性肺炎、过敏性肺炎等。病原体多由呼吸道入侵,少数经血行入肺,致支气管黏膜充血、水肿,管腔变窄,引起通气功能障碍;肺泡壁充血水肿,炎性分泌物增加致换气功能障碍。通气不足导致缺氧和CO_2潴留,换气障碍主要引起缺氧;患儿呼吸频率加快,呼吸深度加强,呼吸辅助肌参与活动,出现鼻翼煽动和三凹征,同时心率加快。缺氧、CO_2潴留和毒血症,可引起机体循环系统、中枢神经系统、消化系统功能紊乱,水、电解质紊乱和酸碱平衡失调。

2.病理

以肺组织充血、水肿、炎性浸润为主。肺泡内渗出物经肺泡壁通道向周围组织蔓延,形成点片状炎症病灶。若病变融合成片,可累及多个肺小叶或更为广泛。当小支气管、毛细支气管发生炎症时,导致管腔部分或完全阻塞引起肺不张或肺气肿。

支气管肺炎的病理形态可分为一般性和间质性两大类。一般性肺炎的病变部位以肺泡炎症为主,很少涉及肺泡壁或支气管壁的间质。一般多局限于1个肺叶或其大部分。而间质性肺炎表现为支气管壁、细支气管壁及肺泡壁的充血、水肿与炎性细胞浸润,呈细支气管炎、细支气管周围炎及肺间质炎的改变。病变范围广,细支气管的管腔容易被黏液、纤维素及破碎细胞堵塞,发生局限性肺气肿或肺不张。临床上支气管肺炎与间质性肺炎可同时并存。病毒性肺炎主要为间质性肺炎。

3.分类方式

目前无统一的分类方法,主要依据病原体种类、病程和病理形态学等。

(1)病理形态学:分大叶性肺炎、支气管肺炎、间质性肺炎及毛细支气管肺炎等。

(2)病原体分类:包括细菌性肺炎,常见细菌有肺炎链球菌、葡萄球菌、嗜血流感杆菌等。病毒性肺炎,常见病毒如呼吸道合胞病毒、流感病毒、副流感病毒、腺病毒等。另外还有真菌性肺炎、支原体肺炎、衣原体肺炎等。

(3)病程分类:分为急性肺炎、迁延性肺炎及慢性肺炎。

(4)病情分类:轻症,除呼吸系统外,其他系统仅轻微受累,无全身中毒症状。重症,除呼吸系统外,其他系统亦受累,全身中毒症状明显,甚至危及生命。

三、诊断要点及进展

1.诊断和诊断进展

肺炎的诊断以发热、咳嗽、气促为主要表现。肺部体征早期可不明显或仅有呼吸音粗糙,后可闻及固定中、细湿啰音。胸部X线检查可见两肺有斑片状阴影。辅助检查如血白细胞计数及分类检查,痰、咽拭子细菌培养或病毒分离,免疫荧光检查等,可区分细菌或病毒感染,必要时作厌氧菌培养。

诊断标准因患儿年龄不同略有差异。新生儿有咳嗽、发热或无热、肺部有或无啰音、口中泡沫较多,呼吸急促等症状。

近年来肺炎支原体感染发病率上升,小儿肺炎支原体感染的诊断标准为:①咳嗽早期呈阵发性干咳,临床症状重,但肺部体征常缺乏。②胸片以单侧肺病变为主且以右下肺发病多见。③肺部体征与症状以及影像学表现不一致。④白细胞计数高低不一、以中性粒细胞比例升高为主,血沉轻度至中度增快。⑤有肺外病变的表现。⑥病程迁延,临床上对常规治疗效果不佳,使用红霉素或阿奇霉素疗效满意。①②项者应先考虑支原体感染,具备①~⑥项者,可做出临床诊断。

2.辅助检查

(1)外周血检查

①血常规:细菌性肺炎白细胞总数和中性粒细胞多增高,甚至可见核左移,胞浆有中毒颗粒;病毒性肺炎白细胞总数正常或降低,淋巴细胞增高,有时可见异型淋巴细胞。

②C-反应蛋白(CRP):细菌感染时,CRP浓度上升;非细菌感染时则上升不明显。

(2)病原学检查

①病毒分离:应于起病7日内取鼻咽或气管分泌物标本做病毒分离,阳性率高。

②冷凝集试验:可用于肺炎支原体感染的过筛试验。

③细菌培养和涂片:取痰液、肺泡灌洗液、胸腔穿刺液或血液等进行细菌培养可明确病原菌,同时应进行药物敏感试验。亦可做涂片染色镜检,进行初筛。

④细菌或病毒核酸检测:应用杂交或PCR技术,检测病原体特异性核酸(RNA或DNA),此法灵敏,可进行微量检测。

⑤病原特异性抗体检测:发病早期血清中主要为 IgM 抗体,后期或恢复期以 IgG 为主。

(3)血气分析:对重症肺炎伴呼吸困难者,可行 PaO_2、$PaCO_2$ 及血 pH 测定。

(4)胸部 X 线检查:细菌性肺炎可呈支气管肺炎或大叶性、节段性肺炎表现。支气管肺炎表现为两肺下野、心膈角区及中内带见点状或小斑片状肺实质浸润影。大叶性、节段性肺炎病变分布以右上叶最多,左下叶最少见,一般不累及右尖段、左上叶前段,严重者可伴胸腔积液。支原体肺炎可表现为间质性肺炎、支气管肺炎、节段性肺炎等多种类型,不同类型可混合出现。其中,间质改变最为多见,病变一般仅限于一侧或局部,较少合并肺气肿。节段性改变病灶的密度高而不均匀,其附近或远离部位常见局限性间质病变,并可合并肺门结构紊乱或肺门淋巴结肿大。病毒性肺炎以间质性病变为主,X 线检查常表现为阴性,部分可表现为肺纹理增多、点状或小结节状模糊阴影、肺气肿等。不同病原体所致的肺炎中,细菌性肺炎胸片改善最快,其次为肺炎支原体肺炎,病毒性肺炎改善最慢。

以发热、咳嗽为主的普通肺炎 X 线检查表现多以斑片状、肺段及大叶阴影为主,伴有明显喘息的肺炎胸片常表现为肺纹理增强和(或)小结节阴影改变。若临床表现与 X 线检查改变明显不一致,症状较轻而 X 线检查改变明显,应多考虑支原体肺炎。X 线检查表现还与肺部啰音有关,肺部啰音越多,X 线检查阳性检出率越高。

(5)胸部 CT 平扫:与 X 线相比较,CT 检查可更好地对支气管炎症、混合性病理改变、间质性肺炎等病理情况进行良好的判定。CT 检查提示肺炎患儿的肺部病变多为单侧发生,实质性浸润性改变的比例高,肺部支气管壁增厚;部分患儿可见胸腔积液,偶见肺门淋巴结肿大。

支原体肺炎的 CT 影像学表现类型更为多样化,包含大面积斑片状影、斑点状影、肺部纹理增多、条索状影、磨玻璃样影等,其中以大面积斑片状影为主。严重者合并支气管壁加厚、肺门及纵隔淋巴结肿大、空洞征象、胸腔积液等。

(6)其他相关检查

①降钙素原(PCT):对于细菌性肺炎特异性较强。

②细胞免疫指标:外周血中 CD_3^+、CD_4^+ T 淋巴细胞水平和 CD_4^+/CD_8^+ 比值降低,CD_8^+ T 淋巴细胞水平和 $CD_4^+CD_{25}^+$ T-reg 细胞水平升高,CD64 表达增加。

③病原特异性抗原检测:可作为相应病原体感染的证据。

④胸部 B 超检查:可检测肺炎致局部实变或支气管内由炎性渗出物充填等,还可探查胸腔积液的部位及液量。

3.鉴别诊断

可与上呼吸道感染、急性支气管炎、支气管哮喘、毛细支气管炎、肺结核、纵隔囊肿及肿瘤、气管异物、喉部梗阻等多种疾病相鉴别。

四、类证鉴别

1.咳嗽

以咳嗽、咯痰为主要表现,可伴有发热,不伴有气急、喘促等呼吸困难表现。

2.哮喘

以反复发作性的喘促气急,喉间哮鸣,呼气延长为主要特征,严重者不能平卧、张口抬肩,摇身撷肚、唇口青紫。常在夜半至清晨发作或加剧。

五、中医治疗

(一)中医辨治思路

本病主要辨常证与变证,常证初期辨风寒与风热,中期辨痰证与热证,恢复期辨气虚与阴虚。肺炎早期以外感表证为主,有风寒闭肺或风热闭肺证之别,若寒热难辨可借鉴是否有咽红等症以佐证;痰热闭肺者,痰、热、咳、喘均剧;毒热闭肺虽痰象不著,但热毒炽盛,壮热、咳剧、喘憋、烦躁及可见伤阴诸象。变证可见壮热,神昏,四肢抽搐,颈项强直等邪陷厥阴证或面色苍白,口唇爪甲发绀,呼吸浅促,额汗不温,脉微弱疾数等心阳虚衰证。

治疗原则为开肺化痰,宣肺平喘。痰多者首应涤痰,喘甚者应予平喘,肺热者宜清肺泄热,病久气阴耗伤者,宜补气养阴。邪陷厥阴者,宜平肝息风,清心开窍。心阳虚衰者,急以救逆固脱,温补心阳。

(二)中医辨治进展

肺炎喘嗽临床辨证还可见痰湿壅肺、痰瘀互结之证。喘息气促,咳嗽频发,喉间痰鸣或咯痰量多,舌苔白腻,脉滑者,为肺气不利,痰湿壅肺,治以降逆平喘,温化痰湿。日久痰涎壅盛,甚则呼吸不畅,面唇青紫,咯痰带血,舌黯红或青紫者,为痰瘀互结,阻滞脉络,加以活血化瘀。

小儿肺炎喘嗽极期兼见烦躁、嗜睡,高热难退,咳嗽喘急痰壅,不思饮食,大便秘结,小便短赤,唇红苔黄燥,脉弦滑者,此为温热邪气由肺及胃,肺胃热盛,腑气不通,治以通腑泻热。

肺炎喘嗽亦可归为"温病"的范畴,以"卫气营血"辨之。注意掌握"热邪"的变化和气阴存亡规律,以清热解毒法贯穿治疗始终,并适时佐以益气养阴之法。

有学者提出了肺炎可见湿热闭肺证型。婴幼儿肠道菌群结构不完善,肺炎大量应用抗生素治疗易出现腹泻症状;加之小儿脾常不足,饮食结构变化,易脾失健运,湿浊内生,郁而化热;肺与大肠相表里,肺热与大肠之湿相合,亦见湿热之证。此证以身热缠绵、咳声重浊,痰涎壅盛,胸闷泛恶、纳少便稀为主要特点。亦有学者提出支原体肺炎可见燥热闭肺的证型。

(三)辨证施治

临证时,首先辨别常证、变证。常证初期应辨寒、热;中期应辨热重、痰重;后期辨别气虚、阴虚。治疗以开肺化痰,止咳平喘为基本法则,并需配合外治法,共奏其效。

1.风寒闭肺证

(1)主症:恶寒发热,无汗,体痛,呛咳不爽,呼吸气急,痰白而稀,口淡不渴,咽不红,舌质不红,舌苔薄白或白腻,脉浮紧,指纹浮红。

(2)治法:辛温宣肺,化痰止咳。

(3)处方:华盖散加减。5剂,每日1剂,分2次煎服。组成:麻黄3g,杏仁5g,荆芥5g,防风5g,桔梗5g,白前6g,紫苏子5g,陈皮6g。加减:恶寒身痛重者加桂枝3g,白芷3g;痰多,苔白腻者加半夏8g,莱菔子5g。如寒邪外束,内有郁热,证见呛咳痰白,发热口渴,面赤心烦,苔白,脉数者,则宜用大青龙汤加减。

2.风热闭肺证

(1)主症:初起症见发热恶风,咳嗽气急,痰多,痰黏稠或黄,口渴咽红,舌红,苔薄白或黄,脉浮数。继之则见高热烦躁,咳嗽微喘,气急鼻煽,喉中痰鸣,面色红赤,便于尿黄,舌红苔黄,脉滑数,指纹紫滞。

(2)治法:辛凉宣肺,清热化痰。

(3)处方:银翘散合麻杏石甘汤加减。5剂,每日1剂,分2次煎服。组成:麻黄3g,杏仁5g,生石膏8g,甘草3g,金银花8g,连翘8g,薄荷5g,桑叶8g,桔梗5g,前胡6g,葶苈子5g,枳壳5g。加减:本证表热为主者选银翘散为主方,发热、头痛、咽痛加牛蒡子5g,蝉蜕5g,板蓝根5g;咳嗽剧烈、痰多者加瓜蒌皮5g,浙贝母3g,天竺黄3g;里热为主者选麻杏石甘汤为主方加减,热重者,加黄芩3g,栀子3g,鱼腥草3g。

3.痰热闭肺证

(1)主症:发热烦躁,咳嗽喘促,呼吸困难,气急鼻煽,喉间痰鸣,口唇发绀,面赤口渴,胸闷胀满,泛吐痰涎,舌质红,舌苔黄,脉象弦滑。

(2)治法:清热涤痰,开肺定喘。

(3)处方:五虎汤合葶苈大枣泻肺汤加减。5剂,每日1剂,分2次煎服。组成:麻黄3g,杏仁5g,前胡5g,生石膏5g,黄芩3g,鱼腥草3g,甘草3g,桑白皮5g,葶苈子5g,紫苏子5g,细茶3g。加减:热甚者加栀子5g,虎杖5g;热盛便秘,痰壅喘急加生大黄3g,青礞石3g,或用牛黄夺命散;痰盛者加浙贝母5g,天竺黄3g,鲜竹沥3g;喘促而面唇青紫者加紫丹参3g,赤芍3g。

4.毒热闭肺证

(1)主症:高热持续,咳嗽剧烈,气急鼻煽,喘憋不安,涕泪俱无,鼻孔干燥如烟煤,面赤唇红,烦躁口渴,溲赤便秘,舌红而干,舌苔黄腻,脉滑数。

(2)治法:清热解毒,泻肺开闭。

(3)处方:黄连解毒汤合麻杏石甘汤加减。5剂,每日1剂,分2次煎服。组成:炙麻黄5g,杏仁5g,枳壳5g,黄连3g,黄芩3g,栀子5g,生石膏5g,知母3g,生甘草3g。加减:热毒重加虎杖3g,蒲公英3g,败酱草3g;便秘腹胀加生大黄3g,玄明粉3g;口干鼻燥,涕泪俱无者加生地黄3g,玄参3g,麦冬3g;咳重加前胡5g,款冬花5g;烦躁不宁加白芍3g,钩藤3g。

5.阴虚肺热证

(1)主症:病程较长,低热盗汗,干咳无痰,面色潮红,舌质红乏津,舌苔花剥、苔少或无苔,脉细数。

(2)治法:养阴清肺,润肺止咳。

(3)处方:沙参麦冬汤加减。5剂,每日1剂,分2次煎服。组成:沙参5g,麦冬5g,玉竹3g,天花粉3g,桑白皮5g,炙冬花5g,扁豆3g,甘草3g。加减:余邪留恋,低热反复者加地骨皮3g,知母3g,黄芩3g,鳖甲3g;久咳者加百部3g,百合3g,枇杷叶3g,诃子3g;汗多加龙骨3g,牡蛎3g,酸枣仁3g,五味子3g。

6.肺脾气虚证

(1)主症:低热起伏不定,面白少华,动则汗出,咳嗽无力,纳差便溏,神疲乏力,舌质偏淡,舌苔薄白,脉细无力。

(2)治法:补肺健脾,益气化痰。

(3)处方:人参五味子汤加减。5剂,每日1剂,分2次煎服。组成:人参3g,茯苓5g,白术5g,炙甘草3g,五味子3g,百部3g,橘红3g。加减:咳嗽多痰去五味子,加半夏5g,陈皮5g,杏仁5g;咳嗽重者加紫菀5g,款冬花5g;虚汗多,动则汗出者加黄芪3g,煅龙骨3g,煅牡蛎3g;若多汗出而不温者加桂枝3g,白芍3g;大便不实加怀山药5g,炒扁豆5g;纳差加焦山楂3g,焦神曲3g。

7.心阳虚衰证

(1)主症:骤然面色苍白,口唇发绀,呼吸浅促、困难,额汗不温,四肢厥冷,虚烦不安或神萎淡漠,右胁下出现痞块并逐渐增大,舌质略紫,苔薄白,脉细弱疾数,指纹青紫,可达命关。

(2)治法:温补心阳,救逆固脱。

(3)处方:参附龙牡救逆汤加减。5剂,每日1剂,分2次煎服。组成:人参3g,附子3g,龙骨3g,牡蛎3g,白芍3g,甘草3g。加减:气阳虚衰者亦可用独参汤或参附汤少量频服以救急,还可用参附注射液静脉滴注;若气阴两竭,可加用生脉注射液静脉滴注;若出现面色苍白而青,唇舌发紫,右胁下痞块等血瘀较著者可酌加红花3g,丹参3g。

8.邪陷厥阴证

(1)主症:壮热烦躁,神昏谵语,四肢抽搐,口噤项强,双目上视,舌质红绛,指纹青紫,可达命关,或透关射甲。

(2)治法:平肝息风,清心开窍。

(3)处方:羚角钩藤汤合牛黄清心丸加减。5剂,每日1剂,分2次煎服。组成:羚羊角粉(代,冲服)3g,钩藤5g,茯神3g,白芍3g,生地黄3g,甘草3g,黄连3g,黄芩3g,栀子3g,郁金3g,石菖蒲3g。另服牛黄清心丸。加减:昏迷痰多者加胆南星3g,竹沥3g,猴枣散3g;高热神昏抽搐者可选加紫雪、安宫牛黄丸、至宝丹等中成药。

其中风寒闭肺证、风热闭肺证、痰热闭肺证、毒热闭肺证、阴虚肺热证、肺脾气虚证为常证,心阳虚衰证、邪陷厥阴证为变证。

(四)中医其他疗法

1.中成药

①止咳橘红口服液:每次5mL,每日2~3次。用于痰热闭肺证。②养阴清肺口服液:1岁以内2.5mL,1~6岁5~10mL,6岁以上10mL,每日2~3次。用于阴虚肺热证。③儿童清肺口服液:6岁以下每次10mL,每日3次。用于痰热闭肺证。

2.拔罐疗法

取穴为肩胛骨,每次5~10分钟,每日1次,5天为一个疗程,治疗肺炎后期湿啰音不消失者,一般双侧拔罐;若湿啰音明显局限于单侧,可单独在患侧拔罐。

3.中药敷贴法

用于肺炎后期迁延不愈或痰多,两肺湿啰音经久不消者。①白芥子末、面粉各30g、加水调和,用纱布包后,敷贴背部,每天1次,每次约15分钟,出现皮肤发红为止,连敷3日。②大黄、芒硝、大蒜各15~30g,调成膏状,纱布包,敷贴背部,连用3~5日。

六、西医治疗

1.治疗方法

采用综合治疗,原则为控制炎症,改善通气功能,对症治疗,防治并发症。

(1)一般治疗:保持室内空气流通,经常翻身,变换体位,以利痰液排出。注意水和电解质的补充,纠正酸中毒和电解质紊乱。

(2)抗感染治疗

①抗生素治疗:明确为细菌感染或病毒感染继发细菌感染者应使用抗生素。抗生素使用原则:①根据病原菌选择敏感药物;②早期治疗;③选用渗入下呼吸道浓度高的药物;④足量、足疗程;⑤重症联合用药或静脉给药。青霉素敏感者首选青霉素或阿莫西林(羟氨苄青霉素);青霉素过敏的患儿可用红霉素。若为金黄色葡萄球菌感染可选苯唑西林钠或氯唑西林钠。流感嗜血杆菌感染首选阿莫西林加克拉维酸(或加舒巴坦)。大肠杆菌或肺炎杆菌感染首选头孢曲松或头孢噻肟。肺炎支原体、衣原体感染选用大环内酯类抗生素如红霉素、罗红霉素、阿奇霉素等,支原体感染肺炎至少用药 2～3 周,以免复发。

②抗病毒治疗:尚无理想的抗病毒药物。常用如利巴韦林等。

(3)对症治疗

①吸氧:有缺氧表现应及时吸氧,一般采用鼻前庭导管持续吸氧。若有三凹征及明显发绀,宜用面罩给氧。

②保持呼吸道通畅:可用超声雾化使痰液稀释便于排出,并定时清除鼻痂及鼻腔分泌物。

③降温止惊:高热患儿宜用物理降温,湿敷头部,酒精(35%)擦浴或微温盐水高位灌肠。亦可用退热药如对乙酰氨基酚、布洛芬等。

④心力衰竭治疗:除镇惊、给氧外,可给予快速洋地黄制剂,以增强心肌的收缩力,减慢心率,增加心搏出量。一般选用毒毛旋花子甙 K 或西地兰。应用血管扩张剂减轻心脏负荷,是治疗心功能不全方面的一项重要措施,常用酚妥拉明和东莨菪碱。

⑤肾上腺皮质激素的应用:可减少炎症渗出,解除支气管痉挛,改善血管壁通透性,减少脑脊液产生,降低颅内压,改善微循环。适应证:①中毒症状明显;②严重喘憋;③脑水肿、中毒性脑病、感染性休克、呼吸衰竭等。

(4)并发症治疗:对并发脓胸、脓气胸者,应及时抽脓、抽气。对年龄小、中毒症状重,或脓液黏稠,经反复穿刺抽脓不畅者,或张力性气胸都宜考虑胸腔闭式引流。

2.西医治疗进展

(1)免疫抑制剂:可以提高支原体肺炎的临床治愈率,并降低复发率。

(2)电子纤支镜下支气管肺泡灌洗术:支气管肺泡灌洗(BAL)是指利用纤维支气管镜探进至病变肺段,或是亚段支气管的一种新型介入技术手段,同时应用无菌生理盐水对其加以灌洗,改善气道通气的诊疗技术手段。此法已成为难治性肺炎支原体肺炎及肺不张的临床治疗有效措施。其灌洗液(BALF)还可用于肺部疾病诊断、鉴别诊断及疗效评价。

七、中西医结合治疗

1.中西医结合治疗思路

肺炎患儿之间个体差异大,病情轻重不一,临床治疗宜分轻重缓急,选择合适的治疗方式。轻症肺炎,积极控制感染,同时予以中医辨证治疗,减少并发症;重症肺炎或有并发症者,以西医急救治疗为主,同时配以中药;迁延性、慢性肺炎,以中医扶正祛邪为基本治疗原则。

病毒性肺炎发病迅速,易引起缺氧、代谢紊乱,临床采用中医辨证论治配合西医给氧、吸痰,保持呼吸道通畅,维持水电解质平衡等方法治疗。

支原体肺炎病程较长,病情较重,常规治疗疗效较差,中药能够促进大环内酯类药物对细菌、病毒的抑制能力,有良好的协同作用。支原体肺炎后期患儿易表现出气阴两虚的证候特点,中医辨治可参考阴虚肺热、肺脾气虚的治疗原则遣方用药。

迁延性肺炎及慢性肺炎治疗时应避免滥用抗生素,在恢复期发挥中医标本兼顾、扶正祛邪的优势,积极预防变证的发生。一旦发生变证应中西医结合治疗。肺炎患儿常伴有厌食、便秘、口渴、腹痛腹泻等兼证,或由疾病所致,或由药物引起,均可发挥中医药辨证论治的特色。

2.中西医结合治疗现状及进展

小儿肺炎的中西医结合治疗可采用抗感染药物联合中药的治疗方案。根据患儿的临床表现、病原体检测结果等选择一种或两种合适的抗感染药物。中药可选用传统的中药汤剂或中成药治疗。中药注射液常用具有清热解毒作用的痰热清、热毒宁等;具有镇咳、化痰、抗炎和平喘作用的中药制剂,可广泛应用于细菌、病毒或支原体引起的肺炎。

八、中西医结合临床研究思路及评价

中医治疗慢性肺炎或迁延性肺炎有优势,可改善症状,有效减少肺炎的复发。现代中西医结合的研究应从治疗思路、病因、发病机制、症状、药理作用等多方面切入。

改变给药方式是目前研究较多的领域,中药可以借鉴现代医学的给药方式及剂型的改革,如痰热清、喜炎平、丹参注射液等的应用。西药也可以遵循中医经络理论,通过穴位用药而改变原本给药途径,如药物穴位注射等。

肺炎中药药理研究正在逐步开展,单味药研究显示肺炎喘嗽常用的清热解毒药物具有抗菌、抗病毒的作用,中药的化痰、解痉、平喘等药效正在不断明确。肺炎喘嗽经典方如麻杏石甘汤等已进行大量现代药理研究,有助于将中医传统的辨证论治思维向辨病论治、辨证结合辨病论治转换;同时,明确中药的毒副作用可以控制中药剂量,提高中药的安全性。

在小儿病毒性肺炎的疗效指标研究中,有研究者将多项中医证候设计为评分表,包括主次两类证候指标,包括主观症状性指标和客观症状性指标,有利于科研中中医指标由定性向定量或半定量的转化。近年来,电子纤支镜下支气管肺泡灌洗技术亦用于难治性肺炎的疗效评价中。

第四节　胃　炎

胃炎是小儿最常见的上消化道疾病之一。指物理性、化学性或生物性有害因子作用于人体,引起胃黏膜发生炎症性改变的一种疾病,根据病因可分成原发性和继发性两大类。根据病程又分为急性、慢性胃炎。小儿胃炎绝大多数是慢性胃炎。随着对病因学深入研究,发现胃炎与消化性溃疡有密切关系。

胃炎属中医"胃脘痛""胃胀""呕吐"等范畴。

一、中医病因病机

主要病因是食伤、情志、正虚、外感等因素。

1.食伤因素

小儿过食,致乳食停积中州,壅塞气机。进食生冷瓜果之品,或乳汁寒薄,儿饮其乳;或病程中过服苦寒攻伐之剂,寒凝则气滞。肥甘辛辣油炸之品,或乳汁蕴热,儿食母乳,致湿热阻滞中焦,灼扰胃腑。

2.情志因素

小儿肝常有余,易木亢侮土。如所欲不遂、遭受打骂等,致肝气不畅,气郁伤肝,肝木失于疏泄,则乘脾犯胃,脾胃纳运受制,气机阻滞,气滞日久,导致瘀血内停,壅塞胃络。

3.正虚因素

小儿先天禀赋不足,后天调护失宜,厌食、节食减肥,致脾胃虚弱;久病不愈,延及脾胃;或用药不当,损伤脾胃,进而脾胃虚寒,中阳不运,使胃络失于温养;若素体阴虚火旺,耗伤胃阴,致胃阴不足。

4.外感因素

外感风、寒、暑、湿、火均可引起胃痛,常见者为风寒与暑湿(热)。感受风寒,内容于胃,寒为阴邪,易伤阳气,寒性收引使气血凝结不通,致胃凉暴痛。夏秋季节,天暑下逼,地湿蒸腾,易冒受暑湿或暑热,暑湿秽浊之气内犯脾胃,阻滞中焦,灼扰胃腑。

病变部位在胃,与肝、脾二脏密切相关。胃与脾以膜相连,胃主受纳,腐熟水谷,以和降为顺。脾主饮食精微的运化转输,以上升为常。两者在生理上相互配合,在病理上亦相互影响。肝属木,主疏泄,肝气横逆,木旺乘土;或中土壅滞,木郁不达;或肝火亢炽,迫灼胃阴,或肝血瘀阻,胃失滋荣,故胃病亦多与肝有关。主要病理因素为气滞。气机凝滞,重者损伤胃络,演变为呕血、便血、急性胃穿孔等危重症。

二、西医病因病理

1.急性胃炎

急性胃炎是由不同病因所引起的胃黏膜急性炎症,多为继发性。如由严重感染、休克、严重烧伤及其他危重疾患引起的应激反应,又称急性胃黏膜损伤;由误服毒性物质、腐蚀剂、服用对胃黏膜有损的药物、情绪波动等各种原因引起的胃黏膜急性炎症。

病理常见：胃黏膜充血、水肿、渗出等炎症反应，重症可引起糜烂、出血甚或浅表性溃疡。病变镜下可见表层上皮坏死、脱落，黏膜下充血、出血，有多形核白细胞、浆细胞、单核细胞和少量淋巴细胞浸润。

2.慢性胃炎

慢性胃炎是有害因子长期反复作用与胃黏膜而引起损伤的结果，儿童慢性胃炎以非萎缩性胃炎常见，萎缩性胃炎、特殊型胃炎少见。慢性胃炎病因至今不明。多数学者认为与感染、十二指肠-胃反流，长期服用刺激性食物和药物、精神因素等有关：①感染：研究表明80%～95%的慢性活动性胃炎患者胃黏膜中有幽门螺杆菌（Hp）感染；其他细菌、病毒、真菌感染也可致慢性胃炎；某些患儿鼻窦、口腔等处有感染病灶，吞入细菌和毒素即引起胃黏膜炎症。②十二指肠-胃反流：十二指肠液内含有胆汁、肠液和胰液，当幽门括约肌功能低下，反流入胃，破坏胃黏膜的正常屏障作用而造成 H^+ 反渗，H^+ 刺激肥大细胞使组胺分泌增加，造成炎症。③长期服用刺激性食物和药物：如粗糙、过冷、过热、过咸的食品；经常暴饮、暴食、饮浓茶、咖啡及非甾体抗炎药、皮质类固醇等药。④精神因素：持续精神紧张、压力过大、抑郁等。⑤其他因素：如慢性肾炎、类风湿关节炎、系统性红斑狼疮、甲状腺炎等全身性多系统损害性疾病，Crohn病，食物过敏或其他过敏原所致嗜酸粒细胞性胃炎。

病理组织学改变包括：上皮细胞变性，小凹上皮细胞增生，固有膜炎性细胞浸润和腺体萎缩，炎性细胞主要是淋巴细胞和浆细胞。根据炎性细胞浸润的深度和有无腺体萎缩，分为非萎缩性胃炎和萎缩性胃炎。非萎缩性胃炎又分为轻、中、重三度。轻度：炎性细胞浸润较轻，只限于表层的上 1/3；中度：病变范围界于轻～重之间；重度：炎性细胞浸润表层 2/3 以上，因炎症的影响导致上皮细胞变性、坏死，重者可以剥脱形成糜烂甚至出血。Hp 相关性慢性胃炎主要表现为黏膜慢性炎症伴淋巴滤泡增生。若固有层有中性粒细胞浸润则表明活动性。

三、诊断要点及进展

1.临床表现

(1)急性胃炎：发病急骤，轻者仅有食欲不振、腹痛、恶心、呕吐、严重者可出现呕血、黑便、脱水、电解质及酸碱平衡紊乱。有感染者常伴有发热等全身中毒症状。无特殊体征。

(2)慢性胃炎：常见症状为反复发作、无规律性的腹痛，疼痛经常出现于进食过程中或餐后，多数位于上腹部、脐周，轻者为间歇性隐痛或钝痛，严重者为剧烈绞痛；常伴食欲缺乏、恶心、呕吐、腹胀，嗳气、反酸、胃灼热，继而影响营养状况及生长发育。胃黏膜糜烂出血者伴呕血、黑便，无特殊体征，部分患儿可表现面色苍黄、腹胀、上腹或脐周轻度压痛、舌苔厚腻。

由于症状无特异性，体征无特殊性，急性胃炎需结合病因诱因，采用排除诊断法。慢性胃炎确诊主要依靠临床表现、胃镜和组织检查。

2.辅助检查

(1)纤维胃镜和电子胃镜：是最有价值的安全可靠的诊断手段。可直接观察胃黏膜病变，根据病变程度不同，可见黏膜广泛充血、水肿、糜烂、出血，有时表面覆盖脓性分泌物；同时取病变部位组织进行病理学检查。有部分患儿有症状而没有胃黏膜改变。也有有胃黏膜改变而缺乏消化道症状者。故目前诊断胃炎最好的方法是胃镜检查与黏膜组织活检相结合。其中组织学检查尤为重要,因为胃镜肉眼所见与光镜下组织学所见仍有一定差别。

(2)上消化道钡餐造影:胃炎病变多在黏膜表层,钡餐造影难有阳性发现。气、钡双重造影能辨别黏膜的细微结构,效果较好。

(3)Hp检测:包括侵入性和非侵入性两方面。侵入性即通过胃镜取胃黏膜活检组织进行快速尿素酶试验、组织切片染色镜检、细菌培养、基因检测方法[免疫检测尿素酶(IRUT)]。非侵入性检查包括^{13}C尿素呼气试验、粪便Hp抗原检测(HpSA)、血清及分泌物(唾液、尿液等)Hp抗体检测、Hp抗体测定,可供诊断参考。

(4)其他:胃酸、胃蛋白酶原、内因子胃泌素前列腺素等的测定对慢性胃炎诊断有一定的参考价值。

四、鉴别诊断

鉴别主要排除外科急腹症,肝、胆、胰、肠等腹腔脏器的器质性疾病及腹型过敏性紫癜。注意慢性反复发作性腹痛应与肠道寄生虫、心理因素所致非特异性腹痛鉴别,后者辅助检查往往无异常。

五、类证鉴别

1.胁痛

胁痛是以胁肋部疼痛为主症,每于油腻饮食后诱发或加重,可伴发热恶寒,恶心呕吐,目黄肤黄,极少伴嘈杂泛酸,嗳气吐腐。肝气犯胃的胃痛有时亦可连胁,但仍以胃脘部疼痛为主症。

2.肠痈

肠痈病变初起,多表现为突发性胃脘部疼痛,随着病情的变化,很快由胃脘部转移至右下腹部,且痛处拒按,腹皮拘紧,右腿屈曲不伸,转侧牵引则疼痛加剧,常伴有恶寒、发热等症。胃痛患者始终局限于胃脘,痛处不移,一般无发热。

六、中医治疗

(一)中医辨治思路

本病辨证主要辨病因、寒热虚实、在气在血。通过问诊或审证求因的原则探求病因,如过食所伤,常有积滞的症状;肝气犯胃可有嗳气泛酸等;喜按为虚,拒按为实;久病多虚,新病多实;得食痛减为虚,食后疼痛加剧为实;痛处不移者为实,反则为虚。实证多热,虚证多寒。但也有寒热错杂,虚实互见的;在气者,多胀痛连胁,痛无定处;病邪在血者,症见痛如针刺,拒按不移,或有出血、瘀血症状。

治疗应以调理气机为原则。根据病因不同,分别治以温散寒邪、消食导滞、通腑泄热、温中补虚、活血化瘀等。实证以理气为主,虚证以养胃为主。

（二）中医辨治进展

近年来开展的胃镜下的胃黏膜微观辨证与临床宏观辨证相对应进行分析,研究发现两种辨证方法在非萎缩性胃炎辨证中较一致,并有一定的规律性。

在治疗上,研究发现黄芩、黄连、大黄、黄柏、桂枝、地丁、玫瑰花、土茯苓、高良姜、乌梅、山楂、五倍子、地锦草、地榆、甘草、川朴、白芷、麦冬等对 Hp 有不同程度的抑菌作用。

由高良姜、香附、小茴香、吴茱萸、黄芩、黄连、干姜、法半夏等组成的相关制剂有明显的解痉作用和镇痛作用。

（三）中医辨证分型要点

1.寒邪犯胃

证候:胃脘冷痛,常见绞痛,痛甚则额冷汗出,疼痛遇寒加重,得温则缓,可伴有纳呆、呕吐清水痰涎或呕吐不消化残余乳食,面色苍白,小便清长,大便溏薄,舌淡红,苔白,脉弦紧或弦迟或脉细。

辨证要点:胃脘冷痛,遇寒加重,得温则缓,大便溏薄,舌淡苔白,脉弦紧或弦迟或脉细。

2.食滞胃肠

证候:脘腹胀满,疼痛拒按,进食后痛甚,嗳腐吞酸,口气臭秽,不思乳食,恶心呕吐,吐物呈酸臭乳块或不消化食物,吐后痛缓,泻下酸臭,大便不爽,夜卧不安,舌红,苔厚腻或苔厚微黄,脉实有力或脉滑,多有饮食不节史。

辨证要点:脘腹胀满,进食后痛甚,口气臭秽,不思乳食,吐后痛缓,泻下酸臭,苔厚腻微黄,多有饮食不节史。

3.湿热中阻

证候:脘腹胀满疼痛,痛势急迫,疼痛拒按,嘈杂吐酸,口苦或黏,口臭,口疮,口干心烦,恶心呕吐,渴喜冷饮,大便干或大便不畅,小便黄,舌红,苔黄或黄腻,脉滑数。

辨证要点:脘腹胀满疼痛,嘈杂吐酸,口苦或黏,渴喜冷饮,舌红,苔黄腻,脉滑数。

4.肝胃气滞

证候:脘腹胀满疼痛,或两胁作胀,晨起或情绪紧张时加重,嗳气泛酸,得嗳气或矢气舒,胃脘饱胀,餐后尤甚,不思乳食,恶心呕吐,厌恶油腻,烦躁易怒,胸闷气短,睡卧不安,大便不调,舌红,苔薄白,脉弦。

辨证要点:脘腹胀痛或两胁作胀,晨起或情绪紧张时加重,嗳气泛酸,得嗳气或矢气舒,烦躁易怒,舌红,苔薄白,脉弦。

5.脾胃虚寒

证候:腹部隐痛,空腹痛甚,得食痛减,受凉加重,痛处喜按喜暖,泛吐清水,食纳欠佳,食后腹胀,四肢清冷,少气乏力,神疲倦怠,面色㿠白,大便溏薄或大便不调,舌淡边有齿痕,苔薄白,脉沉缓或脉细。

辨证要点:腹部隐痛,痛处喜按喜暖,泛吐清水,四肢清冷,大便溏薄,舌淡边有齿痕。

6.胃阴不足

证候:脘腹隐隐灼痛,嘈杂似饥,餐后饱胀,饥不欲食,烦渴喜冷饮,手足心热,大便干结,舌燥咽干,舌红少津,苔少或花剥,脉细数。

辨证要点:脘腹灼痛嘈杂,烦渴喜冷饮,大便干结,舌燥咽干,舌红少津,苔少或花剥,脉细数。

7.瘀阻胃络

证候:胃脘刺痛为主,疼痛较剧,痛处固定拒按,胃痛日久不愈,不思饮食,或吐血、血便,舌暗红或紫暗或瘀斑,苔薄白,脉弦涩或脉细。

辨证要点:刺痛为主,痛处固定拒按,或伴吐血、血便,舌暗有瘀斑。

(四)中医外治辨证施治

1.穴位贴敷疗法

(1)适用于寒邪犯胃证和脾胃虚寒证

药物组成:白蔻仁、吴茱萸、苍术、炒莱菔子各 3 份,白胡椒、荜茇各 2 份,肉桂、丁香各 1 份。

具体操作:药物共研细末,每次取 2.5～5g,用料酒或黄酒调成糊状,外敷脐部,每日 1 次,每次 4～5 小时,5 天为 1 疗程。

(2)适用于肝胃气滞证

药物组成:檀香、莪术、川芎、砂仁。

具体操作:上述药物按 1∶2∶2∶1 比例研粉,用白醋调成糊状,于上脘、中脘、下脘、神阙贴敷,每次取两个穴,穴位交替更换,每日 1 次,每次 4～5 小时,2 周为 1 疗程。

(3)适用于湿热中阻证

药物组成:黄连、木香、延胡索各 10g。

具体操作:研成细粉,加料酒或黄酒调成膏状贴于中脘穴、神阙穴,每日 1 次,每次 4～5 小时,14 天为 1 疗程。

(4)适用于食滞胃肠证。

药物组成:炒麦芽 10g,焦山楂 10g,鸡内金 10g,延胡索 6g,厚朴 10g。

具体操作:上药研末,取药末 3g,加料酒调糊,每天 1 次,每次敷脐 4～5 小时,5 天为 1 疗程。

(5)适用于瘀阻胃络证

药物组成:三棱 6g,莪术 6g,木香 6g,乌药 3g,延胡索 5g。

具体操作:上药研末,取药末 3g,加料酒调糊,每天 1 次,每次敷脐 4～5 小时,10 天为 1 疗程。

2.推拿疗法

适用于小儿胃炎各型。

基础操作:补脾经、推板门、揉中脘、运八卦、揉胃俞各 100～200 次,摩腹 2 分钟,捏脊 3～5 遍。

辨证取穴:①寒邪犯胃证:推三关、揉外劳宫、揉足三里各 100～200 次;②食滞胃肠证:清胃经、推四横纹、退六腑各 100～200 次;③湿热中阻证:清胃经、清天河水、分腹阴阳各 100～200 次;④肝胃气滞证:平肝、揉太冲、揉天枢各 100～200 次;⑤脾胃虚寒证:揉脾俞、揉足三里、推三关各 100～200 次;⑥胃阴不足证:揉二人上马、分手阴阳、清天河水各 100～200 次。

伴呕吐时推天柱骨,伴口臭时清胃经,伴发热时清天河水,伴便秘时清大肠,次数 100～200 次。

以上操作每日 1 次,5～7 天为 1 疗程,连做 2～3 个疗程。

3.针刺疗法

适用于小儿胃炎各型。

主穴:①膈俞、脾俞、上脘、建里、足三里;②肝俞、胃俞、中脘、下脘、足三里。

配穴:肝胃气滞加期门,脾胃虚寒加章门,胃阴不足加三阴交,湿热中阻加内关,食滞胃肠加解溪。

操作方法:采用常规针刺,施平补平泻法,两组主穴交替使用,留针 30 分钟,中间行针 2 次,10 次为 1 个疗程,中间间隔 2 日再进行下个疗程。

4.艾灸疗法

(1)隔姜灸

隔姜灸中脘、天枢两穴,灸 4～6 壮,以局部皮肤潮红为度,每日 1 次,10 天为 1 疗程。适用于脾胃虚寒及寒邪犯胃型。

(2)雷火灸

适用于除胃阴不足证以外诸证。

灸疗部位:胃脘部;天枢、足三里、气海、脾俞、胃俞。

操作方法:点燃一支灸条,距离胃脘部 2～3cm,做旋转横行或纵行温灸,每旋转 8 次,轻揉胃脘 1 次,灸至皮肤发红,深部组织发热为度,时间不少于 15 分钟;灸气海、天枢、足三里、脾俞、胃俞,距离皮肤 3cm,行小回旋灸法,每旋转 8 次轻揉一下穴位,每穴各灸 8 次。每日 1～2 次,5 天为 1 疗程。

5.中药热熨疗法

适用于寒邪犯胃及脾胃虚寒型。

药物组成:吴茱萸 250g,川椒 50g,莱菔子 50g,枳壳 50g,小茴香 25g,丁香 25g。

具体操作:将药物纳入布袋中封好,置入微波炉中,高火 2～3 分钟后取出,反复熨烫上脘、中脘、关元、气海、神阙等穴,操作 10 分钟后热敷于胃区 10～20 分钟,每日 1 次,5 日为 1 疗程。

七、西医治疗

1.急性胃炎

治疗原发病,消除病因,如药物性者停用相关药物,感染因素可选用适当抗生素。进清淡流质或半流质饮食,必要时禁食。有脱水者纠正水及电解质平衡,有严重出血时应按上消化道出血处理,重症患儿可用 H_2 受体拮抗剂或质子泵抑制剂。

2.慢性胃炎

慢性胃炎以对症治疗为主,与 Hp 感染相关性胃炎首先进行根除 Hp 治疗。

(1)一般治疗:停用损伤胃黏膜药物,养成良好饮食习惯及生活规律,少吃生冷及刺激性食物。

（2）药物治疗

①对症治疗：有餐后腹痛、腹胀、恶心、呕吐者，用胃肠动力药。如多潘立酮每次 0.3mg/kg，每日 3～4 次，餐前 15～30 分钟服用。腹痛明显者给抗胆碱能药，以缓解胃肠平滑肌痉挛，硫酸阿托品每次 0.01mg/kg，皮下注射。

②黏膜保护剂：胶体次枸橼铋（CBS），具有很好的水溶性和良好的胶溶性，在胃内酸性环境下，铋与枸橼酸之间的键开放，而与渗出物内黏蛋白结合形成黏膜保护层，剂量：每日 6～8mg/kg，分 2 次空腹服用，连续使用本剂一般限制在 4～6 周之内为妥，并且要进行血铋的检测。麦滋林有抗炎及组织修复作用，有利于溃疡愈合，儿童剂量：每次 30～40mg/kg，日服 3 次，餐后服用。

③抗酸剂：一般慢性胃炎伴有反酸者可给予中和胃酸药，如氢氧化铝凝胶、复方氢氧化铝片（胃舒平）、硫酸铝凝胶等。餐后 1 小时服用。

④抑酸剂：这类药物不作为治疗慢性胃炎的常规用药，只用于急性胃炎或慢性胃炎伴有严重反酸或出血者使用。a.H_2 受体拮抗剂（H_2RA）：如西咪替丁每日 10～15mg/kg，分 2 次口服，或睡前一次服。或雷尼替丁每日 4～6mg/kg，分 2 次口服，或睡前 1 次服。力求使胃内 pH 维持在 4 以上。药量应根据临床症状和胃内 pH 变化进行调整。b.质子泵抑制剂（质子泵抑制剂）：它能抑制壁细胞内质子泵（H^+-K^+-ATP 酶）活性，减少任何刺激引发的胃酸分泌，可通过抑制胃内 pH，达到消灭幽门螺杆菌的效果。奥美拉唑口服 0.6～0.8mg/kg，每日 1～2 次。

⑤抗 Hp 治疗：目前用于抗 Hp 感染的药物主要有抑酸剂、铋剂及抗生素（阿莫西林、克拉霉素、甲硝唑等）。常采用联合用药方案：a.质子泵抑制剂＋2 种抗生素；b.质子泵抑制剂＋CBS＋2 种抗生素，即四联疗法；c.雷尼替丁枸橼酸铋＋克拉霉素＋甲硝唑（或替硝唑），以上 3 种方案疗程 7～14 天（一般选择 7 天、10 天或 14 天，总体上 14 天疗程的根除率要高于 7 天）；d.序贯疗法，如先采用质子泵抑制剂＋阿莫西林（或克拉霉素）用药 5 天，之后换用质子泵抑制剂＋克拉霉素（或阿莫西林）＋替硝唑（或呋喃唑酮），继续治疗 5 天，均为每日 2 次给药。含铋剂的四联疗法多用于补救方案。

3.西医治疗进展

抗 Hp 的耐药：如初次治疗方案抗生素为阿莫西林＋克拉霉素，耐药者多为克拉霉素，可将克拉霉素替换为其他抗生素。甲硝唑的耐药率在儿童较少见，可作为克拉霉素失败的替代药。另外，还可延长疗程和增加药物剂量或者使用含质子泵抑制剂加铋剂的四联疗法；若上述方案疗效仍不满意，还可以试用质子泵抑制剂加呋喃唑酮及阿莫西林；铋剂的使用在一定程度可克服 Hp 对抗生素耐药所带来的疗效下降，因此，再次治疗方案组成中，如含铋剂，可能有助于提高再次治疗 Hp 的根除率。要注意铋剂及呋喃唑酮的不良反应，铋剂可导致神经系统损害，小儿用时应谨慎。

八、中西医结合治疗

1.中西医结合治疗思路

胃炎症状表现多样，中医辨证论治可用于各类胃炎，是中医治疗的优势病种。诊断明确的

Hp感染患儿,应正规抗Hp感染治疗,提高感染的转阴率及减少耐药。重症、难治患儿酌情使用抑酸剂、黏膜保护剂等西药。对相关症状,可结合辨证施治,尊重家长的选择,关注患儿依从性,遵循个体化原则,中西医优势互补,不是简单的累积相加,掌握胃炎治疗目的是缓解症状和改善胃黏膜炎症,注意防止药源性"次生灾害"。

2.中西医结合治疗现状及进展

以胃脘痛为主证辨证论治,并充分运用西医病因、发病机制的认识如Hp感染及胃镜检查,选用中医汤药、中成药、灸法、贴敷、食疗等治疗胃炎,据病情配合西医抗Hp,保护黏膜,必要时加抑酸等治疗,取得较好疗效。

随着医学模式转变,中西医均关注到社会心理情志因素是胃炎发病的主要病因之一,如长期过度的精神刺激、紧张、忧郁,导致皮质兴奋与抑制过程平衡失调,胃壁血管痉挛收缩,腺体分泌异常而发生慢性胃炎,中医的疏肝理气、疏肝解郁等在胃炎治疗中取得了较好的疗效,其优势将进一步发挥。

九、中西医结合临床研究思路及评价

关注小儿胃炎的诊断、预防与治疗的进展;立足于研究能结合小儿病理生理特点,控制症状、消除病因,同时不影响胃炎患儿生长发育及生活质量中西医诊疗方案,加强小儿外治、中成药剂型的研究。临床疗效评价,除症状指标、证候指标、胃镜指标、病理组织学检查指标外,还要考虑终点指标、安全性评价及卫生经济学评价指标,终点指标含生活质量评估及小儿胃炎癌前病变的逆转、胃炎恶化预防长期随访评估。

第五节　腹泻病

腹泻病是小儿常见疾病之一,临床以大便次数增多,粪质稀薄或如水样为特征,分为感染性腹泻和非感染性腹泻两类。感染性腹泻多由病毒(如轮状病毒、柯萨奇病毒、艾柯病毒等)、细菌(如致腹泻大肠埃希菌、空肠弯曲菌、耶尔森菌等)引起;非感染性腹泻常由饮食不当,肠道功能紊乱引起。本病一年四季均可发生,以夏秋季节发病率为高,2岁以下小儿发病率高。

本病属中医"泄泻"范畴,由多种外感、内伤因素所致。

一、西医

(一)诊断要点

1.病史

本病应注意询问有无腹泻病源接触史或不洁食物食入史;还应注意有无食物过敏史;近期有无外出旅游史及气候变化史;有无长期服用可致肠道菌群失调的药物史,如广谱抗生素服用史。

2.症状

大便次数较平时明显增多。大便性质改变,呈淡黄色或清水样;或夹奶块、不消化物,如同蛋花汤;或黄绿稀溏,或色褐而臭,夹少量黏液。急性腹泻可伴有恶心、呕吐、腹痛、发热、纳减、口渴等症。慢性腹泻者有反复胃肠道症状和营养不良。几种常见病原所致肠炎的临床特点如下所述:

(1)轮状病毒肠炎:发生在秋末冬初的流行性腹泻,多见于 6 个月至 2 岁的婴幼儿。起病急,常伴发热和上呼吸道感染症状,多有呕吐,大便呈水样或蛋花汤样,无臭味,有自限性,病程为 3~8 天。

(2)大肠埃希菌肠炎:以气温较高的 5~8 月份发病最高,其中产毒性大肠埃希菌肠炎与致病性大肠埃希菌肠炎的粪便均呈水样,混有黏液,侵袭性大肠埃希菌肠炎与细菌性痢疾相似,需做大便培养才能鉴别。

(3)空肠弯曲菌肠炎:多发生在夏季,6 个月至 2 岁小儿发病率最高。症状与细菌性痢疾相似,但较轻。

(4)小肠结肠炎耶氏菌感染:多发于冬春季,症状随年龄而异。5 岁以下多见腹痛,大便水样或稀黏便或脓血便,镜检有大量白细胞。5 岁以上小儿常见右下腹痛,易误诊为阑尾炎,可出现频繁水泻和脱水,甚则可发生肠穿孔或腹膜炎。

(5)鼠伤寒沙门菌小肠炎:全年散发,夏秋为多。主要症状为发热和腹泻,大便有腥臭味,严重者每日大便可达 30 次以上,伴恶心、呕吐、腹痛、腹胀等。腹泻频繁者迅速出现脱水和酸中毒,甚至发生感染性休克、DIC 或败血症。年龄越小,病情越重。一般病程为 2~4 周。

3.体征

脱水程度不同,临床体征不同:轻度脱水见精神稍差,皮肤弹性稍差,唇黏膜稍干燥,前囟眼窝稍凹陷;中度脱水见精神差,皮肤干燥苍白,弹性较差,唇干燥,前囟眼窝明显凹陷;重度脱水见精神极度萎靡,皮肤发灰、发皱、干燥,弹性极差,唇极干,前囟眼窝凹陷。伴有代谢性酸中毒者,可见口唇樱红、呼吸深快等表现;伴有低钾血症者,可见精神萎靡不振,骨骼肌张力下降,腱反射减弱或消失,严重者呼吸肌受累,呼吸变浅或呼吸麻痹,平滑肌张力下降,腹胀、肠麻痹,肠鸣音减弱或消失,心肌兴奋性增高,心律失常,心肌受损,表现心音低钝,心脏扩大,心力衰竭。

4.检查

(1)大便常规:非感染性腹泻可见脂肪球或正常,感染性腹泻可见少许红、白细胞。致病性大肠埃希菌、空肠弯曲菌、小肠结肠耶氏菌、鼠伤寒沙门菌肠炎的粪便中可见大量红、白细胞、脓细胞。

(2)粪便培养:可培养出致病性大肠埃希菌、空肠弯曲菌、鼠伤寒沙门菌。

(3)粪便直接电镜检查:可发现轮状病毒、小圆病毒、冠状病毒等。

(4)血液生化检查:有电解质紊乱和酸中毒时,应测血清钾、钠、氯、钙、镁和二氧化碳结合力等。

(二)治疗原则

1.一般治疗

轻型不禁食,减少脂肪和不易消化食物。母乳喂养者可缩短每次喂养时间;人工喂养者可由米汤或稀释牛奶开始,逐渐增加量与浓度。呕吐严重者可禁食,一般不超过 8 小时。呕吐好转时,可逐渐恢复正常饮食。

2.药物治疗

(1)抗炎治疗:黏液、脓血便患者多为侵袭性细菌感染,可选用氨苄西林、头孢菌素、呋喃唑酮等抗菌药物。病毒感染引起的腹泻一般不用抗生素治疗,可选用利巴韦林抗病毒治疗。

(2)液体疗法:水、电解质紊乱及酸碱失衡患儿要采用液体疗法。对于腹泻脱水的预防,及轻度、中度脱水,可用口服补液盐(ORS),配方为氯化钠 3.5g,碳酸氢钠 2.5g,枸橼酸钾 1.5g,葡萄糖 20g,加温开水 1000mL。轻度脱水 50～80mL/kg,中度脱水 80～100mL/kg,少量频服,8～12 小时将累积损失补足。脱水纠正后维持补液,将口服补液盐加等量水稀释使用。有明显腹胀、休克、心肾功能不全,以及其他严重并发症者及新生儿不宜用口服补液。

中度以上脱水或吐泻重或腹胀的患儿应当静脉补液。方法如下:①补液总量:第 1 天补液总量轻度脱水为 90～120mL/kg,中度脱水为 120～150mL/kg,重度脱水 150～180mL/kg。次日脱水和电解质紊乱基本纠正后,主要是补充生理需要[60～80mL/(kg·d)]和异常的继续损失量,可选口服补液或静脉补液。②溶液选择:主要根据脱水性质而定。等渗性脱水补充累积损失量时用 1∶2 张含钠液,维持补液时用 1∶3 张含钠液;低渗性脱水补充累积损失量时用 2∶3 张含钠液,维持补液时用 1∶2 张含钠液;高渗性脱水用 1∶3～1∶4 张含钠液。若根据临床表现判断脱水性质有困难时,可先按等渗性脱水处理。③输液速度:取决于脱水程度和大便量,原则为先快后慢。扩容阶段,对重度脱水伴低血容量休克的患儿,用 2∶1 等张含钠液(2 份生理盐水加 1 份 1.4%碳酸氢钠)20mL/kg,总量不超过 300mL,于 30～60 分钟静脉推注或快速静脉滴注,以迅速增加血容量,改善循环和肾脏功能。以补充累积损失为主的阶段,取总量的 1/2,扣除扩容液量,于 8～12 小时内静脉滴注。维持补液阶段,主要补充继续丢失量和生理需要量。实际实施时,应严密观察治疗反应,对液体成分、量和滴速灵活调整。④纠正酸中毒:轻、中度酸中毒经以上治疗一般可以纠正。重度脱水多伴有重度酸中毒,可在扩容时用 1.4%碳酸氢钠 20mL/kg 代替 2∶1 等张含钠液,具有扩容和加快纠正酸中毒的双重作用。5%碳酸氢钠 5mL/kg,可提高二氧化碳结合力 5mmol/L(相当于 10vol%),可稀释后使用。一般将二氧化碳结合力提高到 18mmol/L(40vol%)即可。临床常先给计算量的 1/2,然后根据疗效进行调整。⑤纠正电解质紊乱:见尿补钾,一般患儿按每日 3～4mmol/kg(相当于氯化钾每日 200～300mg/kg)补给,轻度脱水分 3～4 次口服,中、重度脱水给予静脉滴注,浓度0.15%～0.2%,滴速不可过快,滴注时间不少于 6～8 小时。对营养不良、佝偻病并腹泻的患儿,应早期补钙,可口服钙剂。若出现手足抽搐,立即给 10%葡萄糖酸钙 10mL,稀释后缓慢静脉滴注,必要时重复使用。个别抽搐患儿用钙剂无效者,应测血清镁,低镁血症用 25%硫酸镁,每次 0.1mL/kg,深部肌内注射,每 6 小时 1 次,每日 3～4 次,症状缓解后停用。

(3)其他制剂治疗:①微生态制剂。常用有双歧杆菌、乳酸杆菌、粪链球菌、蜡样芽孢杆菌等,其中以双歧杆菌为肠道微生态主要菌种,列为优选。②肠黏膜保护剂。如双八面体蒙脱石(思密达)可吸附病原体和毒素,增强肠道屏障作用,阻止病原微生物的攻击。急、慢性腹泻均可选用。

3.饮食治疗

(1)糖源性腹泻的治疗:少数是由于先天性乳糖酶缺乏,多数是由于急性肠炎时损伤了较大面积的小肠微绒毛,造成双糖酶,尤其是乳糖酶缺乏,吃进去的乳糖不能被消化,在肠内形成高渗物质,引起渗透性腹泻,使腹泻迁延,此时采用去乳糖饮食,患儿可以很快治愈。

(2)过敏性腹泻的治疗:有些患儿在应用无双糖饮食后腹泻仍不改善,要考虑蛋白过敏,改用其他饮食。

4.迁延性与慢性腹泻的治疗

(1)液体疗法:积极做好液体疗法。无脱水患儿可用口服补液预防脱水。已有脱水,分别按脱水程度及张度补充累积损失液,并注意纠正酸中毒与电解质失衡。等渗脱水用 1/2~2/3 张液(3:2:1 液、4:3:2 液),低渗脱水用 1~2/3 张液(2:1 液、4:3:2 液),高渗脱水用 1/5~1/3 张液(4:1 液、含钾维持液)。

(2)营养治疗:此类患者多有营养障碍,因此继续喂养或进食是必要的治疗措施,禁食是有害的。对于糖原性腹泻,可采用豆浆或发酵酸奶。若腹泻仍不改善,要考虑蛋白过敏,应改用其他饮食。少数严重病例口服营养物质不能耐受,可采用全静脉营养,即 10%脂肪乳每日 2~3g/kg,复方结晶氨基酸每日 2~2.5g/kg,葡萄糖每日 12~15g/kg,电解质及多种维生素适量。液体量每日 120~150mL/kg,热量每日209~335J/kg(50~90cal/kg),在 24 小时内均匀输入。补充微量元素锌、铁及维生素 A、维生素 B_{12} 和叶酸,有助于肠黏膜的修复。

(3)抗生素:可根据药物敏感试验结果十分慎重地选用抗生素。

(三)治疗方案

1.推荐方案

双歧三联活菌胶囊 1 粒,3 次/天,连用 5 天;蒙脱石散 1/3~1 包,3 次/天,连用 5 天;口服补液盐,每日 80mL/kg 口服。

2.可选方案

头孢克肟,每日 5mg/kg,分 2 次口服,连用 5 天;呋喃唑酮片,每日 5~10mg/kg,分 4 次口服,连用 5 天;口服补液盐,每日 80mL/kg,口服,多次频服。

3.局部用药

肛周洗净后予红霉素软膏外用。

临床经验:根据临床表现腹泻病的诊断不难,在腹泻病的治疗中,首先应该明确是生理性腹泻还是病理性腹泻,生理性腹泻只需添加辅食即可,病理性腹泻则需要治疗。病理腹泻需要进一步明确是感染性腹泻还是非感染性腹泻,感染性腹泻需要针对病原体进行有效治疗,非感染性腹泻临床最常见的是过敏性腹泻及乳糖不耐受症,对症消除引起腹泻的相关因素即可。临床中还应密切关注患儿的水及电解质平衡紊乱状况,及时对症支持治疗,以防失水性休克等危及生命的证候发生。

二、中医

(一)病因病机

小儿泄泻的病因,外因责之感受湿邪,常兼风、寒、暑、热邪而为病,其中,以湿热最多见。内因责之内伤乳食或脾胃虚弱等。其病位主要在脾胃,病机关键为脾胃受损,升降失司,清浊不分,合污而下,导致泄泻。如《幼幼集成·泄泻证治》说:"夫泄泻之本,无不由于脾胃。盖胃为水谷之海,而脾主运化,使脾健胃和,则水谷腐化而为气血以行荣卫。若饮食失节,寒温不调,以致脾胃受伤,则水反为湿,谷反为滞,精华之气不能输化,乃致合污下降,而泄泻作矣"。

1.感受外邪

小儿脏腑柔嫩,肌肤薄弱,冷暖不知自调,易为外邪侵袭而发病。外感湿邪常与风、寒、暑、热诸邪夹杂而致泄泻。其中,风寒湿致泄四季均见;夏秋季节,暑湿当令,气候炎热,尤其长夏之季,雨水较多,湿热交蒸,小儿更易感触而发病。故有"无湿不成泻","湿多成五泻"之说,盖因脾喜燥而恶湿,湿困脾阳,运化失职,湿盛则濡泻。

2.内伤乳食

小儿脾常不足,乳食不知自节,若调护失宜,乳哺不当,乳食失节或不洁,过食生冷瓜果或难以消化之食物,皆能损伤脾胃,发生泄泻。如《素问·痹论》所说:"饮食自倍,肠胃乃伤"。

3.脾胃虚弱

先天禀赋不足,后天调护失宜,或久病迁延不愈,皆可致脾胃虚弱。脾虚则运化失司,胃弱则不能腐熟水谷,水反为湿,谷反为滞,清阳不升,易致合污而下,而成脾虚泄泻。

4.脾肾阳虚

若小儿禀赋不足,或久病、久泻,脾虚及肾,命门火衰,火不暖土,阴寒内盛,水谷不化,并走肠间,而致澄澈清冷,洞泄而下之脾肾阳虚泻。

由于小儿稚阳未充、稚阴未长,重症泄泻,因泻下过度,易于伤阴耗气,出现气阴两伤,甚至阴伤及阳,导致阴竭阳脱的危重变证。若久泻不止,脾气虚弱,肝旺而生内风,可成慢惊风;脾虚失运,生化乏源,气血不足无以荣养脏腑肌肤,久则可致疳证。

(二)中医治疗

1.中医辨治思路

(1)辨证要点

①辨虚实寒热:一般大便稀薄夹乳片或食物残渣,气味酸臭者属内伤乳食;大便稀水状,色黄褐,气味臭秽,或夹有黏液者多属湿热;大便稀,臭味轻,夹泡沫,伴有腹痛者多属风寒;大便稀,色淡不臭,夹有食物残渣,每于食后作泻属脾虚;大便清稀,完谷不化,每于五更作泻,属脾肾阳虚。

②辨常证和变证:常证一般大便次数10次以下,精神尚可,能进食,无明显的阴竭阳衰症状。变证多泻下不止,可出现气阴两伤证,甚则导致阴竭阳脱证,属危重症。

(2)治疗原则:中医治疗小儿腹泻应遵循"泄泻之本无不由于脾胃","无湿不成泻"的基本规律,以运脾化湿为基本法则。实证以祛邪为主,根据不同的证型分别施以清肠化湿、祛风散寒、消食导滞。虚证以扶正为主,分别施以健脾益气、温补脾肾。泄泻之变证,以益气养阴、酸甘敛阴、回阳救逆为法。本病以内服法为主,可结合推拿、外治、针灸等综合疗法。

2.中医辨治进展

(1)中药调节肠道微生态系统研究:近年来,对肠道菌群及小儿腹泻的关系研究取得一定进展,认为菌群失调与脾虚有着密切的关系。中药调节肠道菌群紊乱的机制和规律研究是治疗菌群失调的新途径。中药及其复方对肠道微生态系统的平衡起到重要作用,能在一定程度上调整肠道菌群失调。中医调整肠道菌群的方法很多,内容丰富。如四君子汤、七味白术散等方是良好的微生态调节剂,够促进肠黏膜损伤修复,有助正常菌群生长。

(2)中医综合疗法:近年来,在中医辨证论治的基础上,配合推拿疗法、外治疗法(脐部贴敷法)、针灸疗法、灌肠疗法等具有健脾止泻,增强脾胃、温通气血、扶正祛邪,加快肠道内消化酶与胃酸的分泌,提高小儿的消化功能和机体免疫力等作用的综合疗法,其特点:方便、安全、治疗效果好,可使患儿免于吃药、打针,也避免了因口服药物伤害小儿肝肾、刺激其胃肠道的弊端,常作为治疗腹泻的辅助疗法,是目前儿科广泛使用的方法。2012年8月1日实施的《中医儿科常见病诊疗指南》中,明确了小儿泄泻的诊断和治疗方案,其中规范了中医辨证分型及推拿、外治方法。

3.辨证施治

(1)常证

①湿热泻:症见泻下次频,量多,呈蛋花样水便,泻下急迫,气味秽臭,或见少许黏液,或伴呕吐、发热、烦渴,小便短黄,舌质红,苔黄腻,脉滑数,指纹青紫。治疗原则为清肠解热,化湿和中。方用葛根黄芩黄连汤加减。

②风寒泻:症见大便清稀,色淡黄,夹有泡沫,臭气不甚,肠鸣腹痛,或伴恶寒发热,鼻流清涕、咳嗽、呕吐,舌质淡,苔薄白,脉浮紧,指纹淡红。治疗原则为疏风散寒,化湿和中。方用藿香正气散加减。

③伤食泻:症见大便稀溏,夹有乳凝块或食物残渣,气味酸臭,或如败卵,脘腹胀满,便前腹痛,泻后痛减,腹痛拒按,嗳气酸馊,或有呕吐,不思乳食,夜卧不安,舌苔厚腻,或微黄,脉滑实,指纹滞。治疗原则为运脾和胃,消食化滞。方用保和丸加减。

④脾虚泻:症见大便稀溏,色淡不臭,多于食后作泻,时轻时重,食欲不振,神疲面黄,形体消瘦,舌淡苔白,脉缓弱,指纹淡。治疗原则为健脾益气,助运止泻。方用参苓白术散加减。

⑤脾肾阳虚泻:症见久泻不止,大便清稀,完谷不化,或见脱肛,形寒肢冷,面白而虚浮,精神萎靡,睡时露睛,舌淡苔白,脉细弱,指纹色淡。治疗原则为温补脾肾,固涩止泻。方用附子理中汤合四神丸加减。

(2)变证

①气阴两伤证:症见泻下过度,质稀如水,精神萎靡或心烦不安,目眶及囟门凹陷,皮肤干燥或枯瘪,啼哭无泪,口渴引饮,小便短少,甚至无尿,唇红而干,舌红少津,苔少或无苔,脉细数。治疗原则为健脾益气,酸甘敛阴。方用人参乌梅汤加减。

②阴竭阳脱证:症见泻下不止,次频量多,精神萎靡,表情淡漠,面色青灰或苍白,哭声微弱,啼哭无泪,尿少或无,四肢厥冷,舌淡无津,脉沉细欲绝。治疗原则为挽阴回阳,救逆固脱。方用生脉散合参附龙牡救逆汤加减。本证病情危重,应及时抢救治疗。

4.中医其他疗法

(1)中成药:①葛根芩连微丸:每次1~2g,每日3~4次,口服。用于湿热泻。②藿香正气口服液:每支10mL。<3岁5mL,>3岁10mL,每日2~3次,口服。用于风寒泻。③纯阳正气丸:每次2~3g,每日3~4次,口服。用于中寒泄泻。④附子理中丸:3~6岁每次1.5g,每日2次;>6岁每次3g,每日2次,口服。用于脾肾阳虚泻。

（2）针灸治疗：主穴取足三里、中脘、天枢、脾俞。配穴取内庭、气海、曲池。发热加曲池；呕吐加内关、上脘；腹胀加下脘；伤食加刺四缝；水样便多加刺三阴交。实证用泻法，虚证用补法，每日1～2次。灸法：取足三里、中脘、神阙。隔姜灸或艾条温和灸。每日1～2次。用于脾虚泻、脾肾阳虚泻。

（3）推拿疗法：清补脾土，清大肠，清小肠，退六腑，揉小天心，用于湿热泻；揉外劳宫，推三关，摩腹，揉脐，揉龟尾，用于风寒泻；推板门，清大肠，补脾土，摩腹，逆运内八卦，点揉天突，用于伤食泻；推三关，补脾土，补大肠，摩腹，推上七节骨，捏脊，重按肺俞、脾俞、胃俞、大肠俞，用于脾虚泻。

三、中西医结合治疗

1.中西医结合治疗思路

小儿生长发育迅速，对营养物质的需求较高，但脾胃运化功能尚未成熟，中医称"脾常不足"，这一认识与现代医学消化系统解剖生理特点是一致的。中西医结合治疗腹泻病效果显著。在临床运用上，急性腹泻西医治疗以合理使用抗生素、调整饮食、液体疗法、纠正酸中毒及对症治疗等，结合中医"运脾化湿"原则，针对不同病因辨证施治，施以清肠化湿、祛风散寒、消食导滞等法。迁延性和慢性腹泻西医重点调整肠道菌群失调，中医采取健脾益气、温补脾肾等方法。各期可配合小儿推拿、外治、针灸、经皮给药治疗等综合疗法。临床证明，中西医结合治疗腹泻，可防止因抗生素的滥用所导致菌群失调以及多种并发症，提高临床疗效。

2.中西医结合治疗现状及进展

目前，采用中西医结合方法治疗小儿腹泻已很普遍，西医方面给予抗生素治疗及补液对症治疗，同时服用胃肠黏膜保护剂，促进肠黏膜的修复；补充肠道正常菌群，恢复微生态平衡，重建肠道天然生物屏障。中医采取辨证论治，结合推拿、外治、针灸等综合疗法。综合近年来的临床报道，急性期小儿腹泻，基本采取西医常规治疗，结合中医辨证治疗，在方剂运用方面，以藿香正气散、葛根芩连汤、保和丸等方剂居多。迁延期及慢性腹泻，以七味白术散、参苓白术散、附子理中汤、四神丸等方剂居多。对于较小的婴幼儿或口服汤药困难的患儿，可采用推拿、外治等方法。如小儿外治中，脐部贴敷使用丁桂儿脐贴、小儿腹泻贴的报道较多。研究表明，中西医结合治疗小儿腹泻，既可以有西医见效快的特点，同时也能发挥中医治疗不良反应小、疗效持久等优势。

根据国家中医重点专科儿科泄泻协作组对全国各地疗法方案优化和完善，经临床验证，确定了中医临床路径，结果表明，"运脾止泻汤"、小儿推拿疗法三字经流派的效果显著，尤以伤食泻、脾虚泻为佳。此外，具有中医特色的针灸疗法、中药灌肠法、散剂外敷法、脐敷法、穴位敷贴等疗法也广泛应用于临床，带动了全国小儿腹泻病的诊疗与研究发展。

四、中西医结合临床研究思路及评价

（一）研究思路

小儿腹泻是我国婴幼儿最常见的疾病之一。中西医结合治疗小儿腹泻的研究目的是两者有机结合,取长补短。世界卫生组织认为 90％腹泻患儿可不用抗生素治疗,因感染性腹泻中有 80％的患儿是由病毒感染引起。感染性腹泻主要造成体内菌群失调,微生态平衡遭到破坏,患儿免疫力下降,使腹泻迁延不愈。肠道菌群种类繁多,小儿腹泻时,常使多个菌种同时受累,所以单纯使用某一种药物可能收效不佳,而多种微生物制剂联合使用又可能增加患儿对药物的代谢负担,而且与抗菌药同服可减弱其疗效。中西医结合方法治疗腹泻病更具有优势,在辨病的同时结合辨证治疗,如轮状病毒导致的小儿腹泻,根据发病季节和症状,多从风寒(湿)、湿热辨证治疗;大肠杆菌导致的小儿腹泻,因多发生在夏季,有发热、大便腥臭等特点,则多从湿热辨证治疗;非感染性腹泻多由于饮食等因素导致,多从调理脾胃和脾肾着手。

(二)评价标准

对于小儿腹泻,WHO 于 1978 年制订全球性腹泻病控制规划,1980 年正式实施,1991 年推出第 1 版《腹泻病诊断治疗指南》,1992 年我国卫生部制订并发布了《中国腹泻病诊断治疗方案》,这些方案的实施对提高我国腹泻病的诊治水平和降低腹泻病的死亡率起到了重要作用。到 2005 年,全球 5 岁以下儿童因急性腹泻年死亡人数已从 1979 年的 450 万降至 160 万。然而,在我国腹泻病仍是常见病之一,也是 5 岁以下儿童死亡的主要原因之一。在腹泻的治疗中,尚存在不合理应用抗生素和过多使用静脉补液等问题。为了完善腹泻治疗的措施,大幅降低腹泻儿童死亡数,实现到 2015 年 5 岁以下儿童因腹泻死亡数比 1990 年减少三分之二的新千年目标,WHO 和联合国儿童基金会(UNICEF)在 2005 年联合发表了新修订的腹泻管理推荐指南,该指南得到全世界许多专家的协助和支持。新指南中仍强调口服补液重要性,推荐使用新 ORS("低渗"ORS)配方取代以前的 ORS 配方,并且强调所有患儿在腹泻发生时及早补充锌。研究表明,低渗 ORS 有助于缩短腹泻持续时间,减少静脉补液约 33％,减少粪便排出量约 20％,减少呕吐次数约 30％。低渗 ORS 可同时用于预防脱水和纠正脱水。

第六节 厌食症

厌食(是指小儿较长时期食欲不振,不思进食,甚则拒绝进食的一种病证。本病可发生于任何季节,各年龄段儿童均可发病,以 1～6 岁为多见,城市儿童发病率高于农村。该病预后一般较好,但长期迁延不愈,可导致营养不良、贫血、佝偻病及免疫力低下等,从而对儿童生长发育、营养状态和智力发展产生不同程度的影响。

古代医籍中无"厌食"病名,多数作为症状而归为"脾胃病""疳证""积滞""阳明病"等病证之中。宋代开始,才有与厌食类似的病名记载,如"不思食""不嗜食"等症状或证候记载。1985年版高等医药院校教材《中医儿科学》正式确立了本病病名并作了系统阐述。

一、中医病因病机

1.病因

多由喂养不当,先天不足,后天失调,气候、环境、情志等原因引起。

2.病机

(1)饮食不节,喂养不当:过食生冷厚味、炒香果类、糖类;不合理服用滋补类药、食;不按时添加辅食,进食无时,嗜食、偏食等,均可损伤脾胃,使受纳运化失常而造成厌食。

(2)多病久病,调治失宜:反复感邪,外感热病及泄泻等容易耗津伤气;病后失于调理,或用药不当,均能使脾胃气阴耗损,受纳功能失常而产生厌食。

(3)先天不足,后天失调:胎禀怯弱的婴儿,脾胃薄弱,若后天调养失宜,可致脾胃益虚,受纳运化无力而产生厌食。

(4)气候变化,情志失调:气候变化,尤以盛夏,暑湿熏蒸,困阻脾胃,阳气难舒,而致厌食;又如环境变化,压力过重,使气机不畅,乘脾犯胃而致厌食。

二、西医病因病理

1.病因

(1)情绪变化、喂养不当、饮食不节、夏季气候变化都是引起小儿厌食的原因。

(2)胃肠道疾病,十二指肠溃疡,急、慢性肝炎,急、慢性肠炎及长期便秘等,在其发病过程中都可引起厌食。

(3)消化道变态反应,某些药物如磺胺类、红霉素等可刺激肠胃引起恶心、呕吐而导致厌食。

(4)一些全身性器质性疾病如结核病、贫血、胶原病及一些慢性感染性疾病也可引起厌食。

(5)锌缺乏和缺乏某些内分泌素时,如甲状腺功能低下等均会产生厌食。

2.病理

(1)因局部或全身性疾病因素,影响了消化功能,使胃肠消化肌张力低下,消化液分泌减少,酶的活性降低。

(2)中枢神经系统受内外环境影响,消化功能失去了调节的平衡。

三、诊断要点及进展

1.诊断要点

(1)较长时期食欲不振,厌恶进食。食量明显少于同龄儿童。

(2)有喂养不当,先天不足,病后失调,或环境、气候影响及情志不遂史。

(3)面色少华,形体偏瘦,但神态尚可。

(4)排除其他消化系统疾病和全身性疾病引起的厌食。

国内外中西医学者在具体明确"厌食"进食量的诊断指标上认为:3岁以下厌食症患儿每天面食、米饭、面包等谷类食物摄取量<50g;3岁以上患儿每天谷类食物摄取总量<75g,同时,肉、蛋、奶等摄入量极少。对厌食患儿膳食情况调查上认为:蛋白质热能摄入量不足,仅为标准供给量的70%~75%;矿物质及维生素摄入量不足,仅为标准供给量的5%等。以上这些认识和数据都为"厌食"的诊断标准化提供了新的依据和思路。

2.辅助检查

(1)部分患儿有小细胞低色素性贫血改变。

(2)微量元素检测:以缺锌较为明显。

四、鉴别诊断

1.疰夏

疰夏除食欲不振外,同时可见形神不振,大便不调,或伴有低热;其特点一般待秋凉后自行转愈。

2.积滞

有伤食伤乳病史,病程较短,除不思乳食外,常伴有腹胀腹痛、嗳气酸腐、大便酸臭等症。

3.疳证

疳证患者有食欲不振,亦有食欲亢进或嗜食异物者,形体明显消瘦并可兼烦躁不宁或萎靡不振,口疳、眼疳、疳肿胀等症。

五、中医治疗

1.中医辨治思路

本病的辨证主要以脏腑辨证为纲,以脾胃功能失调为主。根据病因、病史、病程及临床表现,重点分清病情虚实。其受纳运化失健是共同的病机特点,食欲不振、食量减少是共同的临床表现。如虽长期厌食而全身症状不严重、无明显虚象,舌苔薄白或薄腻者为脾失健运证;若形神不振,面色不华,舌苔薄白,或便下不化者为脾胃气虚证;形体消瘦,虚烦不安,舌红苔黄或花剥,口干喜饮,便干溲少者为脾胃阴虚证。临床辨治上,除辨清主证外,还必须结合兼证,一并予以施治。如脾失健运兼积者,当加消导之药;脾胃气虚而易感者,当加固表之属;阴虚火旺者,又兼加清热之品。

在治则与用药上应遵从"脾健不在补而贵在运"的思想,以运脾和胃为原则。如方宜轻清之剂以解脾胃之困,拨轻灵脏气以恢复转运之机,待脾胃调和,脾运复健,则胃纳自开。如属脾失健运者,治以运脾开胃为主;属脾胃气虚者,治以健脾益气为主;属脾胃阴虚者,治以养胃育阴为主。此外,理气宽中,消食开胃,化湿醒脾之品也可据症而酌情应用,但须注意消导不宜过峻,燥湿不宜过寒,补益不宜太滞,养阴慎防滋腻。总之治疗过程当按小儿体质不同和证候特点来选方配伍用药,并在药物治疗的同时应注意合理调养,纠正不良的饮食习惯。

2.中医辨治进展

随着目前临床"厌食"患儿日渐增多,对"厌食"的研究亦更加深入,并提出了许多新的辨治思路,如某学者认为小儿厌食可见营卫不和证,其症可见食欲不振,体弱易感,面白少华,汗出较多等,可以通过调和营卫来促使胃气的复苏;也有学者认为厌食可见脾虚肝旺证,其症见性躁易怒,好动多啼,咬齿磨牙,便溏溲少,脉弦细等,治当以疏肝理气,健脾和胃为主;亦有医家认为厌食还可见脾胃湿热证,其症见纳呆,口臭,大便干结,夜间磨牙,心烦失眠,舌红苔黄腻,脉滑数等,治当以清热导滞,运脾开胃为主。这些都为"厌食"的辨证和治疗提供了更为广阔的思路。

3.辨证施治

(1)脾失健运:症见食欲不振,厌恶进食,食则脘腹饱胀,形神尚可,舌苔薄白或薄腻,脉滑。

治疗原则为运脾开胃。方用不换金正气散为主(苍术、陈皮、厚朴、藿香、半夏、甘草),可酌加神曲、麦芽、焦山楂消食开胃之品。若脘腹胀满、大便秘结可加青皮、莱菔子理气导滞;湿食化火,舌苔黄腻、口臭者可加黄连、栀子清热燥湿;便下不化可加木香、焦白术、扁豆衣等以助健脾之力。

(2)脾胃气虚:症见不思进食.食量减少,面色少华,形体偏瘦,肢倦乏力,舌质淡,苔薄白,脉无力。治疗原则为健脾益气为主,佐以助运。方用异功散为主(党参、白术、茯苓、甘草、陈皮),可酌加炒谷麦芽、鸡内金消食助运。若大便溏薄加淮山、扁豆增健脾之力;汗多易感加黄芪、防风益气固表。

(3)脾胃阴虚:症见不思进食,口干饮多,皮肤偏燥,大便秘结,小便短黄,甚或烦躁少寐,手足心热,舌红少津,苔少或剥脱,脉细。治疗原则为养阴益胃。方用养胃增液汤为主(北沙参、玉竹、石斛、乌梅、白芍、甘草),可酌加鸡内金、炒谷麦芽开胃助运。若口渴多饮加天花粉、麦冬养阴生津;烦躁不安加淡竹叶、胡黄连清热除烦;大便干结加火麻仁、郁李仁、瓜蒌仁润肠通便;大便溏薄加炒山药、荷叶、扁豆衣健脾助运。

4.中医其他疗法

(1)中成药:①儿康宁糖浆:每次 10mL,每日 3 次。用于脾胃气虚证。②健儿消食口服液:3 岁以内一次 5~10mL,3 岁以上一次 10~20mL,每日 2 次。用于脾失健运证。

(2)中药敷贴疗法:丁香开胃贴:丁香、苍术、白术、豆蔻、砂仁、木香、冰片按照一定比例制成药丸,置于胶布护圈中,药芯对准脐部(神阙穴)贴 12 小时以上,每日 1 贴,3 贴为 1 个疗程。此法适用于脾失健运证。

(3)针灸疗法:①取中脘、足三里、胃俞、天枢等穴,脾失健运者平补平泻,脾胃气虚者用补法,脾胃阴虚者加阴陵泉、内关,中等刺激不留针。隔日 1 次,5 次为 1 个疗程。另各证均可针刺四缝穴,4 天一次,以刺后见血无黏液为止。②取耳穴脾胃、小肠、肝、交感,将王不留行籽按压于穴位上,胶布固定。隔日 1 次,双耳轮换,10 次为 1 个疗程。每日按压 3~5 次,每次 3~4 分钟,以稍感疼痛为度。此法适用于厌食各证。

(4)推拿疗法:①补脾土,运内八卦,清胃经,掐揉掌横纹,摩腹,揉足三里。此法适用于脾失健运证。②补脾土,运内八卦,揉足三里,摩腹,捏脊。此法适用于脾胃气虚证。③揉板门,补胃经,运八卦,分手阴阳,揉二马,揉中脘。用于脾胃阴虚证。④捏脊疗法。此法适用于厌食各证。

六、西医治疗

1.治疗方法

(1)针对不同病因,采取积极的治疗手段,去除原发病因。

(2)停止使用能引起胃肠道反应的抗生素和其他相关药品。

(3)做好合理喂养,并帮助患儿培养良好的卫生饮食习惯,营造轻松愉快的生活环境。

(4)药物治疗

①对缺锌患儿可给予口服葡萄糖酸锌,每日 1~1.5mg/kg,分 2 次口服。

②口服小儿胃蛋白酶合剂,每次 5~10mL,分 3 次口服,餐前服用;或多酶片,每日 1~2 片,分 3 次口服,餐前服用,对增进食欲有一定的作用。

③胃肠动力药如多潘立酮,每次 0.3mg/kg,分 3 次口服,餐前服用,可用于肠胃动力障碍引起的厌食。

2.西医治疗进展

随着研究的进一步深入发展,近年来发现肠道微生态制剂治疗儿童厌食有一定的疗效,如口服益生菌类生物制剂,可调节人体肠道环境,促进肠道正常菌群的生长繁殖,维持肠道菌群平衡,改善肠道功能,同时有些益菌群生长后能产生乳酸和乙酸,改善肠内环境,促进肠蠕动,减少食物在胃肠道的滞留时间,使患儿出现饥饿感,增强食欲。又如脾氨肽口服冻干粉治疗非器质性小儿厌食的疗效显著,患儿的症状和微量元素水平明显改善。这些生物制剂的研究,大大提高了治疗的安全性,降低了药物的副反应,为临床研究和治疗提出了新的方向和思路。

七、中西医结合

1.思路

西医主张分清引起厌食的原因,强调合理喂养、养成良好的饮食习惯,及时消除引起厌食的原因,必要时加用药物治疗。中医强调辨证论治,强调以和为贵,以运为健。中医中药治疗小儿厌食症从整体出发,辨证论治,手段众多,根据不同情况选择不同的方法,疗效确切,也较好地减少西医治疗时服用药物所带来的一些不良反应。近年来,大量的中西医结合临床研究证实,发现中西药并用疗效显著。

中西药联合消除病因、健胃消食:西医对症治疗,中医健胃运脾消食。如先辨证施治再加用锌剂治疗,使用纯中药制剂配合补锌治疗小儿厌食症,发现中西药并用疗效显著。这种方法特别适用于缺锌厌食患儿。

2.处方

(1)处方一:辨证论治中药处方加减,并口服葡萄糖酸锌 1~2mg/kg,每日 2~3 次,疗程为 4 周。

(2)处方二:辨证论治中药处方加减,并服用多酶片或多潘立酮促进食物消化分解及恢复胃动力。

八、中西医结合临床研究思路

目前西医对本病的病因及发病机制的研究已从局部胃肠道功能状态扩展到中枢神经系统摄食中枢和饱食中枢对摄食行为的调节方面,并涉及细胞生化、神经介质、胃肠激素等医学科技前沿领域,且取得了一些成果。

中医治疗的辨证分型,包括外治法,对小儿厌食有显著的效果,并且外治法还可深入发掘中药足浴、中药香袋佩带等,在中西结合治疗小儿厌食的研究上,重点应放在厌食引起的重度营养不良,影响生长发育的患儿;西医进行对症治疗其他疾病引起的厌食患儿;缺锌患儿在补锌的同时,如何减少不良反应,并增强疗效上的研究。并在现有研究的基础上,进一步明确药物治疗本病作用的途径和靶点,加强其微观和机制的研究,规范其客观化指标。

参考文献

1.邪幸,孔北华,段涛.妇产科学(第9版).北京:人民卫生出版社,2019.

2.徐大宝,冯力民.宫腔镜手术技巧及并发症防治.北京:人民卫生出版社,2019.

3.姜梅.妇产科疾病护理常规.北京:科学出版社,2019.

4.王芬,于蕾,陈芬.妇产科护理.武汉:华中科技大学出版社,2019.

5.蒋莉,蔡晓红.妇产科护理学.北京:中国医药科技出版社,2019.

6.刘兴会,漆洪波.难产.北京:人民卫生出版社,2018.

7.李光仪.实用妇科腹腔镜手术学.北京:人民卫生出版社,2018.

8.夏恩兰.宫腔镜手术操作及精选实例.沈阳:辽宁科学技术出版社,2018.

9.严滨.妇产科急危重症.北京:中国协和医科大学出版社,2018.

10.徐丛剑,华克勤.实用妇产科学(第4版).北京:人民卫生出版社,2018.

11.贾晓玲,宋立峰,林森森.妇产科疾病临床诊疗技术.北京:中国医药科技出版社,2017.

12.魏丽惠.妇产科临床思维.北京:科学出版社,2017.

13.郁琦,罗颂平.异常子宫出血的诊治.北京:人民卫生出版社,2017.

14.李耀军.高级助产学.北京:科学出版社,2017.

15.林保良,杨清,王玉译.宫腔镜的临床应用.沈阳:辽宁科学技术出版社,2017.

16.陈荣华,赵正言,刘湘云.儿童保健学.南京:江苏凤凰科学技术出版社,2017.

17.孙东霞,任立新,郝亚宁.产科基础知识.南京:江苏大学出版社,2016.

18.向阳,郎景.协和妇产科查房手册.北京:人民卫生出版社,2016.

19.华克勤,丰有吉.实用妇产科学(第3版).北京:人民卫生出版社,2015.

20.徐明娟.妇产科临床指南.北京:金盾出版社,2015.

21.史郭兵,张伶俐,袁洪.儿科专业.北京:人民卫生出版社,2017.

22.魏克伦.儿科诊疗手册(第2版).北京:人民军医出版社,2013.

23.中华医学会儿科学分会.儿童保健与发育行为.北京:人民卫生出版社,2015.

24.李伟伟,王力宁.儿科中西医结合诊疗手册.北京:化学工业出版社,2015.

25.蔡维艳.儿科疾病临床诊疗学.北京:世界图书出版社,2013.